Dr. med. Kenneth Bock

DAS ENTZÜNDETE GEHIRN

Wenn der Körper die Seele krank macht

Die versteckte Ursache von Depressionen, Angststörungen und anderen psychischen Erkrankungen bei Jugendlichen verstehen und behandeln

riva

Dr. med. Kenneth Bock

DAS ENTZÜNDETE GEHIRN

Wenn der Körper die Seele krank macht

Bibliografische Information der Deutschen Nationalbibliothek
Die Deutsche Nationalbibliothek verzeichnet diese Publikation in der Deutschen Nationalbibliografie. Detaillierte bibliografische Daten sind im Internet über http://d-nb.de abrufbar.

Für Fragen und Anregungen
info@rivaverlag.de

Wichtige Hinweise
Dieses Buch ist für Lernzwecke gedacht. Es stellt keinen Ersatz für eine individuelle medizinische Beratung dar und sollte auch nicht als solcher benutzt werden. Wenn Sie medizinischen Rat einholen wollen, konsultieren Sie bitte einen qualifizierten Arzt. Der Verlag und der Autor haften für keine nachteiligen Auswirkungen, die in einem direkten oder indirekten Zusammenhang mit den Informationen stehen, die in diesem Buch enthalten sind.

Ausschließlich zum Zweck der besseren Lesbarkeit wurde auf eine genderspezifische Schreibweise sowie eine Mehrfachbezeichnung verzichtet. Alle personenbezogenen Bezeichnungen sind somit geschlechtsneutral zu verstehen.

1. Auflage 2022

Türkenstraße 89
80799 München
Tel.: 089 651285-0
Fax: 089 652096

Übersetzung: Max Limper
Redaktion: Michaela Mallwitz
Umschlaggestaltung: Sonja Vallant
Umschlagabbildung: Shutterstock/OSTILL is Franck Camhi
Satz: abavo GmbH, Buchloe
Druck: Florjancic Tisk d.o.o., Slowenien
Printed in the EU

ISBN Print 978-3-7423-2029-2
ISBN E-Book (PDF) 978-3-7453-1778-7
ISBN E-Book (EPUB, Mobi) 978-3-7453-1779-4

Dieses Buch widme ich der Erinnerung an meinen besten Freund und »Kumpel« David Marell (1945–2019), der der Inbegriff des Teenie-Flüsterers war. Ich vermisse seine Freundschaft, seine Weisheit und seinen Rat und die 35 Jahre gemeinsamen Alltags voller Liebe und Lachen.

Inhalt

Geleitwort

Ich kenne Kenneth Bock schon seit Jahrzehnten und habe immer wieder miterlebt, wie er medizinische Rätsel löste und Diagnosen stellte, die viele andere Ärzte verblüfften. Seine Interventionen haben den Lebensweg seiner Patienten verändert und bei vielen Kindern, die an psychischen Störungen litten, zu besseren Ergebnissen geführt. Seine besondere Fähigkeit liegt darin, die Ursachen eines Problems messerscharf zu erkennen – und zu behandeln. Wie Sie bald erfahren werden, sind viele der Störungen, die wir bei Heranwachsenden und Jugendlichen als psychologisch ansehen, in Wirklichkeit physiologischer Natur. Sie sind nämlich zumindest teilweise das Ergebnis von chronischen, systemischen Entzündungen, die ins Gehirn vordringen.

Die Entzündung ist ein grundlegender biologischer Vorgang, der für unser Überleben unerlässlich ist. In unzähligen Ausdrucksformen ermöglicht der Entzündungsprozess unserem Körper eine Reaktion auf den potenziell schädlichen Kontakt mit pathogenen Organismen, Giftstoffen, traumatischen Ereignissen und anderen Gegebenheiten, die sich als bedrohlich erweisen können.

In den letzten Jahrzehnten hat sich allerdings gezeigt, dass lebenserhaltende Entzündungsreaktionen ungehemmt andauern können und dann in vielerlei Gewebearten Schädigungen den Boden bereiten. Wir wissen inzwischen, dass viele grassierende, chronische, degenerative Erkrankungen anhaltende und ungezügelte Entzündungen als Ursache gemein haben. Entzündungen gelten heute als wichtiger Treiber bei koronaren Herzkrankheiten, Typ-2-Diabetes, Alzheimerkrankheit, Depressionen und sogar Krebs. Wir müssen also die Rolle der Entzündung im menschlichen Körper viel nuancierter sehen, nicht nur nach dem Schema Freund oder Feind.

Egal ob rettend oder schädigend, die Entzündungsreaktion ist in jedem Fall komplex. Die beschriebenen üblichen Auslöser mögen im Allgemeinen gut bekannt sein, aber weniger gut erforscht ist, welchen Effekt Verhalten und Lebensweise auf Entzündungen und ihre Auswirkungen haben. Unsere weißen Blutkörperchen und die von ihnen hergestellten chemischen Mediatoren sind maßgeblich am Entzündungsprozess beteiligt und können natürlich durch einen Insektenstich oder eine Hautinfektion aktiviert werden. Für die neue Sicht auf die Rolle anhaltender Entzündungen bei schweren chronischen Erkrankungen ist jedoch die Erkenntnis entscheidend, dass diese Mechanismen auch durch Alltagsgewohnheiten ausgelöst werden können, beispielsweise durch schlechte Ernährung, zu wenig erholsamen Schlaf, chronischen Stress und Bewegungsmangel.

Dass die Dynamik einer Entzündung so eng mit unserem Alltagsverhalten zusammenhängt, ist ermutigend, wenn man bedenkt, dass Entzündungen bei so vielen gefürchteten Krankheiten eine ursächliche Rolle spielen, denn es bedeutet, dass wirklich jeder von uns durch gute Lebensführung die Kontrolle über sein gesundheitliches Schicksal übernehmen kann. Richtiges Verhalten bringt uns letztendlich durch die Modulation von Entzündungen Vorteile. Und noch jenseits aller Krankheiten wird der Alterungsprozess an sich inzwischen als Ergebnis einer fortschreitenden Entzündung angesehen, weswegen schon der Begriff *Inflammaging* – ein Kofferwort aus »Entzündung« und »Alterung« – in die wissenschaftliche Terminologie Einzug gehalten hat.

Die Idee, chronische degenerative Erkrankungen zu bremsen und dem Alterungsprozesses entgegenzuwirken, spricht gewiss diejenigen von uns an, die in die Jahre gekommen sind. Erst seit Kurzem bringt die wissenschaftliche Forschung Entzündungen in ähnlicher Weise mit weitverbreiteten und durchaus belastenden Gesundheitsproblemen in Verbindung, die eine jüngere Altersgruppe plagen, nämlich die Heranwachsenden. Psychische Probleme wie Angstzustände, Depressionen und andere affektive Störungen sind bei Kindern im Schulalter weit verbreitet und die Reaktion des Medizinbetriebs auf diese Probleme ist meistens pharmazeutisch. Kinder medikamentös zu behandeln klingt nach einer guten Lösung, wären da nicht die generell mangelnde Wirksamkeit und die erheblichen Nebenwirkungen. Aber der augenfälligste Fehler bei diesem Ansatz besteht darin, dass bei einer rein pharmazeutischen Intervention in solchen Fällen im Allgemeinen die zugrunde liegenden Ursachen des Problems ignoriert werden.

Indem Eltern und Therapeuten ein Verständnis dafür entwickeln, was psychischen Problemen bei Jugendlichen zugrunde liegt, können sie das Feuer zu löschen versuchen und nicht nur den Rauch. Entzündungen sind hier ein guter Ansatzpunkt. Auf den folgenden Seiten stellt uns Dr. Kenneth Bock eine ganze Reihe potenzieller Kandidaten vor, die einzeln oder gemeinsam die Produktion entzündlicher Chemikalien im Körper und Gehirn von heranwachsenden Kindern antreiben. Und egal, ob es um die Schilddrüsenfunktion, den Blutzuckerwert, Borreliose, Nahrungsmittelallergien oder sogar Vergiftung geht, Dr. Bock zeigt, dass alle diese unterschiedlichen Auslöser psychischer Störungen einen Wirkmechanismus gemeinsam haben: die Verstärkung der Entzündungsreaktion. *Das entzündete Gehirn* erforscht demnach, warum Entzündungen verstärkt werden, und zeigt dann auf, wie eine Lösung herbeigeführt werden kann, die psychische Störung zu beheben, durch die sich die Entzündung äußert.

Vor allem aber vermittelt der folgende Text das Mitgefühl eines Arztes, der über Jahrzehnte mit zielstrebigem Bemühen versucht hat, geplagten und um Hoffnung ringenden Heranwachsenden und ihren Familien Trost zu spenden und Linderung zu verschaffen.

David Perlmutter, M.D.,
im August 2020 an Bord der *Mystic Eagle*,
British Columbia, Kanada

Einführung

In den 35 Jahren meiner Tätigkeit als praktizierender Arzt, von denen sich 20 um die Gesundheit von Kindern drehten, habe ich viele schwierige Fälle erlebt. Damit bin ich wohl zu einer Art Experte für solche Menschen geworden, die anderenfalls durchs Raster des Medizinbetriebs fallen würden. Und in den letzten zehn Jahren ist die Zahl der Kinder, auf die diese Beschreibung zutrifft, stärker gestiegen, als ich erwartet hätte. Zunehmend habe ich Patienten, bei denen sich Stimmungsschwankungen, Antriebslosigkeit und Angstzustände negativ auf ihre schulischen Leistungen, Freundschaften und sogar auf ihre kognitiven Fähigkeiten auswirken. Das sind meine relativ milden Fälle. Andere Patienten zeigen Tics oder Anzeichen einer Zwangsstörung. Manche Kinder kommen zu mir, nachdem bei ihnen eine psychiatrische Krankheit diagnostiziert wurde und mehrere psychotrope Medikamente verschrieben worden sind, von angstlösenden Medikamenten und Antidepressiva bis hin zu Stimulanzien und Antipsychotika – und einige von ihnen sind noch nicht einmal Fünftklässler. Ich sehe auch einen Anstieg bei den schweren Fällen von affektiven Störungen – also hartnäckigere, extremere und oft schädlichere Ausprägungen der bereits genannten Beschwerden, darunter schwere Depressionen, bipolare Störungen und schnelle zyklische Stimmungsschwankungen. Solche Kinder sind nicht einfach niedergeschlagen oder bockig, sie reißen ihren Müttern tatsächlich büschelweise Haare aus. Die Handschrift der Kinder verschlechtert sich. Ihre Aufmerksamkeit wird sprunghaft. Sie ziehen sich zurück und entwickeln manchmal selbstverletzendes Verhalten. Ihre Eltern sind entsetzt darüber, dass sich ihre süßen, wohlerzogenen Kinder in wütende, aggressive Tyrannen oder furchterregende, mürrische Fremde verwandelt haben – manchmal buchstäblich über Nacht.

Ich bemerke nicht als Einziger diese Verschiebung. Sie taucht schon in den Schlagzeilen auf. Angst und Depression werden immer wieder als landesweite Geißel der Schul- und Teenie-Jahre ausgerufen und schaffen es auf die Titelseiten der *Time* und des *New York Times Magazine*. Zwar haben sich die diagnostischen Kriterien für Angst, Depression, Zwangsstörung und posttraumatische Belastungsstörung (PTBS) in der letzten Aktualisierung des *Diagnostic and Statistical Manual of Mental Disorders* (DSM-5), dem hauptsächlich von Psychiatern verwendeten Klassifikationssystem, etwas geändert, aber das erklärt nicht hinreichend die zunehmende Prävalenz dieser diagnostizierten psychischen Störungen bei unseren Teens und Tweens (Kinder zwischen neun und zwölf Jahren). Ein Bericht des Child Mind Institute aus dem Jahr 2016 erklärt, dass »jedes fünfte Kind an einer psychischen Erkrankung oder einer Lernstörung leidet und dass 80 Prozent der chronischen psychischen Störungen in der Kindheit beginnen«.[1] Dem National Institute of Mental Health zufolge wird bei der Hälfte unserer Heranwachsenden eine psychische Störung diagnostiziert und bei etwa 20 Prozent dieser Betroffenen wird das Leben stark beeinträchtigt.[2]

Das sind viele leidende Kinder und Eltern, die nach Lösungen suchen. Was aber, wenn wir angesichts dessen, was manche als Epidemie der psychischen Gesundheit bezeichnen, an der falschen Stelle nach Antworten suchen? Was ist, wenn nicht der Verstand unserer Kinder krank ist, sondern etwas anderes?

In meiner Praxis finde ich oft durch vertieftes Nachhaken andere Hintergründe – falls sie denn existieren. Oft entdecke ich, dass ein scheinbar rein psychiatrisches Problem biologische Ursachen haben kann:

- Zwangsstörungen und Tics als Folge von Streptokokken-Infektionen
- Depression als Symptom einer Schilddrüsenfunktionsstörung
- Angst und Müdigkeit als Folge einer Nebennierenfunktionsstörung
- geistige Trägheit, kognitive Dysfunktion und Psychose aufgrund eines Vitamin-B_{12}-Mangels[3]
- Verhaltensstörungen, besonders Unruhe, in Zusammenhang mit einer Madenwurminfektion
- oppositionelle Verhaltensstörung (ODD), Panikattacken und Wutausbrüche, hervorgerufen durch Borreliose und Bartonella[4]
- Hyperaktivität, ADHS, Verhaltensstörungen und Stimmungsstörungen mit durch Allergien hervorgerufenen Wutanfällen
- Depression, Lethargie, Trennungsangst, Stimmungsschwankungen, Paranoia und Schizophrenie infolge von Glutenempfindlichkeit[5]

- Reizbarkeit und Müdigkeit durch reaktive Hypoglykämie (niedriger Blutzucker)
- Schwermetallvergiftung (Blei, Quecksilber), die sich in ADHS, kognitiver Dysfunktion und emotionaler Instabilität äußert
- durch Infektion ausgelöste autoimmune Hirnentzündung (*Infection-triggered autoimmune brain inflammation* oder ITABI), die mit Gemütsstörungen, Angst, Trennungsangst, Zwangs- und Tic-Störungen, Schlaflosigkeit, Depression, Dysgraphie (eingeschränkte Schreibfähigkeit), Dyskalkulie (eingeschränkter Rechenfähigkeit), nächtlicher Inkontinenz, Halluzinationen, Essstörungen, Gedächtnisproblemen und Nervenzusammenbrüchen verwechselt werden

In vielen dieser Fälle konnte ich, nachdem ich die zugrunde liegenden Probleme herausgefunden und ihre Behandlung priorisiert hatte, den Kindern helfen, ihre Gesundheit, ihre Ausdauer und ihr Selbstvertrauen wiederzugewinnen. Bei besonders starken oder belastenden Symptomen fühlte es sich an, als hätte ich nicht nur das Kind geheilt, sondern die ganze Familie.

Mein Ziel war es nie, ein Sherlock Holmes für neuropsychiatrische Probleme im Kindesalter zu werden, die sich der konventionellen Behandlung widersetzen. Den Anstoß zu diesem Buch bekam ich während einer zweitägigen Autismus-Konferenz im Jahr 1998. Ich war ungefähr 15 Jahre lang praktizierender Arzt gewesen und hatte ein Jahr zuvor mein erstes Buch *The Road to Immunity* veröffentlicht. Während des Schreibens war mein Interesse für sogenannte Transferfaktoren geweckt worden, winzige Peptide (kleine Aminosäureketten), die im mütterlichen Kolostrum enthalten sind – das nährstoffreiche Sekret, das von Müttern im Wochenbett nach der Geburt produziert wird, bevor die Muttermilch einschießt. Da die immunisierende Wirkung des Kolostrums auf den Säugling gut belegt ist, wollte ich wissen, ob derartige Peptide zur Bekämpfung bestimmter Erkrankungen eingesetzt werden können, so zum Beispiel gegen Allergien, Autoimmunerkrankungen oder den um die Jahrtausendwende immer öfter diagnostizierten Autismus.[6] Die Organisatoren einer Autismus-Konferenz hörten von meiner Forschung und luden mich als Redner ein. Als ich sah, dass mein Auftritt in der letzten Stunde des letzten Tages sein sollte, ging ich davon aus, vor leeren Rängen sprechen zu müssen;

die meisten Konferenzteilnehmer würden entweder auf dem Heimweg oder an der Hotelbar sein. Als ich dann meinen Platz am Rednerpult einnahm, starrten mich zu meiner Überraschung mehrere Hundert Anwesende an. Damals strömten manchmal Tausende Menschen zu Autismus-Konferenzen – Eltern, Ärzte, Psychologen –, allesamt alarmiert von der steigenden Zahl von Autismusdiagnosen bei Kindern, allesamt auf der Suche nach hilfreichen Informationen. Ich erläuterte sorgfältig meine Forschungen, erhielt lebhaften Applaus und ging nach Hause, ohne zu ahnen, dass mein Berufsleben gerade einen völlig neuen Kurs genommen hatte.

Praktisch schon am Morgen darauf riefen mich Eltern mit autistischen Kindern an. Es gab einfach noch nicht viele Ärzte, die mit autistischen Kindern arbeiteten, schon gar nicht in der integrativen Medizin. Normalerweise tat ich es auch nicht, aber ich war bereit, es zu versuchen.

Es war schwer. Es gab nichts, was Autismus verursachte, und es gab keine Heilung, aber durch meinen integrativen Ansatz konnte ich häufig Symptome lindern und manchmal sogar das Ruder herumreißen. Die Eltern von Kindern mit Autismus sind zahlreich und eng vernetzt. Sie kommen in Kontakt miteinander und verbreiten Empfehlungen. So erfuhren die Eltern, dass sich autistische Kinder unter meiner Behandlung auf zuvor nicht gekannte Art und Weise erholten, und ich behandelte nach und nach Kinder aus dem ganzen Land und schließlich aus der ganzen Welt.

Anhand eines so großen Patientenpools lernte ich, dass Autismus nicht monolithisch ist, sondern dass man eher von »Autismen« sprechen sollte. Ich erkannte allmählich, wie wichtig es ist, die Kinder anhand der unterschiedlichen, ihrer Erkrankung zugrunde liegenden Ursachen zu unterteilen. Der Autismus des einen Kindes mag mit Autoimmunität zusammenhängen, der des anderen mag durch Stoffwechselprobleme verschlimmert werden, während dem dritten Kind möglicherweise geholfen ist, wenn wir seine Glutenunverträglichkeit behandeln. Ich habe eine Expertise im Feststellen und Beheben von Fehlernährung, Schadstoffbelastung, oxidativem Stress, Fehlfunktion des Immunsystems und chronischer Entzündung entwickelt.

Da Autismus häufig auch mit Angstzuständen einhergeht, mache ich es mir bei diesen Patienten zur Priorität, die nervöse Anspannung und Unruhe zu lindern.

Dazu behalte ich die neuesten Forschungsergebnisse genau im Blick und setzte sie, wo immer möglich, sorgfältig in wirksame Behandlungen um. Viele meiner Patienten haben Geschwister, die zwar nicht autistisch sind, aber auch Angstsymptome aufweisen. Wenn ihre Eltern merken, dass meine Methoden dazu beitragen, die Angst ihrer autistischen Kinder zu lindern, bitten sie mich oft, ihre neurotypischen (»normalen«) Kinder ebenfalls gegen Angstzustände zu behandeln.

Mit der Zunahme von Angststörungen im ganzen Land sprach es sich herum, dass ich mit ihrer Behandlung erfolgreich gewesen war, und so brachten auch zahlreiche Eltern ihre nicht autistischen Kinder zu mir. Es waren Tweens und Teenager, die aus unerklärlichen Gründen von glücklichen und gut angepassten zu mürrischen, ängstlichen, lethargischen Schatten ihrer selbst geworden waren. Ihre Symptome reichten von gewöhnlicher Angst und Depression bis hin zu unkontrollierbaren Ticks und Zwangsstörungen, Psychosen und ungezügelter Wut oder Aggression. Und meistens konnte ich ihnen Linderung verschaffen, oft in Zusammenarbeit mit Psychiatern. Mein Geheimnis war ein integrativer Therapieansatz, mit dessen Hilfe ich feststellen konnte, ob ein Kind die normale Teenagerangst durchmachte oder ob es wirklich von einer psychischen Krankheit betroffen war und ob hinter den Symptomen tatsächlich eine Infektion, eine Entzündung, ein Autoimmunproblem oder eine sonstige medizinische Störung steckte, selbst wenn die ersten Laborergebnisse etwas anderes vermuten ließen.

Als praktizierender Arzt kann ich meine Beobachtungen und Eindrücke nicht zugunsten von Laborergebnissen ignorieren, zumal Laborergebnissen fehlerhaft sein können. Wenn ein Kind Symptome hat, die nach Schilddrüsenerkrankung aussehen, nach Schilddrüsenerkrankung klingen und sich wie eine Schilddrüsenerkrankung anfühlen, ist es auch bei eher unauffälligen Laborergebnissen durchaus vernünftig, wie bei einer Schilddrüsenerkrankung zu behandeln, um zu sehen, ob die Behandlung vielleicht eine Verbesserung herbeiführt.

Fundiertes medizinisches Wissen und mein in 35 Jahren klinischer Erfahrung geschärfter Instinkt haben mir geholfen, Behandlungsoptionen mit hohem Nutzen und geringem Risiko zu finden. So habe ich wiederum Tausenden von Kindern dabei helfen können, ihr Leben zurückzuerobern. Meine medizinische Praxis ist kein Malen nach Zahlen, wo Symptome nur abgehakt werden müssen, um zu einem vorgefertigten Ergebnis zu kommen. Ich arbeite ohne Schablone auf leerer Leinwand, bis ein Bild entsteht. Ich halte mir alle Optionen offen, auch die Möglichkeit, dass nicht alle scheinbar seelischen Probleme tatsächlich seelische Probleme sind. Das ist in meinen Augen der Grund, warum ich in der Lage bin, so vieles zu diagnostizieren, was andere möglicherweise übersehen würden.

Manchmal ist eine Panikstörung wirklich eine Panikstörung. Aber es gibt Kinder, die den ganzen Tag lang zwischen Hausärzten, Neurologen, Psychologen und Psychiatern hin und her pendeln, von denen jeder eine andere Meinung, ein anderes Etikett und ein anderes Medikament hat, das möglicherweise Linderung verspricht. Solchen Kindern wird ohne schlüssige Diagnose ein Leben voller Medikamente und Therapien aufgedrückt. Und auch wenn es ihnen besser gehen mag, werden sie nie gesund. In solchen Fällen musste ich oft feststellen, dass hinter einer Panikstörung etwas steckt, an das niemand gedacht hat, etwa ein galoppierendes Immunsystem, ein niedriger Blutzuckerspiegel oder ein aus dem Ruder gelaufenes Nebennierensystem. Mit der richtigen, auf die Ursache der Symptome abzielenden Behandlung können die neuropsychiatrischen Probleme solcher Kinder – heftige Stimmungsschwankungen, Benebeltsein, Lethargie, Ängste, Depressionen, Tics und Zwangsstörungen – schwächer werden oder ganz verschwinden, und zwar mit deutlich niedriger dosierten Antidepressiva, Antipsychotika, Stimmungsstabilisatoren oder anderen psychotropen Mitteln, als in solchen Fällen sonst verschrieben werden, manchmal sogar ganz ohne Medikation.

Jeder Mensch befindet sich auf einem Punkt innerhalb eines Spektrums körperlicher und geistiger Gesundheit. Dieses Spektrum ist weitaus umfangreicher, als uns gemeinhin weisgemacht wird. Die Diagnose einer psychischen Erkrankung kann den Lebensweg eines Kindes verändern. Ich möchte Eltern dabei helfen herauszufinden, wie die psychische Gesundheit ihres Kindes aussieht und ob es sich um gewöhnliche Wachstumsschmerzen oder um eine ausgewachsene Störung handelt. Erst dann können sie die Ursachen angehen, eine genaue und vollständige Diagnose erhalten und so der richtigen Behandlung näherkommen.

Nicht alle können zum Arztgespräch in meine Praxis kommen und das Jahr hat nicht genug Stunden, als dass ich mich mit den vielen Menschen treffen könnte, die um meine Hilfe bitten. Deshalb habe ich dieses Buch geschrieben. Falls Ihr Kind in seelischen Nöten ist oder sich in einen fremden Mitbewohner verwandelt hat und falls bisher keines Ihrer Hilfsangebote das Leiden verringert hat, dann kann dieses Buch Ihnen vielleicht Hoffnung geben. Sie können hier lernen, wie man die Anzeichen erkennt, dass die psychischen Probleme Ihres Tweens oder Teenagers womöglich gar keine oder zumindest nicht ausschließlich psychische Probleme sind. Zwar ist es durchaus möglich, dass Ihr Kind tatsächlich an einer psychischen Erkrankung leidet, beispielsweise einer Depression oder Angststörung, aber möglicherweise verursacht auch eine unentdeckte Infektion, Entzündung oder Autoimmunerkrankung eine Störung des Gehirns oder anderer Organe, und *das* löst bei Ihrem Kind Angstzustände, Depressionen, Obsessionen und Zwangshandlungen aus. Indem man Symptome mithilfe von Stimmungsstabilisatoren behandelt, verbessert man den Seelenzustand eines Kindes, tut jedoch nichts gegen eine mögliche Infektion oder eine Autoimmunreaktion. Ich gebe Ihnen die Mittel an die Hand, die Sie benötigen, um Ihrem Kind unabhängig von der endgültigen Diagnose nicht nur die richtige Behandlung, sondern auch verständnisvolle Unterstützung und hilfreiche Ressourcen zu verschaffen – alles das, wonach Sie wahrscheinlich gesucht haben.

Zu diesen Mitteln gehört auch, dass man sich die sozialen und emotionalen Schwierigkeiten bewusst macht, die der Arbeit mit Kindern dieses Alters innewohnen. Es kann schwierig sein, sich für ein Kind einzusetzen, das gleichzeitig Hilfe verlangt und in Ruhe gelassen werden möchte. Die Mitwirkung des Kindes ist oft ein entscheidender Bestandteil seines Heilungsprozesses, und wir werden auch thematisieren, wie man mit Teenagern oder Tweens auf so positive Weise spricht, dass sie sich gestärkt und bereit dazu fühlen, ihre Gesundheit und ihr Leben in die Hand zu nehmen.

Viele Menschen kommen zu mir, weil sie es schätzen, dass ich integrative Medizin praktiziere, die bekanntlich Naturheilmittel und alternative Therapien in die Behandlungspläne einbezieht. Manche sind dann schockiert oder sogar widerspenstig, wenn ich pharmazeutische Medikamente verschreibe oder empfehle, etwa niedrig dosierte Antipsychotika, Antibiotika oder Stimmungsstabilisatoren. Meine Aufgabe ist es, zu heilen und zu beschützen, egal wie. Manchmal hat eine hilfreiche Behandlung eine ungünstige Nebenwirkung, dann müssen mein Patient oder seine Eltern gemeinsam den Nutzen gegen das Risiko abwägen. Falls ein Kind die Behandlung unbedingt braucht, tue ich mein Bestes, um die Nebenwirkungen auszugleichen. Wenn ich beispielsweise ein Antibiotikum verschreibe, dann schütze ich meinen Patienten auch vor möglichen Nebenwirkungen wie Dysbiose (Störung des mikrobiellen Gleichgewichts im Darm, worauf wir noch ausführlich zu sprechen kommen; siehe Seite 77). Dazu empfehle ich eine Mischung aus Pro- und Präbiotika, ergänzt durch leberschützende Kräuter. Die wahre Essenz der integrativen Medizin liegt in der Offenheit für verschiedene Erklär- und Behandlungsansätze. Ernährungsumstellungen, Nahrungsergänzungsmittel und entzündungshemmende Medikamente können zusammenwirken; sie schließen sich nicht gegenseitig aus. Ich hätte nicht so hohe Erfolgsquoten, wenn ich nicht in der Lage wäre, sowohl pharmakologische als auch naturheilkundliche Ansätze zur Behandlung komplexer Krankheiten zu nutzen.

Mir liegt es fern, die Tween- und Teenagerjahre zu pathologisieren. Es sind besondere Jahre, deren Widrigkeiten Mütter wie Väter vorzeitig ergrauen lassen können. Aber sie gehören zum natürlichen Prozess der Abnabelung und Emanzipation, der viele Wachstumschancen eröffnet, nicht nur für die Kinder. Den Kindern, die auf herkömmliche Behandlungen oder Therapien nicht ansprechen, bietet dieses Buch nur Optionen und Alternativen an.

Fraglos existieren neuropsychiatrische Krankheitsbilder wie Depression und Schizophrenie, Angst- und Zwangsstörung, und glücklicherweise leben wir in einer Zeit, in der wir Zugang zu hervorragenden Psychopharmaka und Verhaltenstherapien haben, die betroffenen Kindern und Familien Linderung verschaffen können. Aber es wäre eine Tragödie für ein Kind, ein Leben lang zu Therapie und Psychopharmaka verdonnert zu sein, wenn eine Ernährungsumstellung, ein Antibiotikum oder sogar eine Mandeloperation die Ursache der Symptome beseitigen könnte, womöglich dauerhaft oder sogar für immer. Mithilfe dieses Buches finden Sie heraus, worauf Sie achten müssen, welche Fragen Sie stellen und welche Wege Sie einschlagen müssen, um eine wirklich gründliche Untersuchung zu gewährleisten und sich optimal für die medizinischen Belange Ihres Kindes oder Ihres Teenagers einzusetzen.

In *Das entzündete Gehirn* führe ich ein Konzept ein, das ich *Mood Dysregulation Spectrum* nenne – »Spektrum der Affektregulationsstörungen«. Es soll das breite Spektrum an psychologischen Symptomen darstellen helfen, die Teens und Tweens widerfahren können, und diejenigen Symptomkonstellationen herausstellen, die eine ernste Erkrankung vermuten lassen, jenseits vom typischen, erwartbaren Wachstumsschmerz, von Identitätssuche und Rebellion. Wir verschaffen uns einen gründlichen Überblick über das Immunsystem, über die bidirektionale Natur der Darm-Hirn-Achse und über mögliche Störungen ihres heiklen Gleichgewichts. Zahlreiche Forschungsergebnisse deuten darauf hin, dass die durch solche Ungleichgewichte verursachten Entzündungen – einschließlich Darm-, Hirn- und Immunentzündungen – die Wurzel aller möglichen Beschwerden sind, auch von psychischen Störungen junger Menschen. Diese Erkenntnisse werden uns verstehen helfen, wie körperliche Beschwerden psychische Symptome verursachen können.

Dieses wissenschaftliche Basiswissen soll Sie darauf vorbereiten, in den folgenden Kapiteln einzelne medizinische und biologische Funktionsstörungen kennenzulernen, die bei jungen Menschen zu psychischen Erkrankungen führen können. Entzündungen sind nur eine solche Fehlfunktion; wir untersuchen auch Infektionen, Autoimmunreaktionen sowie metabolische und hormonelle Ungleichgewichte wie Hypothyreose, Nebennierenfunktionsstörung und reaktive Hypoglykämie. Um zu veranschaulichen, wie sich Symptome im wirklichen Leben manifestieren können, berichte ich von echten Patienten, die in Leid und Verwirrung versunken waren, und von ihren Eltern, die alles unternahmen, um ihnen zu helfen und Erleichterung zu verschaffen. Ich stelle Behandlungsmöglichkeiten vor und beende jedes Kapitel mit Fragen, anhand derer Sie abwägen können, ob Ihr Kind von einer solchen Funktionsstörung oder Dysbalance betroffen ist. Im ganzen Buch behandeln wir auch präventive Maßnahmen.

Aus Gesprächen mit Elterngruppen auf Autismus-Konferenzen habe ich über die Jahre eines gelernt, nämlich, dass man Menschen am besten dort abholt, wo sie stehen. Bei jedem Vortrag traf ich auf Neulinge, die gerade erst von dieser Störung erfahren hatten, während andere im Publikum schon jahrelang über Autismus recherchiert hatten und detailliertere, aktuellere Informationen von den Fachleuten an vorderster Front haben wollten. Auch wenn dieses Buch allen zugänglich sein soll, gehe ich gelegentlich auf speziellere Einzelheiten zu zellulären oder hormonellen Mechanismen ein. Wem das Thema neu ist, mag dies übertrieben oder überfordernd finden, aber diese Passagen sind wichtig für all jene, die tiefer in das Thema eintauchen möchten. Es ist völlig in Ordnung, wenn Sie diese Passagen lieber nur überfliegen oder sogar überspringen. Machen Sie sich keinen Stress!

Es kommt nicht darauf an, dass Sie sich an Details erinnern, sondern dass Ihnen bewusst wird, welche Rolle Entzündungen bei Angst- und Gemütsstörungen im Jugendalter spielen, und dass es viele Möglichkeiten gibt, diese zu verstehen und zu behandeln.

Auch wenn ich das Glück hatte, im Laufe meines Berufslebens viele medizinische Rätsel lösen zu können, möchte ich davor warnen, dieses Buch als Allheilmittel zu sehen. Ich behaupte auch keinesfalls, dass Eltern ihre Kinder selbst diagnostizieren oder behandeln können oder sollten. Aber ich kann Ihnen versprechen, Sie über Alternativen, Kontroversen und Behandlungsmöglichkeiten zu informieren. Nutzen Sie dieses Buch für die vorbereitende Detektivarbeit, die nötig ist, um Ihrem Kind möglichst bald eine angemessene Untersuchung und Behandlung verschaffen zu können. Ich möchte Sie mit den entscheidenden Fragen ausstatten, die Sie dem Arzt Ihres Vertrauens stellen sollten, und ich verrate Ihnen, was zu tun ist, wenn Sie mit den Antworten, die Sie erhalten, nicht zufrieden sind.

Manche von Ihnen mögen hinter dem Verhalten und den Stimmungen ihrer Tweens oder Teenager rein psychosoziale Ursachen vermuten: unerwiderte Liebe, Schulstress, die elterliche Scheidung, Online-Mobbing oder irgendein anderes der üblichen Probleme, denen junge Menschen auf dem Weg ins Erwachsenenleben begegnen. Aber als Eltern haben Sie ein besonderes Gespür. Wenn sich Ihre Tochter auf einmal untypisch verhält, wenn sich das Leben Ihres Sohnes zum Schlechteren verändert, wenn sie die Schule schwänzt oder irgendetwas mit ihm nicht stimmt und Sie Angst um Ihr Kind haben, dann hilft Ihnen dieses Buch hoffentlich weiter. Verteilt auf dem Spektrum zwischen ganz normalen Teenie-Sorgen und psychischer Erkrankung finden sich allerlei Symptome, die oft überraschend ineinandergreifen und behandelbar sind, manchmal sogar mit natürlichen statt pharmakologischen Mitteln. *Das entzündete Gehirn* zeigt Ihnen, wie solche Probleme auf kohärente und effektive Weise ergründet und behandelt werden können, und gibt Ihnen begründete Hoffnung, wenn Sie Orientierung, Lösungen und Beruhigung suchen.

Diese revolutionäre Sicht auf die psychische Gesundheit hat unzähligen Kindern dabei geholfen, gesund zu werden, Lebensfreude zurückzugewinnen und ihr Potenzial auszuschöpfen. Vielleicht hilft sie auch Ihrem Kind.

1

WILLKOMMEN IM SPEKTRUM

Carol und ihr elfjähriger Sohn Sean räumten gerade gemeinsam die Küche auf, als ihr das Hüpfen zum ersten Mal auffiel. Anfangs dachte sie, er tanze zu dem Hip-Hop, den er auf dem Lautsprecher laufen ließ, aber nach dem vierten Track hatte sie genug und wies Alexa an, stattdessen Miles Davis zu spielen – ganz bestimmt keine Musik, zu der ihr Sohn tanzen würde. Doch während sie in der Spüle eine Pfanne schrubbte, spürte sie, wie neben ihr weiterhin kleine Hopser stattfanden, so als hüpfte Sean ungefähr einmal in der Minute auf einem imaginären Pogo-Stick. »Was soll das Gehopse?«, fragte sie und reichte Sean die triefende Pfanne, damit er sie mit einem Geschirrtuch abtrocknete.

»Welches Gehopse?«, fragte Sean.

In den folgenden Tagen wurde das Hopsen immer ausgeprägter. Sobald Sean stillstand, wippte er schon nach wenigen Sekunden auf und ab wie eine kleine Boje. Aber wenn Carol ihn darauf ansprach, sah er sie ausdruckslos an. Welches Gehopse?

Etwa eine Woche später begann Sean zu klopfen. An die Wand, den Fensterrahmen, die Stuhllehne, seine Nase. Mit dem Glas gegen den Tisch. Mit dem Stift gegen den Schreibblock. Und jedes Klopfen mit der einen Hand, dem einen Ellbogen oder Daumen musste mit der anderen Hand, dem anderen Ellbogen oder Daumen wiederholt werden. Carol fand es leicht nervig, aber Sean schien es nicht zu stören. Eines Tages rief jedoch das Sekretariat von Seans Schule an und bat sie, ihn abzuholen. Er hatte eine Rangelei angezettelt und zwei Tage Schulverweis bekommen. Carol war zu überrascht, um wütend zu sein. Sean war ein sanftmütiger Junge und hatte noch nie zuvor in der Schule Ärger gehabt.

Als er an ihrer Seite die Schule verließ, wirkte er niedergeschlagen und bedrückt, und während der Heimfahrt sprachen sie kaum. Am Abend wollte Carol dann von Sean wissen, was passiert war. Er erklärte ihr, dass er keineswegs einen Streit angezettelt hätte. Cameron hätte beim Mittagessen in der Schlange vor ihm gestanden, und er, Sean, hätte mit der Hand gegen Camerons Rücken gedrückt, da hätte Cameron ihn geschubst und er hätte ihn zurückgeschubst.

Carol runzelte die Stirn. »Sean, das ergibt keinen Sinn. Wieso sollte dich Cameron wegen so was schubsen?«

Sean konnte ihr nicht in die Augen blicken. »Na, er hat gesagt, ich soll aufhören, aber ich konnte nicht.«

»Was heißt das? Wie oft hat er gesagt, dass du aufhören sollst?«

Sean zuckte die Achseln. »Keine Ahnung. Paarmal.«

Carol wurde langsam ungehalten.

»Sean! Wieso hörst du nicht auf, jemanden anzufassen, wenn er dich darum bittet? Das ist Kleinkindverhalten. Du weißt, dass du deine Hände bei dir behalten musst!«

Seans Gesicht verzog sich und seine Augen füllten sich mit Tränen. »Ich hab' nicht gesagt, dass ich nicht aufhören wollte. Ich hab' gesagt, dass ich's nicht *konnte.*«

Mark steckte den Kopf ins Zimmer seiner Tochter. Alles sah aus wie immer. Saubere Kleidung lag in Haufen neben der Kommode und nicht in den Schubladen, wo sie hingehörte. Neben dem Bett lag ein Stapel Bücher. Von Postern blickten Taylor Swift und Pink herab, die eine niedlich, die andere grimmig. Die andere Wand schmückte eine Sammlung leuchtend gelber Emojis. Mitten auf ihrem zerwühlten Bett lag Marks 13-jährige Tochter Rima. Mark selbst konnte unmöglich schlafen, wenn auch nur der kleinste Lichtspalt in seinem Zimmer war, aber Rima schien die Nachmittagssonne überhaupt nicht zu stören. Sie störte nie. Mark dachte an die anderen Eltern, die ihm beteuert hatten, dass auch ihre Teenager unheimlich lange ausschliefen. Aber mitten am Tag? Und kamen denn die anderen Teenager hin und wieder nach unten? Mark hatte das Gefühl, seit Monaten nicht mehr richtig mit Rima gesprochen zu haben. Schlimmer noch, innerhalb weniger Tage hatte sich ihre Persönlichkeit dramatisch verändert. Zuvor war sie gesprächig und offen gewesen, jetzt war sie leicht reizbar und kommunizierte meist durch Grunzen und Seufzen. Mit ihren Eltern und ihrem jüngeren Bruder interagierte sie nicht mehr als nötig. Mark erinnerte sich, dass er als Teenager auch für sich sein wollte, aber er wusste auch noch, dass er ins Kino gegangen war und Sport getrieben hatte. Rima hatte sich aus allen außerschulischen Aktivitäten zurückgezogen. Sie hatte so viele Fußballtrainings wegen Bauchschmerzen versäumt, dass Mark sie schließlich vom Team abgemeldet hatte. Doch der Kinderarzt konnte nichts an ihr finden. Selbst eine Darmspiegelung hatte nichts Auffälliges ergeben.

Mark wusste, dass Mädchen anders waren als Jungs, aber *so* anders? Seine Frau Mariam verstand Rima zugegebenermaßen auch nicht mehr. Mariam hatte sich in diesem Alter auch in ihrem Zimmer verschanzt, aber sie hatte stundenlang mit Freundinnen telefoniert und sich dabei das lange Spiralkabel um die Finger gewickelt. Rima redete eigentlich mit niemandem, soweit ihre Eltern das beurteilen konnten. Ihr gesamtes soziales Leben schien über Snapchat, Instagram und TikTok abzulaufen. Stumpfsinnig scrollte sie durch die Apps, die Augen trübe hinter dem ungepflegten Pony.

Mark trat ein wenig näher, um die schlafende Gestalt seiner Tochter zu betrachten. Er hoffte, in ihrem aufgeweichten Gesicht eine Spur des glücklichen kleinen Mädchens zu finden, das sie noch vor nicht allzu langer Zeit gewesen war.

April saß in ihrem Arbeitszimmer am Schreibtisch, die Tür geschlossen, das Gesicht in den Händen vergraben. Sie wartete. Woanders im Haus tobte ihr Sohn Nicholas wie ein Orkan.

Der Tag hatte eigentlich gut begonnen. Nachdem am Morgen sein Wecker geklingelt hatte, hatte Nicholas zwar eine Ewigkeit gebraucht, aber schließlich hatte er es die Treppe hinabgeschafft, äußerlich fast so freundlich wie eh und je. Er hatte ein Lunchpaket zusammengerafft, seiner Mutter einen Abschiedskuss gegeben und sich auf den Schulweg gemacht. April, die von zu Hause aus für eine Versicherungsfirma tätig war, hatte sich an den Schreibtisch gesetzt, um etwas zu arbeiten. Als sie am Öffnen der Gartentür hörte, dass ihr Sohn nach Hause kam, war sie überrascht. Wie konnte der Tag so schnell herumgehen? Sie ging in die Küche und hoffte, dass sie Nicholas mit einem selbst gebackenen Muffin dazu verlocken könnte, ein paar Minuten mit ihr zu verbringen und ihr von seinem Tag zu erzählen, bevor er in sein Zimmer verschwand, um die Hausaufgaben zu machen. Als sie hereintrat, goss er sich gerade eine Limonade ein, und an seinen Augen erkannte sie sofort, dass sich seine Stimmung seit dem Morgen verändert hatte. In seinem Blick lag etwas Hartes, das vorher nicht da gewesen war. April holte tief Luft und beschloss, ihn trotzdem anzusprechen.

»Na, Schatz!«, sagte sie mit einer Heiterkeit, die sie nicht spürte. »Wie war dein Tag?«

»Gut.« Nicholas stellte die Limoflasche wieder in den Kühlschrank, griff nach seinem Glas und wollte an ihr vorbei.

»Wir haben noch von den Muffins, die ich am Wochenende gebacken habe. Willst du einen?«

Nicholas hielt inne. »Die mit Blaubeeren?«

Aha! Sie hatte sein Interesse geweckt.

»Genau!«, sagte sie, schwang die Kühlschranktür auf und suchte nach der richtigen Tupperdose. Sie zog eine hervor, nahm den Deckel ab und hielt sie ihrem Sohn hin. Er warf einen Blick hinein und runzelte die Stirn.

»Das sind nicht die mit Blaubeeren.«

Sie zog die Muffins an sich, um sie genauer zu betrachten.

Mist, er hatte recht. Offenbar hatten sie am Sonntag alle Blaubeermuffins aufgegessen.

»Na ja, das macht doch nichts, oder?«, fragte sie unsicher und streckte ihm den Behälter wieder entgegen. Du magst doch auch die mit Banane, oder?« Nicholas presste eine Weile lang den Mund zusammen, als überlegte er, was er sagen sollte. Ohne Vorwarnung schnappte er sich die Tupperware und schleuderte sie quer durch die Küche.

An die nächsten paar Minuten erinnerte sich April nur vage. Sie versuchte, ihren Sohn zu beruhigen, aber seine Wut war zu groß. Er drängte sich an ihr vorbei und knallte seinen Rucksack mit solcher Wucht auf den Küchentisch, dass die

Deckenlampe ein wenig schwankte. Sein Atem klang abgehackt, wie bei einem panischen Tier. April zog sich in ihr Arbeitszimmer zurück. Mit zitternden Händen schrieb sie ihrem Mann eine SMS.

»Er dreht wieder durch. Komm nach Hause. SOFORT!«

Die Teenagerseele

Teenager können schlechte Laune haben. Welcher Vater, welche Mutter kennt keine wilden Geschichten über das harte Leben mit Teenagern und Tweens, das dank Hormonschüben und Impulsivität, Aufmüpfigkeit und Muffelei zur gruseligsten Achterbahnfahrt geworden ist, die man je gemacht hat? Teenageritis ist meist leicht zu diagnostizieren: Wenn Ihr Teenager zu Hause zwar den Severus Snape gibt, aber immer noch Freunde hat, und wenn die Eltern dieser Freunde Ihnen versichern, wie nett Ihr Kind doch ist, dann ist das Teenageritis. Das betroffene Kind kann sein Teenie-Verhalten nach Belieben an- und abschalten und durchläuft wahrscheinlich die normalen Übergangsriten der Jugend, testet Grenzen aus, erweitert seinen Horizont, erklärt seine Unabhängigkeit und löst sich von den Eltern, die sich an seinem 13. Geburtstag wie durch Zauberei in die dümmsten Menschen der Welt verwandelt haben. Aber es gibt auch die anderen Kinder, die von unkontrollierbaren Stimmungsschwankungen, Tics, Zwängen, Lethargie oder Wut gepackt werden. Und vielen dieser Kinder macht diese Verwandlung womöglich genau so viel Angst und Sorge wie ihren Eltern.

Ihr Kind hat vielleicht nicht die gleichen Symptome wie die geschilderten Kinder, aber da Sie dieses Buch zur Hand genommen haben, empfinden Sie wahrscheinlich die gleiche Angst, Frustration, Verwirrung und Sorge wie jene Eltern. Zuallererst: Sie sind nicht allein. Bei Weitem nicht. Bis zu 50 Prozent aller Kinder und Jugendlichen erfüllen die diagnostischen Kriterien für mindestens eine psychische Störung, noch bevor sie 18 werden.[7] Dass sie mit Angstzuständen und anderen psychischen Störungen zu kämpfen haben, geben heutzutage fünfmal so viele amerikanische High-School- und College-Studenten an wie Gleichaltrige, die während der Weltwirtschaftskrise befragt wurden.[8] Bei einem Fünftel aller Kinder liegen psychische Störungen vor, was sie zum häufigsten Gesundheitsproblem bei Schulkindern macht.[9] Dabei sind Angststörungen – unter anderem in Form von Panikattacken, Trennungsängsten oder Phobien – die häufigste Diagnose, sie betreffen bis zu ein Drittel aller Jugendlichen.[10] Hinter all diesen Kindern stehen Millionen besorgter, gestresster und häufig verängstigter Eltern. Eltern, die alles in ihrer Macht Stehende tun würden, um das Leid ihrer Kinder zu lindern. Eltern wie Sie.

Niemand bittet um Aufnahme in diesen Club, und dennoch steigt die Zahl seiner Mitglieder ständig. Was verursacht bloß einen so enormen Anstieg psychischer Probleme bei Teens und Tweens? Selbst in der Generation, die während der Weltwirtschaftskrise aufgewachsen ist und zum Teil nie aufgehört hat, Milchpulver zu bunkern und Bargeld in der Matratze zu verstecken, hat man Derartiges nicht gesehen.

Sicherlich mag es sein, dass die Zahlen gar nicht so unterschiedlich sind, wie wir glauben, dass den Ärzten einfach fortschrittlichere Diagnoseverfahren zur Verfügung stehen und dass wir uns dieser Probleme nur besser bewusst sind als früher. Ich schließe die Möglichkeit nicht aus, dass ein geringer Faktor auch mehr Aufmerksamkeit sein kann, aber es gibt Belege für mehrere andere Erklärungen. Eine davon wäre, dass Ernährung die psychische Gesundheit unserer Kinder beeinflusst. Unbestätigten Forschungsergebnissen zufolge korrelieren eine gesunde mediterrane Ernährung mit viel Gemüse, Obst, Vollkornprodukten, Olivenöl und Fisch (wenig, quecksilberarm) mit einem geringeren Risiko, an Depressionen zu erkranken, während ein Speiseplan voller Süßigkeiten, raffinierten Kohlenhydraten, verarbeiteten Nahrungsmitteln und gesättigten Fetten – die typische westliche Ernährung, besonders in berufstätigen oder einkommensschwachen Familien – mit einem höheren Depressionsrisiko einhergeht.[11]

Eine andere Theorie besagt, dass sowohl Naturerlebnisse als auch freies Spielen große Vorteile für die psychische Gesundheit haben. Aber von beidem bekommen die Kinder von heute viel weniger als frühere Generationen. Nur etwa jeder vierte Fünf- bis Zehnjährige bewegt sich täglich eine Stunde oder mehr[12] und viele Teenager bewegen sich nicht mehr als ein typischer Sechzigjähriger.[13] Auch Armut ist ein Risiko für die psychische Gesundheit.

Minderjährige machen 33 Prozent der Armen in den USA aus, und eine Studie stellte bei Jugendlichen aus zwei wirtschaftlich benachteiligten Vierteln (eines in Chicago, eines in Portland, Oregon) mit viel Kriminalität und Arbeitslosigkeit, mit schlechter Wohnungs- und Nahrungsmittelsicherheit und vielen Alleinerziehenden bis zu siebenmal mehr chronische Angststörungen fest als bei den Gleichaltrigen in der Allgemeinbevölkerung.[14] Aber auch Kinder aus einkommensstarken Verhältnissen haben mit einem hohen Aufkommen von Depressionen und Angstzuständen zu tun.[15]

Manche Forscher sehen die Ursache in Beziehungen voller Distanz zwischen Kindern und Eltern oder in der erbarmungslosen Leistungsgesellschaft.[16] Das Zeitfenster, innerhalb dessen Kinder Kinder sein dürfen, wird immer kleiner, es erodiert durch einen allgemeinen Kulturwandel hin zu intensiver Erziehung und höheren Erwartungen an die Schulleistungen. Sogar das Spielen geschieht häufig unter hohem Druck und stellt Turniere, Aufführungen und Wettbewerbe in den Mittelpunkt.[17]

Wenn Kinder gerade nicht üben oder lernen, sind sie von einem stark polarisierten politischen Klima und sehr realen Sorgen um ihre Sicherheit umgeben. Im Jahr 2018 haben Teenager der Generation Z angegeben, sich unter anderem wegen Waffengewalt, sexueller Belästigung und familiärer Trennungen große Sorgen zu machen, und zwar in höherem Maße als Erwachsene, wie dem Bericht *Stress in America* der Vereinigung Amerikanischer Psychologen (American Psychological Association) zu entnehmen ist.[18] Philip Kendall, Direktor der Child and Adolescent Anxiety Disorders Clinic an der Temple University, hat im selben Jahr festgestellt, dass sie »in einem volatilen Umfeld aufwachsen, in dem Schulen wegen Terrorwarnungen gesperrt werden […] Früher hatte man großes Vertrauen in die Umwelt – jetzt steht die Umwelt vor der Katastrophe.«[19] Und das sagte er, bevor die COVID-19-Pandemie im Januar 2020 offiziell die USA erreichte. Schulen und Unternehmen schlossen; die Einkünfte vieler Familien brachen ein; Schulabschlüsse, Praktika, Ferienjobs und -lager fielen aus; und Familien wurden in die Quarantäne gezwungen, um die Verbreitung des neuartigen Coronavirus zu bremsen, das zum Zeitpunkt der Niederschrift mehr als 250 000 Amerikaner getötet und Millionen krank gemacht hat.[20] Wie ein Krieg, ein Terroranschlag oder eine Rezession wird dieses Ereignis sicherlich Auswirkungen auf die Zukunftsaussichten und das Sicherheitsgefühl unserer jungen Generation haben. Da die Jugendlichen von heute bereits vor der Pandemie erhöhte Einsamkeitsgefühle zu Protokoll gaben,[21] vermuten einige Psychologen – beispielweise Jean Twenge, ein Experte für die psychische Gesundheit von Teenagern –, dass die Krise auch negative Auswirkungen auf ihr Seelenleben haben wird.[22]

Zu guter Letzt kann man unmöglich außer Acht lassen, welchen Beitrag die sozialen Medien zur Zunahme psychischer Erkrankungen bei Kindern leisten.[23] Twitter ging 2006 an den Start und im selben Jahr senkte Facebook sein Mindestalter auf 13 Jahre. Zwischen 2007 und 2012 sind nach Angaben der National Survey of Children's Health bei Kindern im Alter von sechs bis siebzehn Jahren die Angstdiagnosen um 20 Prozent angestiegen.[24] 2015 wurde bei 50 Prozent mehr Teenagern eine Depression diagnostiziert als im Jahr 2011, als sich soziale Medien in dieser Altersgruppe gerade durchgesetzt hatten.[25] Der Smartphone-Besitz überschritt 2012 in den USA die 50-Prozent-Marke.[26] Seitdem haben viele Kinder in ihren frühen Teenagerjahren das Gefühl, sich ständig zur Schau stellen zu müssen, und sind im Gegenzug einer ununterbrochenen Bestrahlung mit Werbung, FOMO (*Fear of missing out*, die »Angst, etwas zu verpassen«) und Gruppenzwang ausgesetzt. Janis Whitlock, Direktor des Cornell Research Program on Self-Injury and Recovery, drückt es so aus: »Wenn man Verhältnisse schaffen wollte, die wirklich verängstigte Menschen hervorbringen, dann ist uns das gelungen. […] Sie schwimmen in einer Suppe aus lauter Reizen, der sie nicht entkommen können oder wollen.«[27]

Weitere Forschungen wären nötig, um festzustellen, ob die steigende Zahl der von Angstzuständen und Depressionen betroffenen Kinder auf schlechte Ernährung, auf Leistungsdruck, instabile Verhältnisse, soziale Medien zurückzuführen ist oder eher, wie wir im nächsten Kapitel besprechen werden, auf eine Kombination aller dieser Faktoren. Die Forscher scheinen sich aber darin einig zu sein, dass ein beträchtlicher Teil unserer Kinder in einer Weise gestresst ist, wie es die Kinder in diesem Land noch nie gewesen sind. Bei so viel Stress, der das Leben unserer Kinder vergiftet, stellt sich die Frage, warum sich nicht jedes Kind in sich zurückzieht oder sich von einem Dr. Jekyll in einen Mr. Hyde verwandelt.

Das Spektrum der Affektregulationsstörungen

Um den Bedürfnissen von Kindern mit neuropsychiatrischen Problemen wirklich gerecht zu werden, müssen wir die Möglichkeit in Betracht ziehen, dass jedes Symptom durch ein komplexes Zusammenspiel von Ursachen bedingt sein kann, die medizinisch, neurologisch, psychiatrisch, gastrointestinal, umweltbedingt, genetisch, metabolisch, hormonell, ernährungsphysiologisch, autoimmunologisch oder infektionsbedingt sein können. Ein Kind kann die deutlichste Ausprägung einer Panik- und Zwangsstörung aufweisen, ein anderes kann sich depressiv verhalten, ein drittes kann unerklärliche Wut- und Trotzanfälle durchmachen – und sämtliche Symptome und Verhaltensweisen dieser drei können auf eine Streptokokken-Infektion zurückgehen, die das Immunsystem gekippt und eine Entzündung im Gehirn ausgelöst hat. Oder sie leiden an einer unausgeglichenen Darmflora oder an einer durch Zecken übertragenen Krankheit wie Borreliose. Letztere kann ähnlich wie eine Streptokokken-Infektion eine Fehlregulation des Immunsystems und eine Entzündung des Gehirns verursachen, was sich wiederum in Panik-, Zwangs- oder Verhaltensstörung, Depressionen oder Wutanfällen äußern kann. Ob an Streptokokken-Infektion oder Borreliose erkrankte Kinder eines oder mehrere dieser Symptome aufweisen oder auch gar keines, hängt im Einzelfall von der Genetik, von Ausmaß und Zeitpunkt der Exposition und von der allgemeinen Immungesundheit ab.

Die Stimmungen und Symptome, die ich bei meinen neurotypischen Patienten beobachte, sind genauso breit gefächert und unterschiedlich wie bei meinen autistischen Patienten. Hoch funktionsfähige Kinder mit Asperger-Syndrom gedeihen in regulären Bildungseinrichtungen, während die weniger funktionsfähigen Autisten stumm, unkommunikativ oder aggressiv sind und gern selbststimulierendes Verhalten *(Stimming)* an den Tag legen, indem sie beispielsweise mit den Händen flattern oder schaukeln. Und obwohl die Symptome von Autismus phänotypisch (beobachtbar) stark variieren können, fallen sie alle unter die gleiche Sammeldiagnose: Autismus-Spektrum-Störung. Im Laufe der Jahre ist mir klargeworden, dass die Symptome von Tausenden von neurotypischen Kindern in ein ähnliches Spektrum einzuordnen sind. Ich nenne es *Mood Dysregulation Spectrum* (MDS) oder »Spektrum der Affektregulationsstörungen«. Dieses praktische Konzept verändert den Blick auf die Symptome von Kindern und sieht sie als Teil eines viel umfassenderen Paradigmas jenseits der Grenzen einer psychiatrischen Diagnose.

Die Erkenntnis, dass es mehrere medizinische Ursachen geben kann, die alle zur Erkrankung Ihres Kindes beitragen, ist der erste Schritt zur Besserung. Erst müssen Sie das einzigartige MDS-Profil Ihres Kindes erstellen, dann können Sie ergründen, woher seine Symptome kommen könnten.

Die Liste der Erkrankungen und ihrer Symptome kann von leicht über mittelschwer bis schwer reichen. Als Ausgangsbasis sollte das MDS-Profil jedes Kindes idealerweise etwa so aussehen:

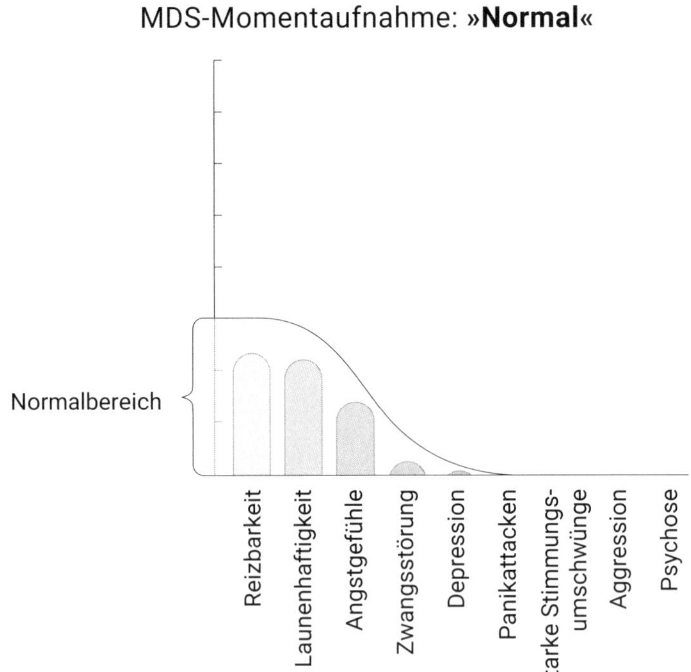

Aber das Profil eines Kindes, das die typischen psychosozialen Probleme seines Alters durchlebt – Schulstress aushalten, Regeln ausreizen, durch das Minenfeld aus Beziehungen und sozialen Medien manövrieren, den eigenen Platz in der Welt und seine manchmal erschreckenden Komplikationen und Widersprüche reflektieren –, könnte so aussehen:

MDS-Momentaufnahme: »**Teenageritis**«

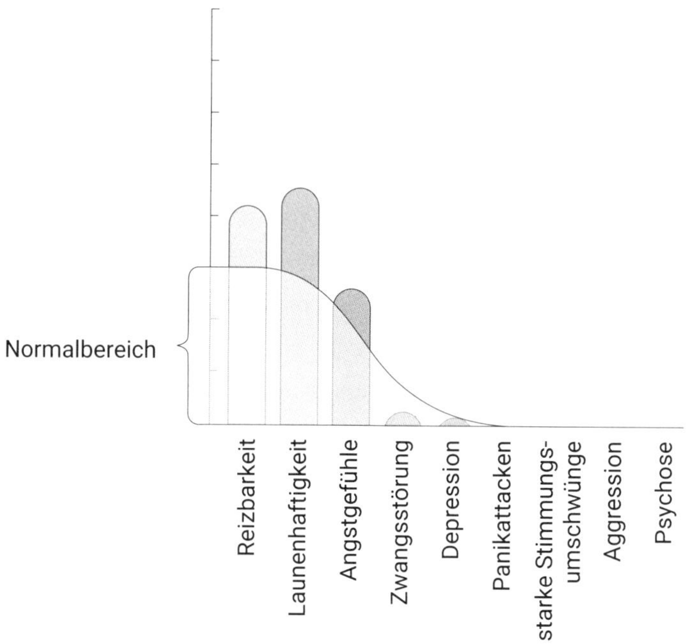

Auch das ist normal. Das ist ein Fall von Teenageritis.

Aber Symptomdiagramme von auf den ersten Seiten dieses Kapitels beschriebenen Kindern könnten so aussehen wie auf den folgenden Seiten.

Vergleicht man die Profile der Kinder mit einem Normaldiagramm mit jenen, die Symptome von Borreliose oder Streptokokken-induzierter Gehirnentzündung aufweisen, dann werden Ähnlichkeiten sichtbar (wobei anzumerken ist, dass die Krankheitsbilder sowie die Profile jedes einzelnen Tweens oder Teenagers variieren können).

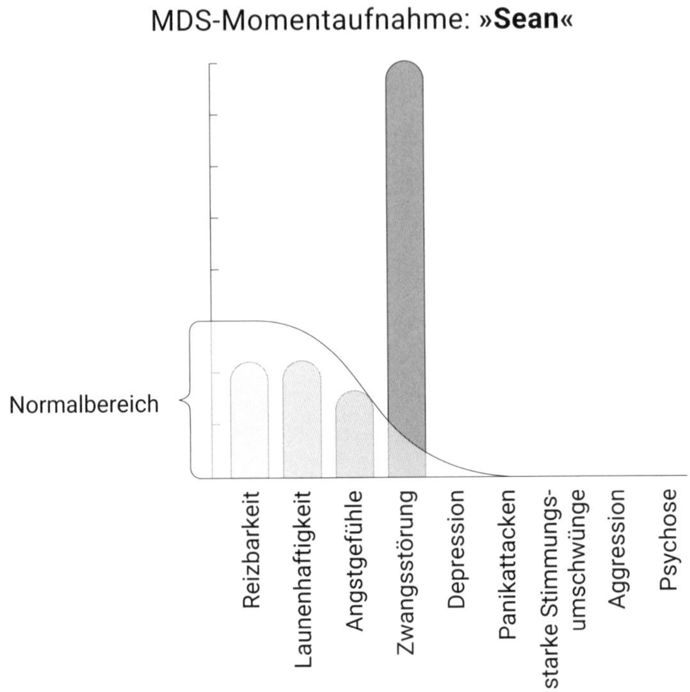
MDS-Momentaufnahme: »**Sean**«
Normalbereich
Reizbarkeit
Launenhaftigkeit
Angstgefühle
Zwangsstörung
Depression
Panikattacken
starke Stimmungs-umschwünge
Aggression
Psychose

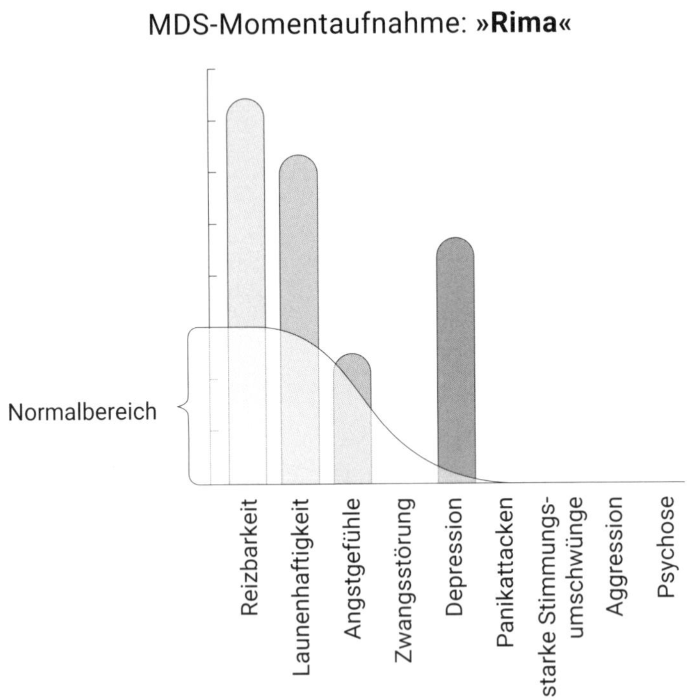
MDS-Momentaufnahme: »**Rima**«
Normalbereich
Reizbarkeit
Launenhaftigkeit
Angstgefühle
Zwangsstörung
Depression
Panikattacken
starke Stimmungs-umschwünge
Aggression
Psychose

MDS-Momentaufnahme: »**Nicholas**«

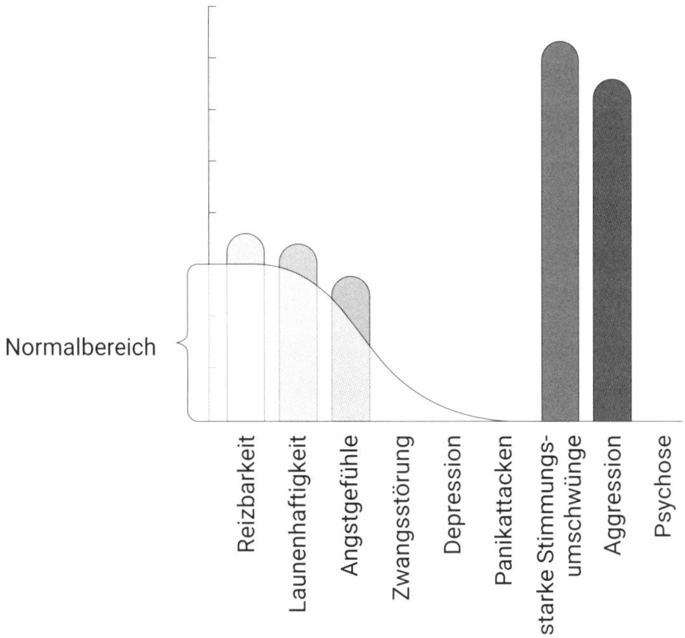

Indem Sie das Symptomprofil eines Kindes aufzeichnen und mit einer MDS-Vorlage vergleichen, erhalten Sie noch keine Diagnose – und das ist auch nicht der Zweck. Eher ist das MDS für frustrierte oder besorgte Eltern gedacht, die immer wieder in Sackgassen geraten. Denn die Diagramme eröffnen zusammen mit den darauffolgenden Fragen einige lohnende Erkundungs- und Fragemöglichkeiten. Das MDB-Profil jedes Kindes ist so einzigartig wie ein Fingerabdruck, und wie bei der Fingerabdruckanalyse kann man mit genügend »Treffern« die Gewissheit einer korrekten Identifizierung erhöhen. Auf *braininflamed.com* können Sie eine leere (englischsprachige) Vorlage herunterladen, die Sie für Ihr Kind verwenden können.

Dank ihrer großen Individualität fallen natürlich viele Kinder, egal wie sehr sie ihre Eltern in den Wahnsinn treiben, mitten hinein in das, was allgemein als »normale« Teenageritis akzeptiert wird. Die einzigen Mittel, die Eltern aufbieten können, sind klar definierte Grenzen und Erwartungen sowie unbegrenzte Langmut und Liebe (für das Kind und für sich selbst), bis die Sache sich ausgewachsen hat. Profile mit bestimmten Extremwerten und Symptomkombinationen lassen sich jedoch körperlichen Krankheiten und Störungen zuordnen, die sich psychisch, neurologisch und verhaltensbezogen manifestieren. Solche Fälle untersuchen wir in diesem Buch. Sollten Sie Ihr Kind in einem davon wiedererkennen, dann können Sie die möglichen Ursachen der Symptome besser verstehen und mögliche Behandlungsmethoden eher mit den zuständigen Fachleuten besprechen.

Familienangelegenheiten

Bevor wir fortfahren, möchte ich betonen, dass der Umgang mit der psychischen Erkrankung eines Kindes eine Familienangelegenheit ist. Wenn Sie Hilfe für Ihr Kind suchen, suchen Sie hoffentlich auch Hilfe für sich selbst und andere beteiligte Familienmitglieder, auch wenn sich herausstellt, dass Ihr Kind nur eine ausgedehnte Phase der Ängstlichkeit oder Launenhaftigkeit hat. Wenn ein Familienmitglied leidet, leiden oft alle. Nicht nur das, was uns selbst bedroht, traumatisiert uns – miterleben, dass Angehörige bedroht sind, und sei es in Form einer Erkrankung, kann sich als traumatische Erfahrung auswirken.[28] Die Eltern meiner schwierigsten Patienten berichten oft, dass sie sich durch die Krankheit traumatisiert fühlen, und erleiden Begleitsymptome einer posttraumatischen Belastungsstörung (PTBS) wie Angstgefühle, übersteigerte Wachsamkeit oder die Unfähigkeit, sich sicher zu fühlen. Eltern, die sich um ihre Kinder sorgen – besonders solche, die schwer betroffen sind –, brauchen oft professionelle Hilfe, um ihr Selbstvertrauen und ihr Gleichgewicht wiederzugewinnen und sicherzustellen, dass die Beziehungsstruktur intakt bleibt.

Der Zusammenhalt der Familie gerät in Gefahr, wenn eines ihrer Mitglieder leidet. Darin unterscheidet sich die Familie nicht wesentlich von den Systemen des Körpers, die auf ähnliche Weise interagieren und aufeinander angewiesen sind. Das Immunsystem, der Darm, das Gehirn – sie alle sind miteinander verbunden. Um ein Körperteil zu heilen, muss man ergründen, welchen Beitrag es zu unserer Gesundheit leistet und welche Auswirkungen Entzündungen und Ungleichgewichte auf unseren Geist und Körper haben können. Dies ist unser Ausgangspunkt.

Fragen an Sie

- Wann haben Sie die Symptome Ihres Kindes zum ersten Mal bemerkt?
- Treten die Symptome plötzlich auf oder allmählich?
- Gab es ein Ereignis oder eine Krankheit, das/die den Symptomen vorausgegangen ist und/oder diese ausgelöst haben könnte?
- Sind die Symptome wiederkehrend oder andauernd? Falls wiederkehrend: Schlägt die Stimmung schnell oder langsam um?
- Verhält er oder sie sich zu Hause ganz anders als in der Schule oder bei Freunden?
- Bleibt er oder sie zu Hause, statt zur Schule zu gehen und/oder Freunde zu besuchen?
- Wirkt er oder sie nervös, hyperaktiv oder aufgeregt?
- Hat er oder sie Probleme beim Ein- und Durchschlafen? Oder im Gegenteil: Schläft er oder sie zu viel?
- Wirkt er oder sie oft traurig?

2

GRUNDKURS IMMUNSYSTEM

Viele von uns erhielten in den ersten Tagen der COVID-19-Pandemie einen kostenlosen Crashkurs in Immunologie. Wir wollten mehr über das neuartige Virus erfahren, seine Gefahr richtig einschätzen und herausfinden, mit welchen präventiven Maßnahmen wir eine Infektion mit dem Virus oder die Weitergabe an andere am besten vermeiden konnten. Doch obwohl ihr Interesse am und ihre Wertschätzung für das Immunsystem – die Abwehr des Körpers gegen Krankheiten und Infektionen – gestiegen ist, unterschätzen die meisten Menschen immer noch, wie sehr es fast jeden Aspekt ihrer physiologischen und psychiatrischen Gesundheit beeinflusst. Bevor wir uns mit besonderen Umständen befassen, die möglicherweise zur Krankheit Ihres Kindes beitragen, sollten Sie verstehen, was das Immunsystem tut, wie es funktioniert und dass es eng mit anderen Körpersystemen verbunden ist. Dieses Wissen ermöglicht Ihnen auch zu verstehen, wie Entzündungen in einem Körperteil wie dem Darm ausbrechen und dann in einem ganz anderen wie dem Gehirn Schaden anrichten können. Es hilft uns auch zu verstehen, welche Möglichkeiten der Eindämmung wir haben. In den Memoiren der Journalistin Susannah Cahalan, *Brain on Fire*, vergleicht der Arzt, der endlich ihre plötzlich aufgetretene akute Psychose diagnostiziert, die Gehirnentzündung, die die beinahe tödliche Erkrankung ausgelöst hat, mit einem Feuer. Wie bei jedem Brand muss man wissen, was die Flammen verursacht hat, um sie erfolgreich löschen zu können. Ist die Brandursache elektrisch? Oder hitzebedingt? Chemisch? Jede Art von Feuer erfordert eine eigene Löschmethode. Wasser auf ein elektrisches Feuer zu gießen macht die Sache beispielsweise nur noch schlimmer. Außerdem möchte man auch wissen, wie man ein Wiederaufflammen des Feuers verhindern kann.

Unser Wissen über das Immunsystem entwickelt sich ständig weiter. Da es etwas kompliziert erscheinen mag, erkläre ich Eltern seit Jahren ein vereinfachtes Modell des Immunsystems, und im Laufe der Zeit haben mir viele von ihnen ausdrücklich mitgeteilt, dass ihnen dieser Kontext beim Verstehen der Krankheit ihres Kindes sehr geholfen hat. Ich hoffe, es wird Ihnen ähnlich gehen.

Einflüsse auf das Immunsystem

Gute Gesundheit hat zwei Pfeiler: Flexibilität und Belastbarkeit. Damit meine ich nicht nur Charakterzüge, sondern Eigenschaften, die auf der Zellebene die Gesundheit fördern. Ihr Vorhandensein oder Fehlen ist die Erklärung dafür, dass verschiedene Menschen völlig unterschiedlich auf die exakt gleichen Belastungen reagieren. Obwohl fast jedes Kind, das heute in Amerika aufwächst, unter dem Einfluss von Fast Food und Instagram steht, wird nicht jedes und schon gar nicht die Mehrheit von ihnen klinisch depressiv, ängstlich oder krank.

Um zu erklären, wie Umweltbedingungen oder genetische Anlagen die Flexibilität und Belastbarkeit unseres Immunsystems beeinflussen können und damit seine Fähigkeit prägen, uns angemessen gegen Angriffe zu verteidigen, verwende ich gern das Bild eines Wasserkessels. Von dem Moment an, in dem wir geboren werden, und in einigen Fällen sogar noch früher, beginnt sich dieser Kessel zu füllen – die Einflüsse unserer Umwelt, unserer Ernährung, unserer Beziehungen und unseres Lebensstils überlagern unsere genetischen Veranlagungen. Je höher der Inhalt des Immunkessels ansteigt, desto näher kommt er dem Überlaufen und desto eher treten psychische oder körperliche Symptome auf.

Immunkessel

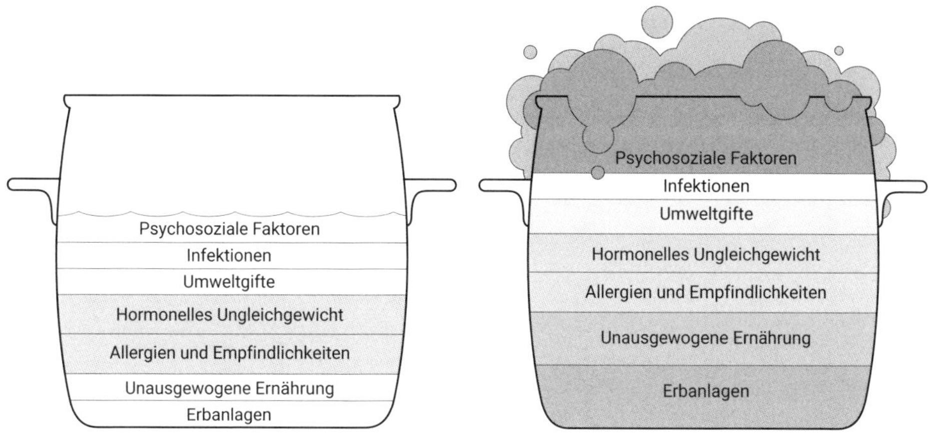

Erste Schicht: Erbanlagen

Von der Empfängnis an ist jeder Mensch eine einzigartige Welt für sich. Sein Erbgut bestimmt alles Mögliche, von lebenslangen Krankheitsrisiken über Geschmacksvorlieben bis zur Körperform. Diese genetischen Veranlagungen bilden die erste Schicht unseres Immunsystems. Reines Lotterieglück bestimmt die Höhe dieser Schicht und damit, wie gut oder schlecht der Körper die zusätzlichen Schichten verträgt. Manche Menschen werden mit einem robusten Immunsystem geboren, das wenig Platz im Kessel einnimmt, während andere zu spüren bekommen, dass sich ihr Kessel schnell füllt, mit Anfälligkeit für Viren und Infektionen, Schwierigkeiten bei der Blutzuckerregulierung zwischen den Mahlzeiten oder Allergien und Autoimmunreaktionen. Viele von uns erben eine genetische Veranlagung für allerlei Erkrankungen, beispielsweise für Asthma, Nahrungsmittelallergien oder Stimmungsstörungen. Aber diese manifestieren sich oft erst, wenn wir mit entsprechenden Auslösern aus der Umwelt oder der Nahrung in Kontakt kommen. Und selbst dann reagieren wir möglicherweise nicht, es sei denn, die zusätzlichen Schichten unseres Kessels übersteigen die Kapazitäten des Immunsystems, woraufhin das Ganze überkocht. Man kann zum Beispiel eine genetische Veranlagung für Zöliakie haben, eine Autoimmunerkrankung, die wir in Kapitel 8 genauer untersuchen werden, aber ohne eine nebenher bestehende erhöhte Durchlässigkeit des Dünndarms *und* den Auslöser Gluten in der Nahrung treten niemals irgendwelche Symptome auf.

Zweite Schicht: Nährstoffmangel, Nährstoffinsuffizienz und Nährstoffabhängigkeit

Alles, was wir zu uns nehmen, vom Spinatsalat bis zum Marshmallow, wird in Treibstoff für die Zell- und Organfunktionen unseres Körpers zerlegt. Zu viel Nahrung und raffinierte Kohlenhydrate bergen unter anderem die Gefahr von Fettleibigkeit, Entzündungen, erhöhtem Cholesterinspiegel, Insulinresistenz, Diabetes und Bluthochdruck. Auch bestimmte gesunde Nährstoffe können in übermäßigen Mengen schädlich sein – zu viel Protein kann zum Beispiel Verstopfung verursachen; zu viel Kalzium führt zur Bildung von Nierensteinen. Aber wenn wir unserem Körper zu wenig Nahrung oder zu viel Fertigfraß mit geringem Nährwert geben, entziehen wir nicht nur unserem Gehirn und unseren Muskeln Energie und Kraft, sondern rauben auch unserem Immunsystem die Nährstoffe, die es für seine ausgeklügelte Abwehr- und Reparaturarbeiten braucht. Bei den meisten Menschen sind diese Mängel auf den übermäßigen Verzehr von verarbeiteten Nahrungsmitteln zurückzuführen, besonders von stärke- und zuckerhaltigen Snacks, die den Körper mit Glukose überschwemmen. Dagegen nehmen diese Menschen nicht genug Vollwertkost zu sich, die wichtige Vitamine und Nährstoffe liefert. Einige Mängel sind auch genetisch bedingt. So gibt es erbliche Stoffwechselstörungen wie Laktoseintoleranz oder Glutenunverträglichkeit, die unsere Fähigkeit, bestimmte Nahrungsmittel zu verdauen, beeinträchtigen.

Viele meiner Patienten haben aber keinen Nährstoffmangel, sondern eine Nährstoffinsuffizienz. Beispielsweise können die Labortests Ihres Kindes einen Vitamin-D-Spiegel im niedrigen Normalbereich ergeben – Vitamin D ist wichtig für ein robustes Immunsystem. Aber ich führe metabolische, biochemische und ernährungsphysiologische Untersuchungen durch, die mir ein detaillierteres Bild vom Gesundheitszustand Ihres Kindes verschaffen. Diese Tests können ergeben, dass ein Vitamin-D-Wert, der für die allgemeine gesunde Bevölkerung niedrig ist, für einen Menschen mit besonderer genetischer Ausstattung in einer bestimmten

Umgebung möglicherweise nicht ausreicht. Außerdem kann sich dabei zeigen, dass eine Insuffizienz tatsächlich zu einer erhöhten Autoimmunität beitragen kann, bei der das Immunsystem eine Offensive gegen die eigenen Gewebe und Zellen ausführt und sie mit fremden (nicht-eigenen) verwechselt, statt Defensivangriffe gegen fremde Attacken von außen zu fahren, etwa gegen Viren, Bakterien und Krebszellen (mehr zur Autoimmunreaktion weiter hinten im Kapitel; siehe Seite 61). Ich habe Menschen mit Immunfehlregulation gesehen, deren Standardlabortests für bestimmte Nährstoffe theoretisch als »normal« gegolten hätten, wohingegen erweiterte Tests auf diese Nährstoffe zeigten, dass sie tatsächlich unzureichend waren. Ich behandelte sie mit zusätzlicher Nährstoffgabe und stellte in der Folge eine Verbesserung ihrer Immunfunktion fest. Außerdem achte ich nicht nur auf die Nährstoffmenge, sondern auch auf das Verhältnis eines Nährstoffs zum anderen. Führe ich beispielsweise bei einem Patienten, der Anzeichen einer bipolaren Störung zeigt, einen Test durch, der erhöhte Kynurensäurespiegel bloßlegt, dann weiß ich auch, dass der Patient wahrscheinlich einen funktionellen Vitamin-B_6-Mangel hat, der korrigiert werden muss. Wieso? Weil Kynurensäure ohne die aktive Form von Vitamin B_6 nicht verstoffwechselt werden kann.[29] Wenn mehr Kynurensäure als vorgesehen im Urin vorliegt, liegt das daran, dass nicht genügend Vitamin B_6 da ist, um sie abzubauen. Und ein Vitamin-B_6-Mangel kann schwere Stimmungsschwankungen, Wahnvorstellungen oder andere psychische Symptome verursachen, die für bipolare Störung oder Schizophrenie typisch sind.[30]

Solche Tests ergeben normalerweise, dass die meisten von uns eine, zwei oder drei Nährstoffabhängigkeiten haben. Das bedeutet, dass jeder einzelne Körper (und jedes Gehirn) von bestimmten Nährstoffen ein höheres Maß benötigt, um optimal zu funktionieren. Zum Beispiel brauchen Sie vielleicht mehr Zink als ich. Und möglicherweise benötige ich zum optimalen Funktionieren mehr Vitamin B_2 als Sie. Abhängigkeiten und Insuffizienzen sind individuell sehr spezifisch, man spricht daher von biochemischer Individualität. Ein normal laufendes Immunsystem ist großartig; aber noch besser – und noch angenehmer – ist ein optimal laufendes Immunsystem, was nur möglich ist, wenn die Bedürfnisse Ihrer biochemischen Individualität erfüllt sind.

Dritte Schicht: Allergien und Empfindlichkeiten

Für manche Menschen ist der Mai kein Wonnemonat, sondern die Zeit, wo Blumen und Bäume aufblühen. Und mit ihren Pollen kommt das schniefende und schnäuzende, hustende und juckende Elend. Andere entdecken ihre Allergien erst, wenn sie eine Katze aufnehmen, eine Erdnuss essen oder bestimmten chemischen Schadstoffen ausgesetzt sind (wobei Letzteres in der Regel eher eine Unverträglichkeit als eine tatsächliche Allergie darstellt). Die meisten Menschen nehmen ihre Allergien als etwas Unvermeidliches hin und wirken ihnen nach besten Kräften durch die Einnahme von Antihistaminika oder die Meidung der krankmachenden Substanz entgegen. Aber ich habe herausgefunden, dass man manchmal die Ausprägung der Allergie minimieren oder sogar eliminieren kann, indem man das Immunsystem einer Person in seiner Ganzheit untersucht und Mängel, Ungleichgewichte und Schadstoffbelastungen behandelt, sodass das Immunsystem wieder richtig funktioniert. Dasselbe kann man bei Empfindlichkeiten tun, die eher verzögert auftreten und weniger schwere Reaktionen hervorrufen als klassische Allergien, eher Gelenk- oder Kopfschmerzen statt Ausschläge und Atembeschwerden – und bei Unverträglichkeiten, die durch den Mangel an einem für den Abbau bestimmter Nährstoffe nötigen Enzym verursacht werden und sich als unangenehme Verdauungsprobleme äußern können. Durch eine genaue Kalibrierung erhält das Immunsystem mehr Spielraum, um sich vor schädlichen Substanzen zu schützen.

Fast jeden Tag habe ich Patienten, die sich ursprünglich hilfesuchend mit einem Problem an mich wandten, sagen wir Magen-Darm-Beschwerden, nur um bei der Nachuntersuchung zu berichten, dass nicht nur ihre Darmprobleme verschwunden sind, sondern auch ihre chronischen Kopfschmerzen, ihre Müdigkeit und Benommenheit/Gehirnnebel, Depression oder Angst. Das passiert, wenn man dem Körper gibt, was er braucht, und ihm nimmt, was ihm schadet. Für manche ist es das erste Mal seit Jahren, dass sie sich lebendig, energiegeladen, klar und ruhig fühlen. Weil ich solche Verwandlungen miterleben darf, ist es mir jeden Tag eine Freude, zur Arbeit zu gehen.

Vierte Schicht: Hormonelles Ungleichgewicht

Die Nebennierendrüse und die Schilddrüse sind Teil des Hormonsystems, das Hormone produziert und absondert. Hormone regulieren eine Vielzahl wichtiger Körperfunktionen, den Stoffwechsel eingeschlossen. Da Nebennieren und Schilddrüse Hormone produzieren, die buchstäblich jede einzelne Zelle beeinflussen, verursachen Fehlfunktionen Symptome im ganzen Organismus: Übergewicht, Appetitlosigkeit, Verstopfung, Durchfall, trockenes Haar, Haarausfall, Muskelschwäche, niedrigen Muskeltonus, schuppige Haut, geistige Trägheit, Müdigkeit, Depression, niedrigen Blutdruck, Hypoglykämie und übermäßiges Schwitzen. Auch hier werden Schieflagen oft übersehen, weil die als normal geltenden Hormonwerte nicht immer für jeden Menschen ausreichen. Jemandem mit erkrankter Nebennieren- oder Schilddrüse kann man alle Antidepressiva der Welt verabreichen, aber solange die Hormone nicht reguliert und ausbalanciert sind, wird der Patient nicht vollständig gesund.

Fünfte Schicht: Umweltgifte

Bis in die frühen 1990er-Jahre waren die Umweltrichtlinien in den USA von Datenanalysen bestimmt, die sich auf das geschätzte Risiko für den »durchschnittlichen Erwachsenen« bezogen.[31] 1993 stellte dann ein auf mehrere Studien gestützter Bericht fest, dass Kinder stärker als Erwachsene auf Chemikalien und Giftstoffe in ihrer Umgebung reagieren. Diese Erkenntnis zog einige Gesetzes- und Regulierungsreformen nach sich, besonders in Bezug auf Pestizide und Arzneimittel. Die neuen Richtlinien haben zwar die häufigsten Umweltgifte verbannt oder zumindest verringert, aber leider sind wir immer noch tagtäglich einer Flut von Abgasen, Kunststoffen, Industriechemikalien, Schwermetallen und anderen Schadstoffen ausgesetzt. Sie befinden sich in der Luft, die wir atmen, im Boden, auf dem wir unsere Nahrung anbauen, im Wasser, das wir trinken, und in den Tieren, die wir essen, außerdem in Baumaterial, Mobiliar, Bettzeug, Kleidung und Reinigungsmitteln. Die Environmental Protection Agency (EPA, die amerikanische Umweltschutzbehörde) listet mehr als 86 000 chemische Substanzen auf, die in den Vereinigten Staaten hergestellt, importiert und verarbeitet werden.[32] Wie viele davon schädlich sind, wissen wir nicht genau; die meisten wurden nie gründlich auf ihre Sicherheit geprüft.[33] Aber immer mehr Untersuchungen, durchgeführt von zahlreichen Wissenschaftlern und Medizinern – einschließlich mir –, liefern vernichtende Beweise dafür, dass viele unserer Nahrungsmittel und Haushaltsprodukte Schaden anrichten, besonders bei unseren Kindern. Diese fünfte Schicht ist schwer zu bemessen, aber sie ist bei fast allen von uns höher, als sie sein sollte.

Sechste Schicht: Infektionen

Als ich auf den Wasserkessel als Bild für das Immunsystem kam, war mir noch nicht bewusst, dass die von mir behandelten Erkrankungen oft durch mehrere unterschwellige, nebeneinander bestehende, milde Infektionen verursacht werden. Diese Infektionen äußern sich oft nicht sehr ausgeprägt; viele Leute wissen nicht einmal, dass sie eine Infektion haben. Wenn Infektionen jedoch anhalten und chronisch werden, können sie das Immunsystem belasten und seine Abwehrkräfte schwächen, sodass es weniger in der Lage ist, auf andere Dinge zu reagieren, die seine Aufmerksamkeit beanspruchen. Streptokokken zum Beispiel können sich jahrelang in den Mandeln verstecken, ohne jemals eine schmerzhafte Angina zu verursachen. Das häufig vorkommende Epstein-Barr-Virus, das Mononukleose verursachen kann, schlummert auch nach Abklingen der akuten Erkrankung für den Rest des Lebens im Körper. Bei einer Borreliose kann das Epstein-Barr-Virus jedoch wieder aktiv werden, da das Immunsystem nun einen Teil seiner Aufmerksamkeit auf die Borreliose lenken muss, statt das Epstein-Barr-Virus in Schach zu halten. Es ist wie im Krieg: Man hat nur begrenzte Verteidigungsressourcen, und wenn man das ganze Arsenal einsetzt, um ein Einfallstor zu schützen, werden andere Stellen anfälliger. Diese schlummernden Viren und Bakterien mögen an und für sich nicht besonders aggressiv sein, weshalb sie im Immunsystem nicht die höchste Priorität haben. Dennoch können sie Schaden anrichten, und wenn das System bereits geschwächt ist, kann ihre Anwesenheit den »Siedepunkt« des Körpers senken und den Wasserkessel zum Überlaufen bringen, was alle möglichen Schäden nach sich zieht.

Siebte Schicht: Psychosoziale Faktoren

Die Tweens und Teens von heute sind vielen neuartigen Belastungen ausgesetzt: Soziale Medien verhindern die persönliche Interaktion, ermöglichen Aggression und Mobbing, fördern den Vergleich mit anderen (sodass man den eigenen Selbstwert daran bemisst, was andere zu besitzen scheinen) und führen dazu, dass sich User isoliert und traurig fühlen. Dazu kommen hohe Erwartungen vonseiten der Eltern und der Schule; das Bewusstsein, dass der rapide technische Fortschritt die Funktionsweise der Welt bis zum Eintritt ins Erwachsenenalter verändern wird; der Eindruck ökologischer Instabilität und Gefahr, den die COVID-19-Pandemie wohl noch verstärkt hat, und die unrealistischen Körperbilder, die in vielen Medien vermittelt werden. All diese Stressfaktoren wirken ähnlich wie Schadstoffe und verursachen ähnliche biochemische und metabolische Störungen. Wenn wir uns in einem Zustand von Stress, Depression oder Trauer befinden, schütten die Nebennieren das Steroid Cortisol in den Organismus aus, damit der Körper damit besser fertig wird. Steroide mindern jedoch die Fähigkeit der weißen Blutkörperchen, Infektionen zu bekämpfen. Kinder, deren Körper abnormal auf dauerhaften Stress oder Negativität reagiert, können lange anhaltende Immunschwächen entwickeln. Aus dem aufstrebenden Fachgebiet der Psychoneuroimmunologie findet die Forschung immer mehr Nachweise dafür, dass die seelische Gesundheit einen enormen Einfluss auf die allgemeine Gesundheit hat.

Entzündungen

Entzündungen – die Abwehrmanöver des Immunsystems gegen Zellverletzungen, Krankheitserreger (zum Beispiel Viren oder Bakterien) und andere Zellschäden – bilden keine eigene Schicht im Wasserkessel, wirken sich jedoch auf die meisten anderen Schichten aus. Mal sind sie die Ursache eines Symptoms, mal sind sie das Symptom selbst und mal ist beides der Fall. Seit mehr als einem Jahrzehnt vermuten Forscher, dass Entzündungen als Hauptursache hinter fast allem stecken, was uns plagt. Auch aktuelle Forschungsarbeiten bringen Entzündungen mit einer Vielzahl von Krankheiten in Verbindung, von Herzerkrankungen über Krebs und Diabetes bis hin zu neurogenerativen Erkrankungen wie Parkinson und Alzheimer und sogar einigen psychiatrischen Erkrankungen.[34] Hirn und Immunsystem stehen in ständiger Kommunikation miteinander und es gibt haufenweise Belege dafür, dass Entzündungen zu Autoimmunerkrankungen und vielen psychiatrischen Leiden beitragen.[35]

Die Entdeckung des Zusammenhangs zwischen Entzündungen, Autoimmunerkrankungen und psychischen Beschwerden hat unser Verständnis der seelischen Gesundheit revolutioniert, das Wesen der Psychiatrie verändert und neue Fachgebiete wie die Immunoneuropsychiatrie und die Psychoneuroendokrinoimmunologie (die Wissenschaft von den Wechselwirkungen zwischen Geist, Nerven-, Hormon- und Immunsystem) erschlossen. Dank dieser Forschungsgebiete entdecken Ärzte zunehmend, dass sie die psychiatrischen Symptome von Kindern, Jugendlichen und Heranwachsenden auch ohne den Einsatz von Psychopharmaka lindern können. Sie entdecken auch, dass viele, wenn nicht die meisten psychiatrischen Medikamente entzündungshemmende Eigenschaften besitzen, die möglicherweise zu ihrer Wirksamkeit beitragen. Dies lässt vermuten, dass entzündungshemmende Schmerzmittel – zum Beispiel Celecoxib, allgemein bekannt unter dem Markennamen Celebrex – die Symptome neuropsychiatrischer Erkrankungen wirksam lindern können.[36] Tatsächlich habe ich mit diesem Medikament bei vielen meiner Tween- und Teenie-Patienten, die an einer Gehirnentzündung leiden, beachtliche Erfolge erzielt.

Natürlich ist nicht immer nur eine Entzündung die tiefere Ursache für die psychischen Probleme eines Kindes, sie mag aber dazu beitragen, wenn die Bedingungen, die dem Hauptleiden zugrunde liegen, entzündlicher Natur sind. Soweit wir wissen, ist zum Beispiel eine Hypothyreose – eine Unterfunktion der Schilddrüse – nicht immer mit einer Entzündung verbunden. Aber wir müssen untersuchen, ob sie durch die Autoimmunerkrankung Hashimoto-Thyreoiditis verursacht wird, bei der eine Entzündung die Hormonproduktion der Schilddrüse beeinträchtigt, was zu kognitiven und psychiatrischen Symptomen führen kann. Es ist wichtig, das Gesamtbild zu betrachten.

Je tiefer die Schichten im Wasserkessel liegen, desto mehr Spielraum hat das Immunsystem und desto größer werden Flexibilität und Belastbarkeit. Warum scheinen unsere Kinder heute deutlich weniger belastbar zu sein, mehr Allergien und Autoimmunprobleme zu entwickeln und häufiger an psychischen Problemen zu leiden? Das liegt nicht daran, dass sich unsere Gene drastisch verändert haben – so schnell schreitet die Evolution nicht voran –, sondern vielmehr daran, dass es drastische Veränderungen in der Umgebung gegeben hat, die die genetische Expression beeinflussen. Die Modifikation der Genexpression durch Umweltfaktoren (die sogenannte Epigenetik) ist der Schlüssel, durch den wir die Wechselwirkungen zwischen den Schichten im Immunkessel verstehen können. Die Epigenetik ist der Grund, warum bei manchen Menschen die grundlegende Immunstärke dafür sorgt, dass Körper und Geist allerlei Angriffen durch Allergien, Infektionen, Stress oder schlechte Ernährung trotzen und störungsfrei laufen können, auch wenn es knapp unter dem Rand des Kessels köchelt, während bei anderen Menschen der gleich hoch gefüllte Kessel überkocht, obwohl nur etwas Stress obendrauf gekommen ist.

Und selbst dann gleichen sich keine zwei überquellenden Kessel, da Faktoren wie Genetik, Alter, Zeitpunkt und Dauer der Belastung eine Rolle spielen. Was sich bei dem einen als klassische Nahrungsmittelallergie manifestiert, kann sich bei der anderen in neurologischen Symptomen ausdrücken, beispielsweise in ADHS oder Denkschwäche mit Gehirnnebel. Das eine Kind zieht sich zurück und wird depressiv, während das andere in Grübelei versinkt und gewalttätig wird. Geringfügige hormonelle Verschiebungen können dazu führen, dass manche Menschen asymptomatisch bleiben, andere dagegen unter Niedergeschlagenheit leiden. Wenn wir die Funktionsstörung hinter den Symptomen eines Kindes aufgedeckt haben, können wir an der Stärkung des Immunsystems arbeiten – die Schichten im Wasserkessel senken, sodass es nicht zum Siedepunkt kommt.

Immunität ist eine Sache der Balance

Viele Menschen haben gehört, dass man das Immunsystem »stärken« müsse, um eine gute Gesundheit zu erreichen. Demnach versorgen sie sich mit reichlich Vitamin C, um Virusinfektionen vorzubeugen, oder trinken Grüntee gegen Krebs. Aber für viele Kinder, die ich behandle, ist eine Stärkung des Immunsystems das Letzte, was sie brauchen. Ihre Immunzellen sind so aktiv und übertrieben wachsam, dass sie sich wahllos in Kämpfe stürzen. Sie sind blind für den Unterschied zwischen schädlichen Eindringlingen wie Bakterien oder Viren, harmlosen Passanten wie Staub oder Ei und befreundeten Einheimischen wie dem eigenen Gelenk- oder Gehirngewebe. Solche Kinder brauchen eine Behandlung, die das Immunsystem beruhigt und nicht ankurbelt. Andere Kinder haben möglicherweise ein geschwächtes Immunsystem, in diesem Fall möchten wir es natürlich stärken. Das Endziel ist jedoch immer, ein ausgeglichenes Immunsystem zu schaffen, das bedarfsgerecht reagiert und nicht überreagiert.

Im Mittelpunkt der integrativen Medizin steht die Funktion, nicht irgendeine Zahl. Ein Kind kann laut Laborwerten eine gesunde Anzahl weißer Blutkörperchen haben – die wichtigsten Kämpfer des Immunsystems gegen Viren, Bakterien und andere Angreifer –, aber wenn diese Zellen nicht richtig funktionieren, ist ihre Anzahl irrelevant. Letzten Endes darf ein gesundes, funktionsfähiges Immunsystem weder zu aggressiv noch zu lasch sein. Es muss gut gebildete und ausgebildete, angemessen reagierende Immunzellen als Wächter einsetzen, die die Parameter ihrer Aufgabe verstehen. Daher ist meine Tätigkeit oft zweierlei: Ich muss alle üblen Erreger erkennen und beseitigen, die meinem Patienten zusetzen, und gleichzeitig das Immunsystem wieder in einen Gleichgewichtszustand bringen.

Das Wesen des Gleichgewichts

Das Immunsystem ist eines der komplexesten Systeme des menschlichen Körpers, hat aber im Wesentlichen nur zwei Aufgaben. Erstens: Freund von Feind zu unterscheiden, was die Unterscheidung zwischen eigenem und nicht-eigenem Gewebe beinhalten kann, und zweitens Feinde zu eliminieren und dadurch zelluläre Heilung zu ermöglichen. Zur Unterscheidung von eigenem und nicht-eigenem Gewebe gehört auch, dass man weiß, wann man Nicht-Eigenes ignorieren soll. Zum Beispiel ist Nahrung Nicht-Eigenes, erfordert aber keine Reaktion. Sie soll in Ruhe gelassen werden. Ist die Nahrung jedoch mit Erregern wie dem krankmachenden Escherichia coli kontaminiert, muss das Immunsystem aktiv werden und die Übeltäter loswerden. Dasselbe gilt für andere Arten von Antigenen – Substanzen, die eine Immunantwort hervorrufen –, also etwa für Parasiten und Viren.

In jeder Millisekunde befindet sich das Immunsystem in einer Flut aus Dialogen und Rückmeldungen zwischen Milliarden von Zellen. Mal wird eine Reaktion stimuliert, mal wird eine andere Reaktion gehemmt, alles im Dienste der Erzeugung der richtigen Reaktion. Gerät das Immunsystem aus dem Gleichgewicht, dann können Missverständnisse aufkommen. Und genau wie im Krieg (oder in der Ehe) bricht, sobald die Kommunikation abbricht, auch gleich das gesamte System zusammen. Manchmal funktionieren die Rezeptoren nicht (dazu später mehr) oder es gibt eine Ablenkung und irgendetwas, das nicht hätte durchdringen sollen, durchbricht eine Barriere. Manchmal verwechselt das Immunsystem auch eine körpereigene Zelle mit dem Feind und nimmt die eigene Seite unter Beschuss. Eine solche Fehlkommunikation äußert sich im Körper häufig als Entzündung oder Autoimmunreaktion.[37]

Eine Entzündung ist an und für sich natürlich nichts Schlimmes. Wenn wir uns schneiden oder uns den Knöchel verknacksen, sind die spürbaren Rötungen, Schwellungen und Schmerzen ein Zeichen dafür, dass unser Immunsystem gute Arbeit leistet und alle Krankheitserreger beseitigt, die sich möglicherweise eingeschlichen haben. Bei einer viralen oder bakteriellen Infektion fühlt sich die Haut heiß an, da der Körper mit einer systemischen Entzündung in Form von Fieber reagiert. Akute Entzündungen – also solche, die vorübergehend sind und nach Beendigung des Kampfes abklingen – sind heilsam. Chronische Entzündungen sind hingegen ein Problem. Manchmal sind die Kräfte des Immunsystems einfach nicht stark genug, um den eingedrungenen Feind allein zu besiegen, manchmal führt ein Kommunikationsfehler dazu, dass der Rückzugsbefehl nach getaner Arbeit nicht bei der Truppe ankommt. In jedem Fall belasten chronische Entzündungen eigentlich gesunde Gewebestrukturen und Organe, was eine ganze Lawine an Funktionsstörungen und Folgesymptomen lostreten kann. Ein solcher Mangel an Kommunikation trägt oft erheblich, wenn nicht sogar wesentlich, zur Gemütsstörung des Kindes bei.

Früher hat man geglaubt, es gäbe wenig Interaktion zwischen dem Immunsystem und dem Zentralnervensystem (ZNS), zu dem auch das Rückenmark und das Gehirn gehören. Das ZNS galt als »immunprivilegiert«, also als Organ oder System, das auf vorhandene Antigene nicht mit einer Entzündung reagiert.[38] Heute weiß man, dass das nicht stimmt. Inzwischen geht man davon aus, dass die Barriere, die das Gehirn vom Blutstrom trennt (die Blut-Hirn-Schranke), weder so fest noch so undurchlässig ist wie bisher angenommen. Forscher im aufstrebenden Gebiet der Immunopsychiatrie haben bewiesen, dass entzündliche Zytokine – Botenstoffe, die von bestimmten weißen Blutkörperchen freigesetzt werden, wenn der Körper durch Krankheit, Infektion oder Stress angegriffen wird – tatsächlich ins Gehirn eindringen und dort Veränderungen hervorrufen können, darunter Entzündungen, die Stimmungsstörungen verursachen.[39] Mehrere Studien belegen einen Zusammenhang zwischen bestimmten Entzündungsmarkern und Depression.[40] Ein belastbares, ausgewogenes Immunsystem ist daher nicht nur für die körperliche Gesundheit von grundlegender Bedeutung, sondern auch für die seelische.

Die zwei Zweige des Immunsystems

Das Immunsystem funktioniert auf zwei Ebenen: der angeborenen, primitiven, die man sich stark vereinfacht als allgemeines und wahlloses Verfahren vorstellen kann; und der adaptiven oder erworbenen, die wiederum stark vereinfacht als erlernt und spezifisch betrachtet werden kann. Die angeborene Immunität bezeichnet die Abwehrkraft, mit der man geboren wird und die die tiefste Schicht des Wasserkessels bildet. Sie ist insofern unspezifisch, als dass sie verlässlich alles abwehrt, was sie als fremd oder unerwünscht erkennt, egal, was es ist. Sie ist primitiv; sie hat kein Gedächtnis und reagiert jedes Mal auf die gleiche Weise, wenn sie etwas

Verdächtiges entdeckt. Die adaptive Immunität, die vom angeborenen Immunsystem aktiviert wird, verspricht eine gezieltere und individuellere Reaktion. Sie besteht aus Immunzellen, die darauf programmiert sind, bestimmte Viren, Bakterien oder schädliche Krebszellen zu zerstören, sei es durch direkten Kontakt, sei es durch die Bildung von Proteinen, die als Antikörper bezeichnet werden. Die adaptive Immunität hat ein Gedächtnis. Sobald diese Zellen ein bestimmtes Antigen eliminiert haben, erkennen sie es immer wieder und greifen es an, wenn sie es erneut entdecken. Dank dieser Prämisse funktionieren Impfstoffe: Man führt abgetötete, geschwächte oder in inaktive Partikel zerlegte Viren oder Bakterien in kleinen Mengen ein, damit das Immunsystem zu ihrer Bekämpfung Antikörper erzeugt und so darauf trainiert wird, den echten Krankheitserreger zu vernichten, sobald er auftaucht.

Um ihre Truppen, um also die Zellen des Immunsystems miteinander kommunizieren zu lassen, nutzen beide Zweige des Immunsystems die sogenannten Zytokine oder Immunbotenstoffe. Wie die Neurotransmitter des Nervensystems oder die Hormone des Hormonsystems tragen Immunbotenstoffe Informationen (weshalb die Neurowissenschaftlerin und Forscherin Dr. Candace Pert sie vor Jahren als Informationsmoleküle bezeichnet hat). Es gibt viele Arten von Zytokinen, die sich zwischen verschiedenen Zellen hin- und herbewegen, oft mit gemeinsamem Ziel. Einige sind entzündungsfördernd, andere entzündungshemmend und manche sind entzündungsregulierend. Drei Zytokine sollte man sich merken: Interleukin-6 (IL-6), welches entzündungsfördernd ist; Interleukin-10 (IL-10), welches sowohl entzündungshemmend als auch -regulierend wirkt; und das stark inflammatorische Signalmolekül Tumornekrosefaktor-alpha (TNF-α), das Sie vielleicht aus der Werbung für Biologika (zum Beispiel Humira) kennen, die gegen verschiedene Autoimmunerkrankungen verschrieben werden, da sie TNF-α blockieren.[41] Manche Immunzellen produzieren unterschiedliche Botenstoffe je nach Art des Fremdkörpers, auf den sie stoßen. Die Kommunikationswege sind dermaßen kompliziert, dass es erstaunlich ist, wie gut sie funktionieren.

Drei Verteidigungslinien

Es ist relativ bekannt, dass das Immunsystem im Gegensatz zu einem eigenständigen Organ wie der Leber aus mehreren Zweigstellen im ganzen Körper besteht, zu denen die Thymusdrüse, das Knochenmark, die Milz und die Lymphknoten (die deshalb auch anschwellen, wenn wir krank sind) gehören. Weniger bekannt ist, dass es auch in der Haut vertreten ist; in den Schleimhäuten von Nase und Rachen; im Darm beziehungsweise im Magen-Darm-System, das 70 bis 80 Prozent der Immunzellen des Körpers beherbergt.

Unser Körper ist weniger ein Tempel als eine mittelalterliche Burg, mit mehreren Zugangssperren und ausgeklügelten Absicherungen und strategischen Redundanzen, damit eindringende Angreifer zunichte gemacht werden können. Die erste Verteidigungslinie ist eine physische und chemische Schutzschicht, sie ist Teil des angeborenen Immunsystems. Im Grunde sind wir die ganze Zeit von einem Immunkraftfeld umhüllt, das aus Haut, Haaren, mikrobieller Flora (guten Bakterien) und Hilfsproteinen besteht (die Bakterien anfallen und den Immunzellen die Arbeit erleichtern). Die akute Entzündung, die auftritt, wenn irgendetwas dieses Kraftfeld durchbricht und mit Infektion droht – wenn wir uns zum Beispiel schneiden oder verbrennen –, ist ebenfalls Teil der angeborenen Immunität. Nase, Augen, Mund und andere Körperöffnungen, die eigentlich einen leichten Zugang zum Körper bieten würden, werden durch Nasenschleim (bei Kindern als »Rotz« bekannt), Tränen, Speichel und andere von den Schleimhäuten abgesonderte Sekrete geschützt. All diese Sekrete sollen Krankheitserreger einfangen und abtöten, bevor sie tiefer eindringen oder sich vermehren können.

In der zweiten Verteidigungslinie, die ebenfalls Teil der angeborenen Immunität ist, stehen die Fresszellen, deren Name vom griechischen Wort *phago* stammt, was so viel wie »essen« oder »verschlingen« bedeutet. Sie haben genau eine Aufgabe: Bakterien finden, Bakterien fressen. Sie sind eine Art von weißen Blutkörperchen und sie sind nicht pingelig. Wenn sie etwas entdecken, das die erste Verteidigungslinie überwunden hat und uns möglicherweise krank macht, koppeln sie sich an den angreifenden Krankheitserreger, verschlingen ihn und zerstören ihn mit Enzymen. Sie sind Soldaten, die im Blut und im Gewebe patrouillieren und schädliche Zellen und Mikroorganismen verzehren, aber sie sind auch die Müllabfuhr, die alte, tote oder sterbende Zellen einsammelt und so die Anhäufung dieser giftigen Materie verhindert. Es gibt mehrere Arten von Fresszellen, aber vor allem die folgenden drei rufen Symptome hervor, die allgemein geläufig sind.

Granulozyten sind nach ihrem gekörnten Aussehen benannt (in ihrem Zytoplasma befinden sich Körnchen, *Granula*). Neutrophile, die häufigsten Granulozyten, sind normalerweise als erste vor Ort, wenn eine Infektion zu bekämpfen ist.[42] Wenn Eiter aus einer Wunde kommt, sind das tote Neutrophile. Basophile und Eosinophile beteiligen sich an allergischen Entzündungen, die Symptome wie Heuschnupfen, Nesselsucht und Asthma verursachen.[43]

Makrophagen sind besonders große Fresszellen. Ihre Aufgabe ist es, Bakterien zu verschlingen und tote oder sterbende Zellen und Zellüberreste zu beseitigen.

Dendritische Zellen überwachen das Epithel – die einzellige Außenschicht der Haut und das Gewebe, das die meisten Körperhöhlen und Organe wie Lunge und Darm auskleidet, die Kontakt mit der Außenwelt haben – auf mögliche Krankheitserreger und Antigene. Die dendritischen Zellen haben Tentakelchen. Damit schnappen sie sich Antigene, schleppen sie über das Epithel und präsentieren sie den B-Zellen und T-Zellen – zwei Arten von weißen Blutkörperchen, die Teil des adaptiven Immunsystems sind und ständig unter dem Epithel herumschwimmen. Die eine Art wird im Knochenmark gebildet (B wie *bone*, »Knochen«), die andere in der Thymusdrüse (T wie Thymus). Die dendritischen Zellen geben nun eines von zwei Signalen an die B- und T-Zellen weiter: 1) »Feind! Töten!« oder 2) »Freund. Nur ein harmloses Stück Nahrung oder ein Bakterium. Durchlassen.« Die dendritischen Zellen bringen die T- und B-Zellen im Wesentlichen dazu, richtig auf alle Fremdmoleküle zu reagieren, die die dendritischen Zellen aufstöbern.[44] So helfen sie, das Immunsystem oder die Homöostase aufrechtzuerhalten.[45]

Neben Fresszellen spielen auch natürliche Killerzellen (NK-Zellen) eine große Rolle im angeborenen Immunsystem. Sie haben ihren Namen verdient, denn sie sind zytotoxisch, was wörtlich »zelltötend« bedeutet. Durch Zytokine aktiviert, fahnden sie im Blut, im Gewebe und in den Lymphknoten nach »physiologisch belasteten« oder geschädigten Zellen, die etwa mit Viren infiziert oder zu Krebszellen mutiert sind.[46] Jede Zelle exprimiert auf ihrer Oberfläche Proteine. Wenn die NK-Zellen mithilfe ihrer Rezeptoren fremdartige Proteine erkennen, werden sie aktiv, dringen in die betroffenen Zellen ein und töten sie. Dazu produzieren sie entzündungsfördernde Botenstoffe (Zytokine und Chemokine), heften sich an die fremde Zelle und injizieren ihre zelltötende Granula, die die Zelle im Wesentlichen verdaut.[47] NK-Zellen sind äußerst wichtig für die Bekämpfung von Krebs und die Eindämmung von Virusinfektionen.

Funktion der natürlichen Killerzellen

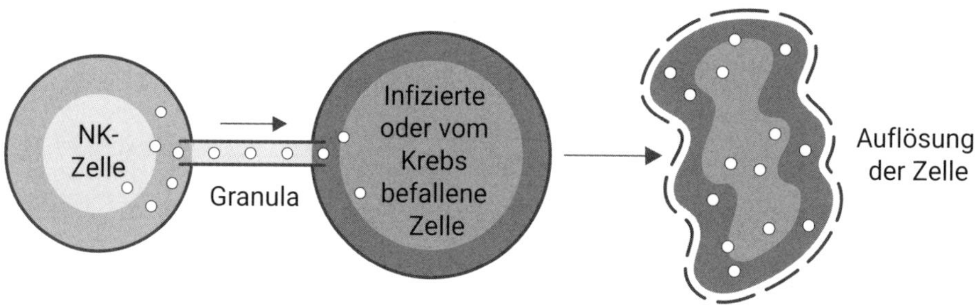

Schließlich kommen wir zur dritten Verteidigungslinie, wo unsere adaptive Immunität einsetzt. Hier sind die Immunzellen lernfähig: Nachdem sie einen bestimmten Zelltyp eliminiert haben, erinnern sie sich an ihn, wenn sie ihm wieder begegnen, und greifen sofort an. Der Einfachheit halber beschränken wir uns auf die sogenannten Lymphozyten, eine Art der weißen Blutkörperchen. Es gibt drei Typen: B-Zellen, T-Zellen und zytotoxische Zellen.

B-Zellen haben auf spezifische Antigene abgestimmte Rezeptoren und können sich nur an diese Antigene heften. Wenn eine B-Zelle auf ein Antigen gestoßen ist, präsentiert sie ein Stück davon auf ihrer Oberfläche, damit T-Zellen »sehen« können, worum es sich handelt. Die T-Zelle antwortet der B-Zelle dann mit Anweisungen:

1. Wenn die T-Zelle dieses Antigen noch nie zuvor gesehen hat, befiehlt sie der B-Zelle, zu einer Plasmazelle heranzureifen, die die notwendigen Antikörper zur Zerstörung des Antigens produziert. Man fühlt sich dann wahrscheinlich krank, bis genügend Antikörper freigesetzt sind, um die Antigene

im System größtenteils in den Griff zu kriegen. Zwar sterben die meisten Plasmazellen, nachdem sie die jeweiligen Antigene eliminiert haben, aber ein Teil von ihnen bleibt am Leben und sorgt für eine länger anhaltende Immunität.[48]

2. Sobald genügend Antikörper an der Arbeit sind, sagt die T-Zelle auch anderen B-Zellen, die das betreffende Antigen präsentieren, dass sie zu Gedächtniszellen heranreifen sollen. Gedächtniszellen sind ebenfalls in der Lage, an dieses Antigen anzudocken. Dies ist alles Teil der primären Immunantwort. Außerdem sterben Gedächtniszellen nach der Bindung an ihr Antigen nicht, sie warten ab. Da sie sich an ihr besonderes Antigen »erinnern«, können sie es beim nächsten Auftauchen viel schneller angreifen und darauf reagieren. Bei wiederholter Exposition werden sie wieder aktiv und verwandeln sich in Plasmazellen, die Riesenmengen an hoch affinen Antikörpern produzieren. »Hoch affin« bedeutet, dass diese Antikörper noch empfindlicher und schneller wirken als die Antikörper, die während der ersten oder primären Exposition gebildet wurden. Den Gedächtniszellen verdanken wir, dass wir uns beim wiederholten Kontakt mit dem Erreger wahrscheinlich gar nicht krank fühlen; die Zellen reagieren so schnell, dass die Antigene nicht genug Zeit haben, um sich im Organismus zu vermehren. Dies wird als sekundäre Immunantwort bezeichnet.

Im Gegensatz zu B-Zellen können T-Zellen keine Antikörper produzieren. Die meisten T-Zellen sind an der Regulierung der Immunantwort beteiligt und sorgen dafür, dass sie stark genug ist, um die Infektion zu bekämpfen, aber nicht so heftig, dass eine Autoimmunreaktion entsteht. Wenn eine »naive« T-Zelle an ein Antigen andockt, kann sie aktiviert werden und sich in eine T-Helferzelle (Th) verwandeln. Davon gibt es mehreren Arten:

- Th1-Zellen sondern entzündungsfördernde Zytokine ab und sind wichtig für die zelluläre Immunität gegen Viren und Hefepilze wie Candida.
- Th2-Zellen sind an der humoralen oder durch Antikörper vermittelten Immunität beteiligt. *Humor* ist das lateinische Wort für »Flüssigkeit«. Th2-Zellen richten sich gegen Antigene, die noch nicht in Zellen eingedrungen

sind und noch im Blut oder einer anderen Körperflüssigkeit schwimmen, und bringen die B-Zellen dazu, Antikörper zu bilden und verschiedene Zytokine abzusondern. Eine übermäßige Th2-Reaktion kann Th1-Zellen entgegenwirken und eine allergische Reaktion in Form einer Entzündung verursachen.

- Th17 heißt die Neue in der Klasse, ihre Entdeckung als weitere T-Helferzelle geschah erst im ersten Jahrzehnt dieses Jahrhunderts. Sie ist ein Schwergewicht, das für einen Großteil der Entzündungen verantwortlich ist, die man früher nur auf Th1-Zellen zurückführte. Außerdem ist sie maßgeblich an Autoimmunreaktionen beteiligt.

Übersicht der T-Helferzellen

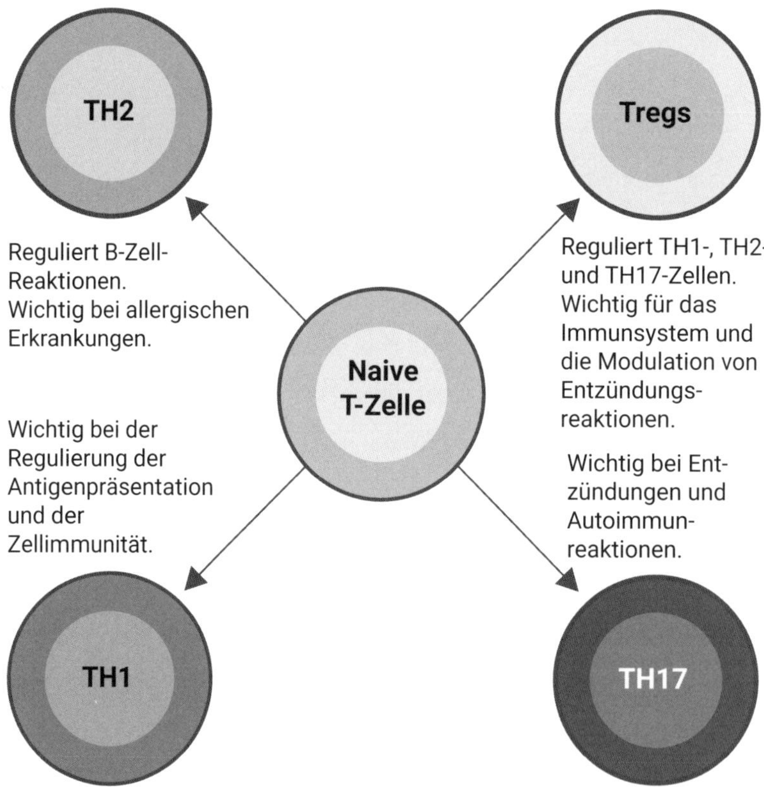

- Tregs: Als ich 1997 mein erstes Buch schrieb, hießen diese Zellen noch T-Suppressoren. Früher dachte man, sie hätten die Aufgabe, die Immunfunktion zu begrenzen, aber der Name wurde geändert, weil sie eher wie Dirigenten arbeiten, die das Immunsystem ausgleichen und regulieren, besonders die Produktion und Wirkung von Th1-, Th2- und Th17-Zellen. So hemmen und mildern sie Entzündungen und Autoimmunreaktionen. Sie sind essenziell für die Aufrechterhaltung der Selbsttoleranz (eine wichtige Eigenschaft auf zellulärer wie auf individueller Ebene).

Zytotoxische T-Zellen sind T-Zellen vom Effektortyp und nicht die gerade besprochenen T-Zellen vom regulatorischen Typ. Sie arbeiten wie die anderen zytotoxischen Zellen, die NK-Zellen, nur dass sie nicht wahllos töten, sondern nur bestimmte Antigene angreifen.

Die Prozesse in den drei Verteidigungslinien – physische und chemische Sperre, Fresszellen und Lymphozyten – laufen nicht linear ab. Vielmehr arbeiten die Immunzellen nebeneinander auf komplexe, oft überlappende Weise für unsere Gesunderhaltung. Zusammenfassend lässt sich sagen, dass unser Körper ein ausgezeichnetes Abwehr-, Reparatur- und Reinigungssystem mit reichlich Reserven entwickelt hat. Unser Immunsystem hält ein Gleichgewicht und minimiert die Wahrscheinlichkeit, dass eine Reaktion außer Kontrolle gerät.

Dennoch wird das Immunsystem manchmal überrannt, manchmal überreagiert es oder verliert die Fähigkeit, eigenes von nicht-eigenem Gewebe zu unterscheiden, und greift seine eigenen Organe und Gewebe an.

Autoimmunreaktion

Bisher haben wir den Fokus auf die vielfältige und beeindruckende Weise gerichtet, wie unser Immunsystem uns vor Schaden schützt. Aber wir müssen ihm auch für all jene Fälle dankbar sein, in denen es eine fremde Substanz entdeckt hat und korrekterweise *nicht* reagiert hat. Diesen Fall nennt man Immuntoleranz.

Der im Körper einer Frau heranwachsende Fötus ist gewiss ein Beispiel für nicht-eigenes Gewebe, aber es wäre nicht wünschenswert, wenn das Immunsystem der Mutter ihn abstieße. Wir wären lebensunfähig, wenn unser Körper auf jede Hausstaubmilbe reagieren würde, die uns vor die Nase kommt. Ein gesundes Immunsystem weiß schädliche von unschädlichen Dingen zu unterscheiden und eine angemessene Reaktion herbeizuführen. Lebensmittel, Hausstaub oder Gräser sind an sich nicht schädlich – viele Menschen reagieren überhaupt nicht auf sie. Wieso? Auch das ist Immuntoleranz. Das Immunsystem nimmt Lebensmittel, Hausstaub oder Gräser wahr – als Antigene – und ignoriert sie. Dass Menschen darauf allergisch reagieren, liegt daran, dass ihr Immunsystem irgendetwas an diesem Antigen als schädlich ansieht und eine Überreaktion mit Th2-Zellen und einem Antikörper namens IgE auslöst.

Aber manchmal verstößt der Körper gegen seine wichtigste Richtlinie, erkennt den Unterschied zwischen eigenem und nicht-eigenem Gewebe nicht mehr und startet eine Immunantwort gegen seine eigenen Zellen und Gewebe. Dies wird als Autoimmunreaktion bezeichnet. Jeder Mensch hat autoreaktive T- und B-Zellen, die aber normalerweise von einem gesunden Immunsystem in Schach gehalten werden. Werden jedoch die Immunzellen oder Antikörper destruktiv und greifen ein Organ an, dann zeugt dies von einer Fehlregulation des Immunsystems, die wir als Autoimmunerkrankung bezeichnen. Wenn beispielsweise eine Autoimmunentzündung die Gelenke befällt, verursacht sie dort die schmerzhafte Schwellung der rheumatoiden Arthritis. Greifen Immunzellen die insulinproduzierenden Zellen der Bauchspeicheldrüse an, dann manifestiert sich dies als Typ-1-Diabetes. Befallen sie die Dickdarmschleimhaut, dann kommt es zur Kolitis mit blutigem Stuhl und Bauchschmerzen. Und wenn Immunzellen und Entzündungsmoleküle das Gehirn attackieren, kann die daraus resultierende Entzündung (Autoimmun-Enzephalitis) neurologische, psychiatrische und affektive Störungen bewirken.[49]

Was treibt Autoimmunreaktionen an? Häufig ist vor allem die unterste Schicht des Kessels schuld, die Genetik. Daneben kann alles, was ein Ungleichgewicht zwischen Th1 und Th2 erzeugt, zu viel Th17 aktiviert oder Tregs verringert, zur Autoimmunreaktion beitragen. Unsere Umgebung ist zunehmend mit Chemikalien, Toxinen und Schadstoffen verseucht, die ebendies bewirken.[50] Auch eine schlechte Ernährung kann diesen Effekt haben, da Vitaminmangel erwiesenermaßen einen erheblichen Einfluss auf das Immunsystem haben kann,[51] besonders wenn es an Vitamin A oder D mangelt.[52] Wie wir in den kommenden Kapiteln behandeln werden, können virale, bakterielle oder sonstige Infektionen Autoimmunreaktionen auslösen, und das kommt meines Erachtens häufiger vor, als es die medizinische Fachwelt normalerweise glaubt.[53]

Das Mikrobiom

In den letzten Jahren hat sich endlich die Erkenntnis durchgesetzt, dass die Gesundheit unseres Immunsystems eng mit der Gesundheit unseres Mikrobioms verbunden ist – also mit der genetischen Zusammensetzung der Billionen von Mikroben, die auf und in uns leben, von der Haut bis zum Darm (auf das Mikrobiom gehen wir im nächsten Kapitel genauer ein). Das Mikrobiom lernt unser Immunsystem an, sobald wir den Schutz des Mutterleibes verlassen. Im Mutterleib wächst der Fötus mit einem Immunsystem heran, das die entzündungshemmenden Th2-Reaktionen auf Antigene bevorzugt, möglicherweise, um die Produktion der entzündungsfördernden Th1-Zellen zu hemmen, die normalerweise versuchen würden, einen Fremdkörper im Körper der Mutter zu zerstören (also den Fötus, der fremd ist, da die Hälfte seines Genoms und demnach auch die genomkodierten Proteine vom Vater stammen).[54] Wenn das Baby bereit ist, geboren zu werden, ist sein Immunsystem immer noch stark auf Th2 eingestellt, muss jedoch schnell genug Th1-Zellen aufbieten, um sich gegen Viren zu verteidigen, sobald es den Schutz des Mutterleibs verlassen hat. Auch kann es nicht überleben ohne Tregs und Th17-Zellen, die für eine gesunde, kontrollierte Entzündung notwendig sind. Während das Baby durch den Geburtskanal gleitet, ist es der Flora und den Bakterien des mütterlichen Mikrobioms ausgesetzt, was sein Immunsystem stärkt und die Bildung von Th1-Zellen und Tregs ankurbelt als Ausgleich für die ganzen Th2-Zellen. (Mein Kollege Sid Baker, Arzt und Metaphernkönig, hat vorgeschlagen, Gynäkologen und Hebammen sollten extra etwas von der Vaginalflora der Mutter in den Mund des Neugeborenen einführen – als »perineales Picknick«.[55]) Eine Erklärung für die immer häufiger auftretenden Allergien und Autoimmunerkrankungen könnte die steigende Zahl von Kaiserschnitten sein, bei denen das Neugeborene keine Chance hat, mit dem Mikrobiom der Mutter in Kontakt zu kommen. Das führt dazu, dass das Baby einen höheren Th2-Spiegel hat, dafür aber weniger Th1-, Th17- und Tregs-Zellen mit ihren entzündungsfördernden, -hemmenden und -regulierenden Eigenschaften. Aus Babys mit übermäßigen Th2-Mengen werden möglicherweise Kinder, Jugendliche und Erwachsene mit Allergien, Ekzemen, Asthma und einer erhöhten Neigung zu Autoimmunerkrankungen, die bekanntlich mit psychischen Krankheiten und Stimmungsstörungen in Verbindung gebracht werden. Je früher daher das kindliche Immunsystem und Mikrobiom durch Stillen (wenn möglich), gute Ernährung und säuglingsgerechte Probiotika/Präbiotika gestärkt wird, desto besser.

Ich habe erlebt, dass Frauen in meiner Praxis in Tränen ausbrachen, von Schuldgefühlen verzehrt, weil sie während ihrer Schwangerschaft oder in den ersten Lebensmonaten ihres Babys irgendetwas falsch gemacht hatten, das mutmaßlich für das Leiden ihres Kindes verantwortlich war. Ich verspreche Ihnen, Sie haben nichts falsch gemacht, und wenn Sie einen Kaiserschnitt machen lassen mussten, sind Sie nicht an den seelischen Problemen Ihres Kindes schuld. Sie haben getan, was zu Ihrer Sicherheit und für die sichere Geburt Ihres Kindes getan werden musste. Denken Sie daran, dass Autoimmunität nur einer von vielen Faktoren im Zusammenhang mit dem Mikrobiom ist. Ein besonderes Zusammenspiel aus Veranlagungen und Außenwirkungen ist notwendig, um eine Störung hervorzubringen, ein einzigartiges Zusammentreffen von Faktoren, die oft völlig jenseits unserer Kontrolle liegen. Es braucht womöglich Antibiotika, die zu Dysbiose (einem mikrobiellen Ungleichgewicht) oder Wucherung von Hefepilzen führen, Umweltbelastungen und auch noch Schlafmangel, damit eine Stimmungsstörung entsteht. Die möglicherweise mit einem Kaiserschnitt einhergehenden erhöhten Risiken sollten Frauen nicht von der Entscheidung für dieses Verfahren abhalten, falls sie und die Ärzte es für erforderlich halten. Wir bohren nicht nach den Ursachen einer affektiven Störung, um Schuldzuweisungen zu machen oder darüber zu diskutieren, was man hätte anders machen können, zumal die Antwort darauf normalerweise »Nichts« lautet. Wir tun es, um die gewonnenen Erkenntnisse für Behandlungen und vorbeugende Maßnahmen zu nutzen. In diesem Buch geht es darum, wie wir Zustände mildern, die möglicherweise zu psychischen Störungen beitragen. Da viele dieser Faktoren außerhalb unserer Kontrolle liegen, konzentrieren wir uns am besten darauf, die Schichten in den Immunkesseln unserer Kinder so niedrig wie möglich zu halten, sodass ihr Körper besser mit den Wechselfällen des Lebens zurechtkommt.

Entzündungen deuten oft auf ein aus dem Gleichgewicht geratenes Immunsystem hin, und ein aus dem Gleichgewicht geratenes Immunsystem deutet oft auf ein aus dem Gleichgewicht geratenes Mikrobiom hin. Wenn wir demnach unserem Körper – und unserem Gehirn – helfen wollen, mit den Belastungen und Einwirkungen der Außenwelt besser umzugehen, müssen wir besser verstehen, wie unser Innenleben funktioniert. Insbesondere der Darm.

Fragen an Sie

- Gibt oder gab es in der Familie Autoimmunerkrankungen?
- Gibt oder gab es in der Familie Allergien, Ekzeme, Heuschnupfen oder Asthma?
- Hat die Mutter des Kindes während der Schwangerschaft oder während der Wehen und/oder der Entbindung Antibiotika erhalten, etwa gegen B-Streptokokken?
- Wurde Ihr Kind vaginal oder per Kaiserschnitt geboren?
- Hat Ihr Neugeborenes Antibiotika erhalten, etwa wegen Verdacht auf Neugeborenensepsis?
- Wurde das Kind gestillt und erhielt die Mutter in der Stillzeit Antibiotika?
- Hat Ihr Kind eine Neigung zu Allergien?
- Hat Ihr Kind während des Heranwachsens wiederkehrende Infektionen gehabt?
- Wurde Ihr Kind in der frühen Kindheit häufig mit Antibiotika behandelt?

3

BAUCHGEFÜHL

Bei allem Fäkalhumor, den Teenager und Tweens untereinander pflegen, ist Kacken und Furzen nach meiner Erfahrung das Letzte, worüber sie mit Erwachsenen reden wollen – von Sex vielleicht abgesehen. Dennoch bespreche ich dieses Thema mehrmals in der Woche mit jungen Patienten. Sie sitzen mit Ohrstöpseln im Ohr auf meiner Couch, oft träge und mürrisch, manchmal hyperaktiv, manchmal abgespaced und weggetreten. Wie auch immer, sobald ich mit meiner Befragung beginne, ist ihrem Gesicht meist äußerst deutlich anzumerken, dass sie lieber ganz woanders wären als hier bei mir und lieber über etwas ganz anderes reden würden.

Ich beginne mit Fragen zur Häufigkeit und Konsistenz ihres Stuhlgangs; sie wenden die Augen ab und murmeln drei, vier Worte, die ich nur mit Mühe verstehe. Ich habe herausgefunden, dass ich das Eis am effektivsten breche, indem ich mich vorbeuge und sage: »Dir fällt es schwer, darüber zu reden? Ich hatte hier schon Leute, die mir Fotos von ihrer Kacke zeigen wollten!« Und das stimmt. Manche Familien kommen rein und wedeln mit Fotos wie frisch gebackene Großeltern; andere scrollen einfach durchs Handy, und da haben wir's schon, direkt neben einem Selfie. Das bringt die Kids normalerweise zum Lachen und dann kommen wir voran. Denn auch wenn sie auf gar keinen Fall auf meiner Couch sitzen und mit mir reden möchten, möchten sie umso mehr, dass ich ihnen helfe, ihr geräusch- und geruchsintensives Problem loszuwerden.

Tween oder Teenager zu sein ist schon schwer genug. Ein Teenager oder Tween mit Blähungen zu sein ist die reinste Hölle. Da meine Termine in der Regel etwa eine halbe bis eineinhalb Stunden dauern, nutze ich für die Untersuchungen mein Büro oder einen von zwei Untersuchungsräumen. Mehr als einmal musste ich selbst im Ostküstenwinter die Fenster weit aufreißen, um den Gestank auszulüften, den ein armer Patient hinterließ, bevor der nächste hereindurfte. Ich habe mein Pokerface im Griff und würde nicht im Traum daran denken, ein Kind, das mit diesem Problem zu mir kommt, in Verlegenheit zu bringen oder in seinen Gefühlen zu verletzen. Aber die meisten Mitschüler solcher Kinder sind nicht so rücksichtsvoll und wohlgesonnen. Dann stellt sich die Frage, ob die Missstimmung und die Angstgefühle des Kindes das Symptom einer körperlichen oder geistigen Krankheit sind oder ob es niedergeschlagen und ängstlich ist, weil es wegen seiner unkontrollierbaren Blähungen Sorge hat, verspottet zu werden? Ich wäre auch niedergeschlagen und ängstlich, wenn ich diese Sorge mit mir herumschleppen würde. Sie nicht?

Bei diesen jungen Menschen sind die Darmprobleme offensichtlich. Aber vielleicht überrascht es Sie, dass ich mit allen meinen Teenager- und Tweenpatienten dieselbe Fragereihe durchgehe. Nehmen wir Alan, einen Heranwachsenden, den offenbar alle klassischen Symptome der Teenageritis plagten, die in der Geschichte des Teenagertums vorkamen. Er hatte Pickel und pupste, war träge und mürrisch. Aber welcher 16-jährige Junge ist nicht so? Das war nicht der Grund, warum seine Eltern ihn zu mir gebracht hatten. Ihre Sorge galt den Bronchialinfekten ihres Sohnes, die trotz jahrelanger Antibiotikabehandlung immer wiederkehrten. Noch besorgniserregender war, dass Alan zwar früher schon launisch gewesen war, sich jetzt aber immer mehr zurückzog. Laut seiner grundguten Mutter war er einfach »aus dem Häuschen«.

Wie viele der Teenager, die zu mir kommen, wirkte er an dem Tag, als wir uns trafen, als wollte er sich nur zusammenrollen und irgendwo verstecken. Sein welliges, hellbraunes Haar hing ihm über die Augen. Ich machte es mir ihm gegenüber bequem, beugte mich so vor, dass die Ellbogen auf den Knien lagen, und begann wie so oft:

»Hey, Alan. Wie geht es dir?«

»Gut.«

Das ist die Antwort, die ich normalerweise erhalte, und es überrascht nicht. Wenn man uns fragt, wie es uns geht, wissen wir meist, dass eigentlich keine ehrliche Antwort erwartet wird. Darum liegt es an mir, meinen Tweens und Teens deutlich zu machen, dass ich es wirklich wissen will und dass es mir wirklich wichtig ist. Auch wenn es sich nicht immer sofort auszahlt, setzt es eine Saat, die in vielen Fällen keimt und irgendwann Früchte trägt.

»Na, dann sag mir mal, warum dich deine Mutter deiner Meinung nach hierher gebracht hat?«

»Keine Ahnung.«

Falls Sie selber ein Teenagerkind haben, kennen Sie den Tonfall genau. Es ist eine Art Grunzen, aber zu einer Melodie mit drei Tönen. Teenies bringen es hervor, ohne die Lippen zu bewegen. Daher sind die Worte unverständlich. Dass das Kind »Keine Ahnung« sagt, wissen wir nur, weil wir selbst in ihrem Alter denselben Tonfall verwendet haben, so wie auch die Generationen vor uns.

Also nochmal.

»Wenn ich mit einem Zauberstab wedeln und dir so bei deinem nervigsten Problem helfen könnte, was wäre das?«

Er zuckte leicht mit den Schultern. »Meine Mutter meint, ich verhalte mich komisch. Nicht wie ich selbst.«

Wir redeten ein bisschen über Mütter und ihre Neigung, zu übertreiben und aus Nichtigkeiten ein Riesending zu machen. Dann fing ich an, ihn über seinen Stuhlgang und die übelriechenden Blähungen zu befragen, von denen mir seine Mutter erzählt hatte. Er warf mir den gleichen Blick zu, den mir alle Kinder zuwerfen, die glauben, dass sie eigentlich wegen ihres unerklärlichen Benebeltseins, wegen ihrer plötzlichen Kognitionsschwäche, wegen Hyperaktivität, Angstgefühlen oder Depression bei mir sind. Warum in aller Welt will der Typ wissen, was in meinem Hintern vorgeht und nicht in meinem Gehirn?

Der Grund dafür ist, dass das, was aus ihrem Hintern kommt, einen Hinweis darauf liefert, was in ihrem Darm passiert. Und was in ihrem Darm passiert, hat einen großen Einfluss darauf, was in ihrem Gehirn geschieht.

Die Idee, dass sich eine Störung in einer Körperregion durch Symptome in einer anderen Körperregion äußert, ist nicht neu. Zwar werden wir aufgrund von lückenhaften Aufzeichnungen kaum je erfahren, was die berüchtigten Seuchen der

Vergangenheit verursachte, aber wir wissen, dass Krankheiten, Infekte und Vergiftungserscheinungen über Jahrhunderte fehldiagnostiziert wurden, mal als dämonische Besessenheit, mal als Geisteskrankheit. Ein Streptokokken-Infekt kann Halsschmerzen verursachen, kann aber auch eine fehlgeleitete Immunreaktion auslösen und dann die Basalganglien im Gehirn angreifen, was zu unkontrollierten Zuckungen in den Gliedmaßen führt. Solche als »Veitstanz« bekannten Anfälle sind in Verbindung mit anderen Faktoren wie religiösem Eifer[56] oder großer Sorge aufgrund von schlechtem Wetter und schlechten Ernten[57] eine mögliche Erklärung dafür, dass in Teilen des mittelalterlichen Europas manchmal ganze Dörfer von massenhafter »Tanzwut«[58] heimgesucht wurden, bei der sich die Bewohner bis zur Erschöpfung und sogar bis zum Tod[59] verrenkten und herumwirbelten. Man vermutet auch, dass die Halluzinationen und körperlichen Qualen, die einige junge Mädchen im Massachusetts des 16. Jahrhunderts dazu trieben, ihre Mitbürger der Hexerei zu beschuldigen, durch toxische Mengen von Mutterkorn verursacht wurden, einem Pilz, der sich in Getreidevorräten ausbreitet (und aus dem LSD gewonnen wird),[60] zumal damals eine ebenso giftige Mischung aus religiösem Druck, Aberglauben, Langeweile, Schuld, Eifersucht und Angst vor dem Fremden dazukam.[61] Heute wissen wir, dass Lebererkrankungen zu einer Anreicherung von Ammoniak im Gehirn führen können, die sich wie Manie oder paranoide Schizophrenie äußern und anfühlen kann, dass Lupus die Symptome einer Psychose verursachen kann und dass Diabetes die Symptome einer Depression nachahmen kann. Und dank technologischer Fortschritte in der Forschung ist es inzwischen erwiesen, dass der Darm eine enorme Wirkung auf unsere allgemeine und psychische Gesundheit hat.

Auf meinem Gebiet der integrativen Medizin weiß man seit über einem Jahrhundert um die Bedeutung der Darmgesundheit. Élie Metchnikoff, der ein Labor am Institut Pasteur leitete, riet 1904 dazu, mithilfe von Joghurt die Menge an guten Bakterien im Darm zu erhöhen, was seinen Erkenntnissen zufolge der Gesundheit und Langlebigkeit zugute käme.[62] Damit löste er in Frankreich einen Ansturm auf Joghurt aus.[63] (Vier Jahre später erhielt er den Medizinnobelpreis für eine Arbeit, die seinem Eintreten für Joghurt weit voranging, nämlich für seine Entdeckung der Fresszellen, der im vorigen Kapitel besprochenen weißen Blutkörperchen, die Bakterien »verschlingen« und das Blut von toten oder sterbenden Zellen reinigen.[64])

Die Idee, dass die Darmflora die allgemeine Gesundheit beeinflussen könnte, wurde jahrelang bestritten und angefochten, weil der Zusammenhang unmöglich messbar war. Das ist jetzt anders. In den letzten fünf, sechs Jahren haben Wissenschaftler mit außerordentlich präzisen Stoffwechselmessungen, die durch Massenspektrometrie möglich gemacht wurden und viel mehr Informationen liefern als Kulturen in einer Petrischale, ein weitaus detaillierteres Bild des Ökosystems der Darmmikroben (auch Mikrobiota oder als Gesamtheit Mikrobiom genannt) und ihrer Gene gezeichnet. So dachte man einst, das Verhältnis zwischen Darmmikroorganismen und menschlichen Zellen betrage etwa 100 Billionen zu 10 Billionen (10 : 1). Inzwischen wissen wir, dass das Verhältnis variieren kann und manchmal näher an 1 : 1 liegt.[65] Demnach ist es möglich, dass Sie mit jedem »Abgang« – um es höflich zu sagen – die Anzahl der Mikroorganismen im Darm so weit verringern, dass das Verhältnis fast umgekehrt wird und die Zahl der menschlichen Zellen die der Mikroorganismen übertrifft. Richtig gehört, Kacken kann den Menschen verändern! Das erklärt auch, warum Verstopfung und Durchfall den Körper so stark belasten – sie bringen das Mikrobiom des Körpers aus dem Gleichgewicht.

Dank der Metabolomik – der Erforschung der End- und Nebenprodukte der Stoffwechselprozesse, die unsere Nahrung abbauen und in Energie umwandeln – können wir die Wirkung von Mikroorganismen im Körper feststellen, indem wir nachverfolgen, wie die von ihnen produzierten Moleküle, die Metaboliten, die Physiologie des Wirts und besonders sein Immunsystem mitentwickeln und modulieren.[66] Wenn wir beispielsweise im Stuhl oder Urin eines Patienten mit psychiatrischen Symptomen bestimmte Metaboliten finden, die das Gehirn beeinflussen können, kann dies ein Hinweis darauf sein, dass die Symptome zwar im Gehirn auftauchen, das Organ selbst jedoch nicht der Ursprung der psychischen Störung ist.

Da man die Bewegung von Metaboliten durch den Körper so genau verfolgen kann, ist auch die Existenz bidirektionaler Verbindungen zwischen Immunsystem, Darm und Gehirn bestätigt worden – die auch als Darm-Hirn-Immunsystem-Achse bezeichnet werden. Es ist erstaunlich, wie viele Informationen dieses eng verwobene und erschreckend komplexe Dreiergespann in jeder Millisekunde verarbeitet. Wenn im Mikrobiom etwas schiefgeht, kann diese vernetzte Komplexität zu Funktionsstörungen wie Entzündungen und Autoimmunreaktionen führen, die nicht nur im Darm, sondern auch in anderen Organen offenbar werden. Nur wenn wir diese Verbindung anerkennen und den Einfluss des Darms auf Lunge, Gelenke, Leber, Knochen und viele andere Organe und Systeme wahrnehmen, können wir Krankheiten und Funktionsstörungen behandeln. Ein Angriff auf einen Teil ist ein möglicher Angriff auf alle. Es reicht daher nicht aus, einfach nur möglichst alle äußeren Stressfaktoren zu beseitigen, die sowohl psychischer als auch umweltbedingter Natur sein können. Wir müssen auch den Wirtsorganismus stärken, besonders dort, wo sich die Mikroben befinden. Um die Seele unserer Kinder zu heilen, müssen wir daher manchmal beim Darm anfangen.

Der Darm

Beim Stichwort Verdauungstrakt denken die meisten von uns an den Magen-Darm-Bereich, denn dort verorten wir normalerweise die Verdauung. Hier erleben wir auch das nervenaufreibende »Bauchgefühl«, wenn etwas nicht stimmt oder wenn wir besorgt, verängstigt oder gestresst sind (es gibt einen Grund, warum wir dieses Gefühl im Bauch haben, dazu kommen wir gleich). Aber in Wirklichkeit bezieht sich der Begriff Verdauungstrakt auf den gesamten Verdauungskanal, der von oben nach unten, vom Mund über Speiseröhre, Magen, Dünndarm und Dickdarm bis zum Rektum verläuft. Neben Haut und Atemwegen ist der Verdauungstrakt eine der drei wichtigsten Interaktionsflächen zwischen Körper und Außenwelt. Er ist mit etwa 100 Billionen Bakterien ausgekleidet – rund zwei Kilo schwer[67] –, von denen die meisten im Dickdarm leben.[68] Das ist das Mikrobiom. Die Darmmikroben verdrängen, tolerieren und bekämpfen ständig die Milliarden fremder Mikroorganismen, mit denen unser Körper täglich in Kontakt kommt. Tatsächlich ist das Mikrobiom so groß und seine Funktion so entscheidend, dass einige Wissenschaftler es als eigenes »Ökosystemorgan« betrachten.[69]

Der Verdauungstrakt hat mehr Oberfläche als Haut und Atemapparat zusammengenommen. Das schließt zwar Mund, Speiseröhre und Magen ein, aber wir befassen uns vorwiegend mit dem Darm, da dort am meisten passiert. Würde man die siebeneinhalb Meter Darmtrakt, die im Bauch zusammengerollt sind, ausbreiten und glätten, ergäbe das ungefähr die Fläche eines Einzeltennisplatzes.[70] Wir haben also siebeneinhalb Meter Darm mit Millionen von Möglichkeiten zur Absorption und Interaktion mit dem Immunsystem.

Der Magen-Darm-Trakt dient mehreren Zwecken und hat drei grundlegende Verdauungsfunktionen. Erstens fungiert die Darmwand als Barriere, die verhindert, dass Schadstoffe in den Blutkreislauf gelangen. Zweitens findet im Darm die Verdauung statt, Nahrung wird in Bestandteile zerlegt, die vom Körper verwertet werden können. Und drittens ist der Darm der Ort, an dem Nährstoffe aus dieser Nahrung extrahiert und aufgenommen werden.

Darm und Immunsystem

Um die Oberfläche zu vergrößern und eine bessere Aufnahme von Nährstoffen zu ermöglichen, ist die Innenwand unseres Darms hügelig wie ein Gebirge. Die Gipfel werden Zotten genannt und die Täler Krypten. Und all das ist mit dem Darmepithel ausgekleidet, der im vorigen Kapitel erwähnten einzelligen Schicht, die vom Körper benötigte Nährstoffe aufnimmt und gleichzeitig eine Barriere gegen unerwünschte Mikroorganismen bildet. Das Epithel sondert Immunglobulin A (sekretorisches IgA) ab, ein Immunmolekül, dessen Aufgabe es ist, Eindringlinge zu erkennen und abzufangen, noch bevor sie sich an der Innenwand ablagern können. Falls Fremdkörper dennoch bis zur Schutzschicht vordringen, lauern dort die dendritischen Zellen (über die wir bereits im 2. Kapitel gesprochen haben; falls Sie es übersprungen haben, kann ich Ihnen versichern, dass es nicht so trocken ist, wie Sie glauben mögen, und dass es Ihnen im weiteren Verlauf des Buches noch nützlich sein wird). Die dendritischen Zellen auf dem Epithel kann man sich wie eine perfekte Zahnreihe vorstellen, mit winzigen Zwischenräumen, die nur mikroskopisch feine Zahnseide durchdringen kann.

Antigene können auf zwei Arten durch die Darmschleimhaut gelangen. Wenn sich Mikroorganismen nähern, schlingen sich bestimmte Epithelzellen, die M-Zellen, um die Antigene und ziehen sie durch sich selbst hindurch (»transzellulär«) zu bereitstehenden Antigen-präsentierenden Zellen, die dann das Antigen den T- und B-Zellen präsentieren. Die T- und B-Zellen stellen dann fest, ob das Antigen Freund oder Feind ist.

Die andere Art, wie Antigene die Darmwand durchdringen, nennt sich »parazellulär«, geschieht also zwischen Zellen hindurch. In die winzige Lücke zwischen den Zellen, aus denen die Epithelwand besteht und die durch sogenannte *Tight Junctions* eng miteinander verknüpft sind, greifen die dendritischen Zellen – und ziehen ein Antigen hindurch, um es den T- und B-Zellen im Gewebe darunter zu präsentieren. Die *Tight Junctions* funktionieren wie Drehkreuze oder Tore und verlangsamen die Zerkleinerung der eindringenden Mikroorganismen so, dass eine gesunde, geregelte Absorption geschehen kann. Ohne diese Regulierung käme alles auf einmal hereingeströmt, dann ließe sich die Lage unmöglich überwachen und beherrschen und das empfindliche Gleichgewicht des Mikrobioms würde gestört.

Manchmal werden diese *Tight Junctions* jedoch locker. Faktoren wie Stress, schädliche Bakterien, Virusinfektionen und bestimmte Medikamente, Drogen, Chemikalien und Nahrungsmittel können entzündungsfördernde Zytokine (Immunbotenstoffe) produzieren, die es zusammen mit Histaminen und Hormonen schaffen, die enge Verbindung zwischen den Epithelzellen zu lockern. Dies führt zu einer abnormalen Durchlässigkeit der Darmwand, die umgangssprachlich als Leaky-Gut-Syndrom bekannt ist. Verbreitern sich diese Öffnungen in der Darmwand, dann können Antigene, die normalerweise nicht in der Lage wären, die Darmwand zu durchdringen, in den Rest des Körpers gelangen. Die T- und B-Zellen, die diese Eindringlinge als fremd und schädlich erkennen, lösen eine Immunantwort aus. Wenn sich dann noch mehr Zytokine anreichern und die T- und B-Zellen von den vielen einströmenden Mikroorganismen, Metaboliten und Informationen überrannt werden, können sie ein Übermaß an entzündungsfördernden Immunbotenstoffen produzieren. Das löst dann Entzündungen und sogar Autoimmunreaktionen aus, auch in anderen Organen wie dem Gehirn. Verschlimmert wird dies manchmal durch ein unausgeglichenes, außer Kontrolle geratenes Mikrobiom. Diesen Zustand bezeichnet man als Dysbiose.

Eine Dysbiose wird nicht nur durch besonders gefährliche Krankheitserreger wie Salmonellen verursacht. Auch eine unzureichende Ernährung oder das Wuchern von Hefen und anderen weniger schädlichen Erregern können eine Darmfunktionsstörung oder -erkrankung verursachen. Eine Dysbiose kann das Immunsystem beeinflussen und seine Reaktion auf Krankheitserreger verändern. Die Veränderung kann langsam vor sich gehen, mit hier und da kleinen Verschiebungen, die schließlich genug Wucht entwickeln, um etwas Größeres anzustoßen oder einfach das Verhältnis zwischen dem Mikrobiom und dem Rest des Körpers zu verzerren. Sobald dieses Verhältnis aus dem Gleichgewicht geraten ist, können andere Systeme und Organe – einschließlich des Gehirns – leiden.

Darm und Gehirn

Im Darm verbergen sich nicht nur 70 bis 80 Prozent der Immunzellen und ungefähr zwei Kilo Bakterien, in der Darmschleimhaut steckt zudem ein Netz von etwa 500 Millionen Nervenzellen, aus denen das sogenannte enterische Nervensystem besteht.[71] Das enterische Nervensystem ist dermaßen aktiv und verarbeitet so viele Informationen, dass viele Wissenschaftler es als unser »zweites Gehirn« bezeichnen.[72] Es ist dazu da, die Kontraktionen, Absorptionsvorgänge und Sekretionen zu ermöglichen und zu steuern, die eine gute Verdauung erfordert. Es unterhält auch eine bidirektionale Beziehung zum Zentralnervensystem und verbindet »emotionale und kognitive Zentren des Gehirns mit peripheren Darmfunktionen«, indem es über den Vagusnerv Nachrichten sendet und empfängt.[73] Der Vagusnerv ist ein wichtiger Akteur im parasympathischen Teil unseres autonomen (unwillkürlichen) Nervensystems.[74] Er ist der längste Hirnnerv und verläuft vom Hirnstamm bis zum Bauch. Dies erklärt, warum wir auf emotionalen Stress oft ganz körperlich reagieren – wir spüren Stress buchstäblich im Bauch! Wer vor einer Prüfung schon einmal aufs Klo rennen musste oder vor einer Aufführung oder Präsentation Schmetterlinge im Bauch verspürt hat oder sich nach einer Schreckensnachricht übergeben musste, hat dies der Beziehung zwischen Bauch und Gehirn zu verdanken.

Das Gehirn sendet Signale aus und verändert so die Darmbeweglichkeit, Darmdurchlässigkeit und Immunfunktion, den Schleim und den Biofilm[75] (eine »Gemeinschaft« von Bakterien, die Oberflächen wie die Darmwand mit einer schleimigen Schutzschicht überzieht, die gegen antimikrobielle und antibiotische Behandlungen resistent ist[76]). Dadurch wird auch die Zusammensetzung des Darmmikrobioms verändert.

Die Kommunikation funktioniert auch in Gegenrichtung: Was im Darm passiert, beeinflusst das Gehirn. Wie wir gleich sehen werden, gibt es zahlreiche Hinweise auf eine Verbindung zwischen dem Mikrobiom und dem Gehirn.

Das Mikrobiom steuert die Entwicklung und Reifung von Mikrogliazellen, also von Makrophagen, die im Gehirn ansässig und, wie Sie sich erinnern werden, Teil des angeborenen Immunsystems sind.[77] Darmmikroben produzieren auch Neurotransmitter wie GABA, einen hemmenden Neurotransmitter, der Angstzustände lindern kann, oder Serotonin, auch bekannt als eines der »Glückshormone«.[78] Tatsächlich werden rund 90 Prozent des Serotonins im Darm hergestellt![79] Und wie bereits gesagt, bewahrt das Mikrobiom die Integrität der Darmwand mit *Tight Junctions*.

Aber *Tight Junctions* existieren nicht nur in der Darmschleimhaut. Sie finden sich auch in der Blut-Hirn-Schranke.

Die Blut-Hirn-Schranke

Die Blut-Hirn-Schranke (BHS) ist ein vielzelliges Netzwerk, das als schützende Trennwand zwischen dem Blut und dem zentralen Nervensystem fungiert und den Transfer von Nährstoffen und Immunzellen vom Blutkreislauf ins Gehirn reguliert. Wie das Darmepithel bildet die BHS eine selektive physische und biochemische Sperre, die Nährstoffe hereinlässt und Abfallstoffe und Toxine fernhält, damit Gehirn und Nervensystem davor geschützt bleiben.[80] Das Schlüsselwort ist hier »selektiv«. Die BHS ist nicht wie eine Betonwand, sondern eher eine dynamische, lebendige Barriere.

Zuvor haben wir den Körper mit einer mittelalterlichen Burg verglichen. Da das Gehirn den Gemächern des Königs entspricht, hält die BHS hier noch strenger Wache über das Hinein und Heraus als die Darmschleimhaut. Wenn das Blut zur BHS gelangt, müssten die anderen Bataillone der Körperabwehr bereits alle fremden oder schädlichen Antigene, Entzündungszellen, Medikamente, Hormone und Erreger entdeckt und eliminiert oder neutralisiert haben, sodass nichts als gesunde, absorbierbare, hirnfreundliche Moleküle enthalten sein dürften: Sauerstoff, Glukose und andere lebenswichtige Nährstoffe. Wie wir bereits besprochen haben, finden Antigene, Toxine oder entzündliche Moleküle manchmal den Weg in den Blutkreislauf und manchmal sogar bis zur BHS. Aber selbst wenn dies geschieht, verhindert die BHS normalerweise, dass diese schädlichen Moleküle und Zellen eindringen.

Es sei denn, dass irgendetwas die *Tight Junctions* der Blut-Hirn-Schranke lockert.

Leaky Gut, Leaky Brain

Eine Störung im Darm – beispielsweise ausgelöst durch wiederholtes Reagieren auf bestimmte Nahrungsmittel oder durch übermäßigen Gebrauch von Antibiotika mit anschließender Candidose (Befall mit Candida-Hefepilz) – kann die Immunzellen stimulieren und dazu führen, dass sie große Mengen an entzündungsfördernden Zytokinen ausschütten. Dies kann wiederum zur Dysbiose und zur Lockerung der *Tight Junctions* in der Darmschleimhaut beitragen. Wenn die Darmwand durchlässig genug wird, können große Entzündungsmoleküle in den Blutkreislauf gelangen und den Weg zum Gehirn finden. Dort angekommen, bedrängen sie die Blut-Hirn-Schranke (BHS) und lockern auch dort die *Tight Junctions.*

Dieses Krankheitsbild, das umgangssprachlich als *Leaky Gut, Leaky Brain* bezeichnet wird, ist neu und in der medizinischen Fachwelt noch etwas umstritten, aber immer mehr Untersuchungen belegen diesen Zusammenhang. Vor nicht allzu langer Zeit war auch das Leaky-Gut-Syndrom und damit die Idee der »intestinalen

Hyperpermeabilität«, also der übermäßigen Darmdurchlässigkeit, noch heiß umstritten, aber in den letzten Jahren scheint es in der Medizin breite Akzeptanz gefunden zu haben. Ich vermute, dass das Gleiche irgendwann mit dem Leaky-Gut-Leaky-Brain-Syndrom passieren wird.

Es gibt allerdings vieles, was als Störung der Blut-Hirn-Schranke bereits allgemein anerkannt und akzeptiert ist,[81] darunter Infektionen, oxidativer Stress, Entzündungen, Strahlung,[82] Hirnverletzungen[83] und Fehlernährung mit wenig Protein[84] und viel verarbeiteten Kohlenhydraten und gesättigten Fettsäuren. Wenn die Dysbiose und die dadurch entstehenden Entzündungssignale dazu führen, dass die BHS poröser wird, können schließlich die ins Hirn gelangten Entzündungsmoleküle, einschließlich der Immunglobuline, Zytokine und Immunzellen, hindurchdringen. Vor Kurzem hat man Immunzellen in der Hirnhaut entdeckt sowie im sogenannten glymphatischen System (einem Netz aus Lymphgefäßen) und damit erneut nachgewiesen, dass das Gehirn nicht immunprivilegiert ist.[85] Das glymphatische »Entsorgungssystem« des Gehirns scheint die Aufgabe zu haben, potenziell neurotoxische Abfallprodukte zu entfernen, die sich im Wachzustand im Zentralnervensystem ansammeln. Es ist wichtig für einen erholsamen Schlaf, denn in der Nacht reinigt und erfrischt es das Gehirn. (Laut American Academy of Sleep Medicine sollten Tweens 9 bis 12 Stunden pro Nacht schlafen[86] und Forschungen zufolge brauchen Teenager genau 9,25 Stunden, um optimal zu funktionieren. Stellen Sie also mit Ihren Kindern einen Schlafplan auf, verbannen Sie elektronische Geräte nachts aus den Kinderzimmern und setzen Sie so oft wie möglich regelmäßige Schlafenszeiten durch.[87])

Nun wissen wir also, dass große Partikel die Blut-Hirn-Schranke durchdringen können, und wenn sie dies schaffen, wird diese Information dem Immunsystem im Rest des Körpers mitgeteilt.[88] Aber wenn das glymphatische System die großen Entzündungsmoleküle nicht wie vorgesehen aus dem Gehirn entfernen kann, können diese Partikel die Mikroglia – die Immunzellen des Gehirns – aktivieren, die dann den Angriff fortführen und ihre eigenen entzündungsfördernden Botenstoffe freisetzen. Dieser Angriff kann zu einer Nervenentzündung und letztendlich zum Abbau eigentlich gesunder Gehirnzellen führen. Dann hat ein Ungleichgewicht, das eine Entzündungsreaktion im Darm oder im Immunsystem auslöste, am Ende das Gehirn entzündet. Mit der Zeit kann so der Immunkessel überkochen, je nach genetischer Veranlagung, Ernährungsmängeln oder metabolischen oder hormonellen Ungleichgewichten. Mal wirkt dies wie Depression oder Angst. Mal wirkt es wie eine Stimmungsstörung.

Es gibt reichlich Nachweise dafür, dass bei einer Dysbiose häufig auch kognitive und emotionale Symptome auftreten. Im Labor zeigen Mäuse, deren Mikrobiom so verändert worden ist, dass eine Dysbiose entsteht, ängstliches Verhalten.[89] Viele Studien haben Zusammenhänge zwischen Dysbiose und Autoimmunstörungen oder psychiatrischen Erkrankungen wie Depression festgestellt.[90] Zu den häufigeren psychischen Nebenwirkungen von Antibiotika, die bekanntlich das Mikrobiom verändern, gehören Depressionen, Angstzustände und Panikattacken.[91] Ein Lehrbuchbeispiel für eine Gehirnerkrankung aufgrund einer Magen-Darm-Störung ist die hepatische Enzephalopathie, bei der die erkrankte Leber Giftstoffe nicht mehr aus dem Blut entfernt. Als Symptome können geistige Verwirrung und Lethargie auftreten, in fortgeschrittenen Stadien sogar Stupor und Koma. Zur Behandlung gehören besondere Abführmittel, die den Darm reinigen und dadurch die kognitive Dysfunktion lindern. Benebeltsein – eine Kombination ähnlicher, aber milderer Symptome – wird häufig bei Patienten mit Candidose beobachtet, die auch als Darmpilz oder chronische Mykose bezeichnet wird. Wenn wir Candidose-Patienten mit einem Antimykotikum und einem Probiotikum behandeln und eine hefefreie Diät anordnen, die Zucker und Hefe vom Körper fernhält und das Mikrobiom wieder ins Gleichgewicht bringt, löst sich das Benebeltsein allmählich.[92] Die Existenz der Darm-Gehirn-Verbindung bedeutet also für uns, dass wir nicht ausschließlich auf das Gehirn abzielen dürfen, wenn wir ein Leiden behandeln, das wie eine Hirnerkrankung aussieht, sondern auch mögliche Darmfunktionsstörungen in Betracht ziehen müssen.

Die Darm-Hirn-Immunsystem-Achse

Wir haben gelernt, wie Darm und Immunsystem zusammenwirken. Wir haben gelernt, wie sich Darm und Gehirn gegenseitig regulieren und beeinflussen. Wir wissen, dass das Immunsystem das Gehirn und das zentrale Nervensystem ständig reguliert und dass Hirn und Zentralnervensystem die Immunfunktion antreiben. Diese Darm-Hirn-Immunsystem-Achse ist also eine riesige Schnittstelle zwischen Immunzellen, Nervenzellen und Zellen im Darm, wobei das Mikrobiom für alle von zentraler Bedeutung ist, wie die folgende Darstellung zeigt.

Zusammenhang zwischen Gehirn, Darm und Immunsystem

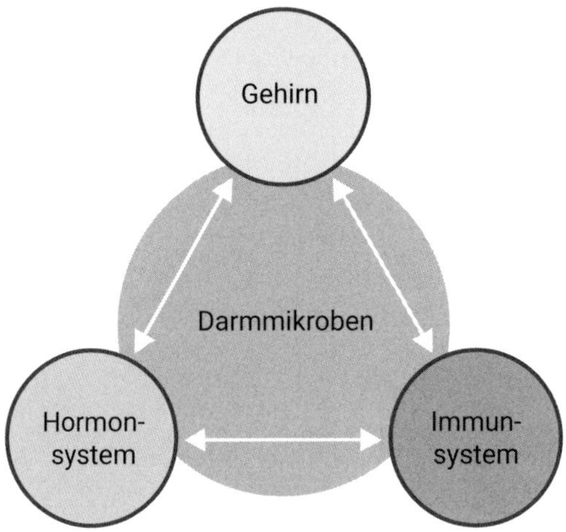

Ein Balanceakt

Diese drei wichtigen Organsysteme sind untrennbar miteinander verbunden. Gerät eines aus dem Gleichgewicht, sind die Auswirkungen weit und breit im ganzen Körper zu spüren – manchmal mit anhaltender Wirkung. Was uns wieder zu Alan bringt.

Ich führte ein paar Tests durch, die einen Hefebefall (Pilzdysbiose) in seinem Darm ergaben. Ausgelöst hatten dies vermutlich die wiederholten Antibiotikazyklen, die Alan gegen seine chronischen Bronchialinfektionen verabreicht worden waren. Teil der Behandlung würde eine hefefreie Diät sein, bei der Zucker und raffinierte Kohlenhydrate gemieden werden. Dazu käme ein Antimykotikum und hochdosierte Probiotika. Ich wusste, dass er sich wie viele Teenager wahrscheinlich gegen eine Ernährungsumstellung sträuben würde.

Während mehrerer Besuche brachte ich die Saat des Vertrauens aus. Hinter all seiner Abwehrhaltung und Schroffheit konnte ich die Liebenswürdigkeit aufscheinen sehen, die laut seiner Mutter ein Teil seines Wesens war, obwohl er sich wegen der Bronchialinfekte nicht gerade blendend fühlte. Ich saß also mal wieder bei ihm. Zuerst sprachen wir über Basketball. Ich erzählte ihm, dass mein Sohn in der Schulmannschaft als Point Guard spielte. Wir erörterten die Feinheiten der Point-Guard-Position und er erzählte mir von einigen seiner NBA-Idole. Ich liebe solche Gespräche mit Kindern und die Kinder werden dadurch auch lockerer und öffnen ihr Visier ein wenig.

Alan entspannte sich schließlich und gestattete sich sogar ein schmales Lächeln. Da begann ich mit dem Klartext und sagte ihm, dass ich kein Wundermittel für ihn hätte, das seine Probleme über Nacht lösen würde. Aber wenn er wirklich Besserung wolle und sich an den Behandlungsplan hielte, auch wenn Mutter oder Vater gerade nicht darauf achten könnten, dann könnte es seine Lebensqualität erheblich verbessern. Ich bat ihn, sich ein Leben ohne Blähungen, Bauchdrücken und Gestank vorzustellen. Ohne Akne. Mit mehr Konzentration und Aufmerksamkeit. Weniger Traurigkeit und Wut. Ich schloss mit dem Satz: »Aber wenn du dir das nicht fest vornehmen und es durchziehen willst, dann verschwende bitte nicht die Zeit und das Geld deiner Eltern und auch nicht meine Zeit.«

Ich wusste, dass ich kein breites Lächeln und kein »Ja, abgemacht!« bekommen würde. Das wäre nicht zu hoffen gewesen. Aber er sagte, er wolle es versuchen.

Als ich die Familie wiedersah, berichteten die Eltern, dass Alans wiederkehrende Bronchialinfekte aufgehört hatten. Sie merkten auch an, dass seine Konzentration besser und sein Benebeltsein weniger geworden waren und dass es in der Schule besser lief. Das lag daran, dass wir Alans Darm durch die Ernährung, die antimykotischen Medikamente und das Probiotikum wieder ins Gleichgewicht gebracht hatten und dadurch den Teufelskreis durchbrechen konnten, den der Hefebefall ausgelöst hatte. Da wir die Entzündung verringerten, konnten die *Tight Junctions* der Darmschleimhaut und letztendlich auch der BHS wieder fester werden. Und das milderte die Nervenentzündung und linderte somit Alans Benebeltsein, seine Konzentrationsschwäche, Launenhaftigkeit und Depression. Wir hatten die Flammen erfolgreich gelöscht und seinen Immunkessel wieder auf ein leichtes Köcheln gebracht.

Nicht nur seine Eltern und Lehrer bemerkten die positiven Veränderungen, auch Alan gab zu, dass es ihm besser ging. Am glücklichsten war er jedoch darüber, dass sein Bauch jetzt nicht mehr aufgebläht, sondern schön flach war. Nicht mehr fürchten zu müssen, dass man sich vor Gleichaltrigen blamiert – das hebt verständlicherweise die Laune. Und es erinnert uns daran, dass wir bei der Behandlung von psychischen Symptomen neben der Biologie immer auch soziale Einflüsse berücksichtigen müssen, besonders im Umgang mit Teenagern. Dass wir bei Alan Denkfähigkeit und Konzentration verbessern und Energie und Stimmung anheben konnten, war schon eine erfreuliche und dramatische Wende, die ohne Zweifel damit begann, dass wir das mikrobielle Gleichgewicht wiederherstellten und seiner Darm-Hirn-Achse die Chance gaben, wieder Ordnung zu schaffen und richtig zu kommunizieren.

Hat Ihr Kind eine Darmdysbiose?

Von allen Fragen, die Sie in diesem Buch beantworten müssen, sind die folgenden vielleicht die unangenehmsten. Es ist wahrscheinlich schon eine Weile her, dass Sie Ihrem Kind beim Toilettengang gefolgt sind. Um also Hinweise darauf zu finden, wie gut sein Darm funktioniert, sind womöglich einige unangenehme Gespräche fällig. »Ist dein Kot übelriechend?«, »Wie ist er geformt?«, »Ist er fest, weich oder locker?«, »Wie oft gehst du?« – es gibt wohl keine Frage, die ein Teenager oder Tween weniger gern beantwortet.

Fragen an Sie

- Beschwert sich Ihr Kind über einen Blähbauch?
- Giert Ihr Kind nach Zucker und Kohlenhydraten, nach Junkfood, Pommes Frites, gegrilltem Käse, süßen Frühstücksflocken, Keksen oder Kartoffelchips?
- Isst Ihr Kind viel süßes Obst wie Weintrauben, Kirschen und Wassermelonen oder Trockenfrüchte wie Rosinen?
- Trinkt Ihr Kind viel Limo, Fruchtsaft, Fruchtnektar, Schorle oder Sportgetränke?

4

AUSSER KONTROLLE: INFEKTIONSBEDINGTE AUTOIMMUNE HIRNENTZÜNDUNG

Es geschah schon wieder, und diesmal war Natalie Maxwell nicht nur verängstigt und frustriert. Sie war wütend. Sie hatte im Schlafzimmer Wäsche zusammengelegt, als von unten das inzwischen vertraute Geheul heraufschallte. Sie erstarrte, presste eine Jeans an ihre Brust und wünschte, dass das Geräusch aufhörte. Natalie wusste, dass ihr Mann Brett erst vor einer Minute hinuntergegangen war. Bestimmt würde er eingreifen. Sie wartete und hoffte, seinen leisen, beruhigenden Bariton zu hören, denn das würde bedeuten, dass er das Problem in den Griff zu bekommen versuchte. Stattdessen verwandelte sich der Ton von einem hohen Heulen zu lautem Gebrüll. Natalie ließ die Jeans aufs Bett fallen und ging den Flur entlang. Ihre zehnjährige Tochter Georgia stand am Fuß der Treppe, die Augen unter den dunklen Augenbrauen fest zusammengekniffen, den Mund zum Schreien aufgerissen, das Gesicht tränenüberströmt. »Was ist los?«, fragte Natalie eher aus Gewohnheit, denn sie wusste, dass es keine Antwort gab.

Als Georgia fast roboterhaft die Treppe hinaufstieg, die Arme steif an den Seiten, die Hände ballend und wieder öffnend, bemerkte Natalie, wie ihr Sohn Danny hinter seiner Schwester hervorschoss und aus dem Blickfeld verschwand. Und plötzlich war Georgia bei ihr, ruderte mit den Armen und trat gegen die Wände. Um zu verhindern, dass das Mädchen die Treppe hinunterfiel, sich selbst verletzte oder das Haus beschädigte, umschlang Natalie sie und rang sie zu Boden, in der Hoffnung, dass das Gewicht und das erzwungene Stillhalten etwas von der unerklärlichen Wut ihrer Tochter eindämmen könnten. Während Georgia in den Armen ihrer Mutter weiter wie ein gestrandeter Fisch zappelte und um sich trat, dachte Natalie voller Zorn an ihren Mann, der alles mithörte, das wusste sie hundertprozentig. Wo zum Teufel war er?

Brett war im Flur im Erdgeschoss und hielt seinen Sohn fest. Er hatte gerade sehen wollen, was mit seiner Tochter los war, als Danny durch den Flur geflitzt kam, mit seinem Vater zusammenstieß und ihm den Weg versperrte. Beim Zusammenprall schlang Danny seine Arme fest um den Leib seines Vaters und vergrub den Kopf in dessen Bauch. »Dad, wann hört das endlich auf?«, schluchzte der Junge gedämpft durch das Hemd seines Vaters. »Wie kriegen wir Georgia wieder heil?« Brett beugte sich über den Kopf seines Sohnes und war zu sehr mit dem Unterdrücken seiner eigenen Tränen beschäftigt, um zu antworten.

Die Maxwells konnten den genauen Moment nennen, in dem ihre Tochter erkrankt war, so wie man den Zeitpunkt nennen kann, in dem ein Kind vor einer Überwachungskamera entführt wird. Und es war wirklich wie eine Entführung. Am 18. März 2015 hatten Natalie und Georgia erst ein paar Minuten gekuschelt und dann einige Ich-liebe-dichs und Ich-liebe-dich-auchs sowie Gute-Nacht-Küsse ausgetauscht. Natalie hatte das Licht ausgemacht und ihre Tochter im heimeligen Bett zurückgelassen, umgeben von Schmetterlingen an den Wänden und einer beeindruckenden Reihe von Trophäen im Regal, Souvenirs der verschiedenen Sportarten, in denen sich die Sportskanone Georgia immer wieder hervortat. Nicht viel später ging Natalie selbst zu Bett. Als Vertrieblerin eines Sanitätsartikelherstellers würde sie morgen früh unterwegs sein müssen, da wollte sie sich so viel Schlaf wie möglich gönnen. Am nächsten Tag, dem 19. März, ging Natalie wieder nach oben, um Georgia zu wecken. Das Mädchen lag in sich zusammengerollt wie ein Igel, die

Decke zwischen Händen und Knien eingeklemmt. Natalie schüttelte die Schulter des schlafenden Mädchens.

»Du musst in die Schule, Schatz.«

Georgia schlug die Augen auf und sah ihre Mutter mit einem Ausdruck an, den Natalie nicht kannte, es war ein düsterer, hohler Blick.

»Geht's dir gut?«, kicherte Natalie und vermutete Georgia noch im Halbschlaf.

»Mir geht's gut«, erwiderte Georgia leise.

Dann wurde sie lauter. »Mami, Mami, ich kann nicht zur Schule. Ich kann nicht. Ich kann nicht zur Schule gehen! Ich kann nicht!«

Natalie, die gerade gehen wollte, drehte sich zu ihrer Tochter um. Das war ungewöhnlich. Selbst mit einer Lungenentzündung und 40 Grad Fieber war Georgia die Sorte Kind, die grundsätzlich darauf beharrt, dass es ihr gut geht und sie überall hin kann.

»Was ist los?«, fragte Natalie.

Jetzt geriet Georgia in Aufregung. Ihre Augen waren seltsam geweitet und damit dunkler als sonst, sie huschten hektisch umher, während Georgia sich in die Erregung hineinsteigerte. Sie stieß wirre und zusammenhanglose Worte hervor.

»Ich kann nicht von dir weg. Ich kann nicht zur Schule. Ich kann nicht zur Schule. Ich kann nicht atmen!«

Natalie setzte sich aufs Bett.

»Okay, atme tief durch und beruhige dich. Hast du einen Albtraum gehabt?«

Georgias Gesichtsausdruck wechselte von Schrecken zu Wut.

»Nein! Ich kann nicht atmen! Du musst mich zur Notaufnahme bringen.«

Natalie konnte erkennen, dass Georgia normal atmete. Sie hatte eindeutig kein Atemproblem. »Schatz, ich glaube, du hast eine Panikattacke. Habt ihr heute in der Schule einen Test, vor dem du Angst hast?«

»Nein.«

»Hast du Angst vor jemandem? Mobbt dich irgendjemand?«

»Neeeeeeiiiin!«, schrie Georgia und kratzte mit den Händen über das Bettlaken.

Die Uhr tickte, sie beide würden zu spät kommen. Natalie sprach so ruhig und besänftigend, wie sie konnte.

»Pass auf. Wie wär's, wenn du dich anziehst, runterkommst und frühstückst? Vielleicht fühlst du dich dann besser.«

»Nein, nein, nein! Ich kann nicht essen! Da bleibt mir bestimmt was im Hals stecken.«

Natalie bekam ein flaues Gefühl. Das schon wieder?

Zwei Wochen zuvor waren sie bei einem Hockeyspiel gewesen. Natalie, die bei Danny saß, hatte einen Anruf von Brett bekommen, der mit Georgia in einem anderen Teil des Stadions saß. Anscheinend hatte Georgia sich an Popcorn verschluckt und wollte ihre Mutter sprechen.

»Geht es ihr gut?«, hatte Natalie gefragt.

»Ja, es geht ihr gut. Sie hat sich nicht wirklich verschluckt. Also, sie hat gesagt, sie würde ersticken, aber sie konnte sprechen, weißt du? Sie hat das Popcorn runtergeschluckt. Sie ist nur ganz zittrig und will zu dir.«

»Vielleicht ist ihr Blutzucker runter? Kauf ihr eine Limo und bring sie dann zu mir. Wir können die Kinder tauschen.«

Brett hatte dann Georgia herübergebracht und Danny mitgenommen. Georgia hatte sich beruhigt, aber Natalie hatte bemerkt, dass sie immer noch am ganzen Körper zitterte und sich alle paar Sekunden räusperte. In den folgenden Tagen ging das Räuspern weiter. Natalie schaute ihrer Tochter in den Rachen und fand ihn ein wenig gerötet, aber es schien nicht wirklich zu kratzen und Georgia sagte, es tue nicht weh. Georgia weigerte sich jedoch zu essen, legte bei jeder Mahlzeit die Gabel hin und beteuerte, dass alles, was sie in den Mund nehme, sie zum Ersticken bringe. Natalie rief Georgias Kinderärztin an und vereinbarte einen Termin.

Die Ärztin machte einen Rachenabstrich auf Streptokokken. Das Ergebnis war negativ, aber da falsch-negative Ergebnisse häufig vorkommen und Georgias Symptome so seltsam waren, schickte die Ärztin eine Rachenkultur zum Labor. Bingo! Streptokokken-positiv. Natalie und Brett waren erleichtert. Georgia, so dachten sie, bräuchte wohl nur ein paar Tage Antibiotika und ihr seltsames Halsproblem würde verschwunden sein.

Die Kinderärztin verordnete eine siebentägige Behandlung mit Keflex, einem Antibiotikum. Damit war Georgia am 16. März fertig. Heute war der 19. und sie war als anderer Mensch aufgewacht.

Natalie war langsam frustriert. Sie teilte Georgia mit, nun wäre es höchste Zeit, den Schulbus zu kriegen beziehungsweise zur Geschäftsreise aufzubrechen. Da fiel jede Zurückhaltung, die Georgia gezeigt hatte, von ihr ab. Sie wurde panisch und wild. Ihr Schreien und Schluchzen schmerzten Natalies Ohren.

»Du darfst nicht weg! Wenn du weggehst, wirst du sterben! Du wirst STERBEN!«

Georgia schaffte es dann doch noch, in den Bus zu steigen, und Natalie ging auf ihre Dienstreise, aber von da an verging kein Tag, an dem Georgias Trennungsangst nicht ausbrach. Immer wenn Natalie gehen wollte oder wenn Georgia zur Schule sollte, stürzte das Kind zu Boden, entweder steif wie ein Stock oder in Embryohaltung gekrümmt, die Fäuste vor Wut geballt. Manchmal war das Einzige, was sie von sich gab, ein Zähneknirschen; manchmal schrie und heulte sie wortlos. Aber bei vielen ihrer plötzlichen Zusammenbrüche kreischte sie voller Qual: »Mit mir stimmt was nicht. Hilf mir, Mama! Mit meinem Gehirn stimmt was nicht! Mein Kopf, mein Kopf!« Da Natalie wusste, dass niemand glauben würde, wie heftig diese Anfälle sein konnten, begann sie sie mit dem Handy aufzuzeichnen.

Ungefähr jeden zweiten Tag konnte Natalie Georgia im Laufe des Vormittags zur Schule bringen. Georgias Lehrerin empfing sie vor dem Schulgebäude und begleitete Georgia hinein, hielt sie im Arm und versicherte ihr, dass niemand sterben oder verletzt werden würde. Meistens blieb Georgia jedoch zu Hause. Sie entwickelte unheimlich detaillierte Rituale, um das Unglück abzuwenden. Wenn sie sich nicht räusperte, würde Natalie sterben. Wenn sie nicht auf eine bestimmte Weise die Augen verdrehte, würde Natalie sterben. Wenn sie nicht mit den Händen wedelte, würde Natalie sterben. Und wenn sie drei Karotten in die Brotdose bekam, würde sie selbst sterben. Die Zahl Drei wurde eine Art Gift für sie.

Eine der verstörendsten Zwangshandlungen setzte früh ein. Der Familie war es gelungen, Georgia zum Eröffnungstag ihres Softballteams zu bringen. Georgia verhielt sich da seit ungefähr einer Woche seltsam, aber als Natalie sah, wie ihre Tochter lachte und mit ihren Freundinnen sprach, dachte sie, das Schlimmste sei vielleicht vorbei. Es war ein schöner Tag und alles schien in Ordnung. Aber auf einmal stand Georgia neben ihr. Sie neigte sich zu ihrer Mutter und flüsterte: »Mama, bin ich im Himmel oder in einem Traum? Das hier fühlt sich nicht wirklich an.«

Natalie versuchte ihre Überraschung zu verbergen.

»Du bist auf der Erde«, erwiderte sie.

»Beweis mir das«, sagte Georgia.

Das war leichter gesagt als getan, wie sich herausstellte. Von da an stellte Georgia diese Frage – »Bin ich im Himmel oder in einem Traum?« – fast 20-mal am Tag wie ein Mantra. Sie war überzeugt, dass sie sterben würde, wenn sie die Frage nicht stellte. Sie bezweifelte auch ständig, ob Natalie wirklich ihre Mutter war. Natalie musste sich ein Codewort ausdenken – Lollipop –, um Georgia zu beweisen, dass sie tatsächlich ihre Mutter und tatsächlich echt war. Wenn Natalie ihr das Passwort beim Einsetzen eines Ausbruchs rechtzeitig sagte, konnte sie ihre Tochter manchmal davon abhalten, die Grenze zwischen bloßer Angst und rasender Wut zu überschreiten. Natalie versuchte, mögliche Auslöser im Auge zu behalten, aber die Stimmungsschwankungen ihrer Tochter schienen keinem Muster zu folgen. In der einen Minute lachte sie, in der nächsten kreischte sie. Niemand kam dahinter.

Das Einzige, was für Natalie noch schwerer auszuhalten war als die tägliche Belastung durch Georgias bizarres Verhalten, war die Skepsis der Familie. Natalies Schwiegereltern hatten angedeutet, das alles sei doch nichts, was man mit ein bisschen mehr Strenge nicht in den Griff bekäme. Sogar ihr eigener Mann Brett war davon überzeugt, dass Georgia sich aufführte. Als sie nach dem Softballspiel nach Hause kamen, war Georgia völlig ausgetickt. Brett schloss daraus, dass Georgia ihr unberechenbares Verhalten steuern könne. Solange Georgia etwas gern täte, zum Beispiel mit ihren Freundinnen abhing, hätte sie sich offensichtlich im Griff. Das Drama käme immer erst, wenn sie sich zu Hause langweilte und Aufmerksamkeit wollte. Natalie beharrte darauf, dass er falsch lag; so war es nicht. Brett war nicht den ganzen Tag mit Georgia zu Hause. Niemals würde sich eine Zehnjährige freiwillig so viele Rituale und Tobsuchtsanfälle zumuten, die ihr nichts einbrachten außer Erschöpfung und Elend.

Brett erinnerte sich an den Tag, als Georgia still und ruhig auf dem Trampolin im Garten saß und er ihr mitteilte, er habe ihre Freundin von nebenan auf der Straße getroffen und sie zum Spielen eingeladen, sie käme in ein paar Minuten herüber. Georgias unvermutete Antwort war, dass sie schrie: »Ich kann hier keinen Besuch haben!«, vom Trampolin stürzte, sich in ihrem Zimmer einschloss und zwei Stunden lang brüllte.

Dass die Schwiegereltern Natalies Besorgnis endlich verstanden, merkte sie, als sie einen hysterischen Anruf von ihrer Schwiegermutter bekam. Um keinen Angstanfall auszulösen, war Natalie heimlich auf Geschäftsreise gegangen, ohne Georgia davon zu erzählen. Das Mädchen war zu Hause in der Obhut ihrer Großeltern geblieben. Als die Großmutter Georgia mitteilte, dass Natalie weg war, hatte Georgia begonnen, gegen die Esszimmerfenster zu hämmern. Inzwischen hatte sie sich im Badezimmer eingesperrt. »Wir wissen nicht, was wir tun sollen«, sagte Natalies Schwiegermutter. Natalie ließ ihre Schwiegermutter das Handy unter der Badezimmertür hindurchschieben und beschwichtigte Georgia. Als sie danach ihre Schwiegermutter wieder am Hörer hatte, erlaubte sie sich die Frage: »Glaubst du mir jetzt?«

Schon nach wenigen Wochen weigerte sich Georgia nicht mehr nur, zur Schule zu gehen, sondern auch, ihr Zimmer zu verlassen. Dort kontrollierte sie stundenlang, ob die Bettdecke genau richtig lag oder ob die kleine Engelsfigur, ein Geschenk ihrer kürzlich verstorbenen Großmutter mütterlicherseits, an der exakt richtigen Stelle stand. Selbst wenn sie es zur Schule geschafft hätte, hätte sie dort nicht die erwartete Leistung erbringen können. Das Mädchen, das einmal so gern gezeichnet hatte, bekam Bleistifte und Buntstifte nicht einmal mehr so geführt, dass es zum Ausmalen reichte, geschweige zum korrekten Formen von Buchstaben. Ihre Handschrift war unlesbar geworden.

Nach mehreren Terminen weigerte sich Natalies Kinderärztin, eine weitere Rachenkultur anzulegen, und beteuerte, Georgia sei nicht krank, sondern leide unter normalen Kindheitsängsten, die wahrscheinlich von Natalie selbst verursacht würden. Natalie war verblüfft. An dem, was da passierte, war nichts Normales. Ihre Tochter welkte aus Mangel an Nahrung und Schlaf dahin, sie war eine Hülle dessen, was sie vor ein paar Wochen gewesen war. Den halben Tag saß Georgia einfach da und starrte ins Leere. Ihre Tochter verlor den Verstand und Natalie sah auch sich selbst kurz davor, ihn zu verlieren.

Ein glücklicher Zufall in einem Chat auf dem Handy brachte Natalie auf eine Idee, die ihr erstmals Hoffnung gab. Zu Ostern reiste die Familie wie jedes Jahr in Natalies Heimatstadt Chicago. Normalerweise wäre Natalie mit ihren alten Freundinnen losgezogen, um einen ihrer Geburtstage zu feiern, aber dieses Jahr sagte sie ab und entschuldigte sich per Kurznachricht beim Geburtstagskind. Sie könne Georgia nicht alleinlassen, besser gesagt, Georgia würde sie nicht gehen lassen. Sie fügte ein paar Zeilen darüber an, wie besorgt sie war, und dass die Kinderärztin es übertrieben fand zu glauben, es handele sich um etwas anderes als eine stinknormale Angststörung. Gewöhnlich redete Natalie nicht über die Gesundheitsprobleme ihrer Kinder, aber derselben Freundin, einer Kinderkrankenschwester, hatte sie ohnehin vor ein paar Wochen von Georgias Streptokokken-Infekt erzählt.

Die Nachricht, die dann auf ihrem Handy erschien, änderte alles.

»Hast du schon mal von PANDAS gehört?« Darunter war ein Link.

Natalie hatte keine Ahnung, wovon ihre Freundin sprach, aber sie öffnete den Link. Und da stand es. Die aus dem Nichts kommenden Symptome, die geistige Verwirrung und Abspaltung (Dissoziation genannt), die stark beeinträchtigenden Zwangshandlungen, die Trennungsangst, die Todesangst, die Wutanfälle – alles, was sie in den letzten drei Wochen bei ihrer Tochter erlebt hatte, stand in der Beschreibung dieses seltsamen Syndroms, die ihr ihre Freundin geschickt hatte. Sie erfuhr, dass PANDAS häufig als seltenes Autoimmunsyndrom bezeichnet wird. Für mich ist diese Einordnung schwer nachzuvollziehen, da ich diese (oder verwandte) Leiden so oft in meiner Praxis zu sehen bekomme. Manche Forscher vermuten sogar, dass PANDAS zehn oder mehr Prozent der im Kindesalter einsetzenden Zwangs- und Tic-Störungen verursacht.[93]

Autoimmunerkrankungen gehören zu den häufigsten Erkrankungen in den USA.[94] Die National Institutes of Health (NIH) schätzen eher vorsichtig, dass etwa 23,5 Millionen Menschen davon betroffen sind, während die American Autoimmune Related Diseases Association (AARDA) von bis zu 50 Millionen Fällen ausgeht.[95] Weltweit steigt das Vorkommen von Typ-1-Diabetes, multipler Sklerose und Zöliakie so stark an, dass bessere Diagnosemöglichkeiten als Erklärung nicht in Betracht kommen.

Am nächsten Tag flog Natalie nach Florida zum regionalen Vertrieblertreffen ihrer Firma. Sie war in Gedanken so sehr mit PANDAS beschäftigt, dass sich die Ärztin Jane O'Connor, die eine der Fortbildungen leitete, nach ihrem Befinden erkundigte.

»Wissen Sie irgendwas über PANDAS?«, fragte Natalie.

»Sehr wenig«, erwiderte Dr. O'Connor, »aber ein Bekannter von mir arbeitet viel mit PANDAS-Kindern.«

Dr. O'Connor kontaktierte ihren Kollegen und richtete Natalie aus, sie solle an einer Blutprobe von Georgia den Titer (die Konzentration eines Antikörpers im Blut) von Antistreptolysin-O (ASO) bestimmen lassen. Natalie verließ die Konferenz, entschuldigte sich per Mail bei Chef und Kollegen und erklärte auch, warum sie zu ihrer Tochter zurückkehren müsse. Ihre Gedanken wären sowieso nicht bei der Arbeit.

Da sie wusste, dass ihre eigene Kinderärztin den Test niemals anordnen würde, rief Natalie einen der Ärzte an, mit denen sie zu Hause zusammenarbeitete, und bat ihn, Georgia ein Rezept für die Blutabnahme auszustellen. Noch bevor sie landete, hatte ihr Mann das Rezept abgeholt, sodass sie Georgia zur Blutuntersuchung ins nächstgelegene Labor bringen konnten. Ein paar Tage später bekam Natalie die Ergebnisse. Sie rief Jane O'Connor an.

»Da steht, dass der Wert über 300 liegt. Was bedeutet das?«

Dr. O'Connors Stimme war warm wie der Sonnenschein.

»Das bedeutet, dass Sie es rausgekriegt haben.«

Eine geheimnisvolle Krankheit

1998 veröffentlichte ein Forschungsteam unter der Leitung von Susan Swedo, die damals Leiterin der Abteilung für Pädiatrie und Entwicklungsneurowissenschaften des National Institute of Mental Health (NIMH) war, einen Artikel im *American Journal of Psychiatry*, in dem ein neues Syndrom beschrieben wurde, nämlich PANDAS *(Pediatric autoimmune neuropsychiatric disorders associated with streptococcal infections)* oder »mit Streptokokken-Infekten zusammenhängende neuropsychiatrische Autoimmunerkrankungen bei Kindern«. Die Arbeit war aus Forschungen hervorgegangen, die Dr. Swedo zu Beginn ihrer Karriere an einer seltenen neurologischen Erkrankung namens Chorea minor oder Chorea Sydenham durchgeführt hatte.[96] Ihre Kollegin Dr. Judith Rapoport, Leiterin der Abteilung für Kinderpsychiatrie am NIMH (und Autorin eines Bestsellers über Zwangsstörungen: *Der Junge, der sich immer waschen musste*), hatte in der Literatur Berichte darüber gefunden, dass Kinder, die an Chorea minor litten, Zwangssymptome zeigten, und zwar zwei bis vier Wochen, bevor die für die Krankheit typischen unwillkürlichen Zuckungen in Armen, Beinen und Gesicht einsetzten.

Chorea minor wird durch dasselbe Streptokokken-Bakterium der Gruppe A verursacht, das auch rheumatisches Fieber hervorruft, eine entzündliche Erkrankung, die unbehandelt das Herz schädigen kann. Swedo und ihr Team fanden jedoch heraus, dass Kinder mit rheumatischer Herzkrankheit keine Anzeichen von Zwangsstörung, Tics, Trennungsangst, schnellen und wiederholten Stimmungsschwankungen oder Aggression zeigten, während dies bei einigen Kindern mit Chorea minor der Fall war. Wie kam das?

Der Beantwortung dieser Frage widmeten Swedo und ihr Team eine Studie, starteten aber auch eine Behandlungsstudie, um herauszufinden, welche Verfahren oder Medikamente die Leiden von Kindern mit Chorea lindern könnten. Ein Arzt schickte einen seiner Chorea-Patienten zur Teilnahme an Swedos Studie, aber bei näherer Untersuchung stellte man fest, dass der Junge gar keine Chorea hatte. Seine Bewegungen waren nicht unberechenbar, sondern jedes Mal genau gleich. Er zuckte nicht unkontrolliert, sondern praktizierte ein Ritual, um die Keime abzuschütteln, die er auf seinem Körper vermutete. Und seine Mutter, eine Medizintechnikerin, hatte beim an Tourette erkrankten älteren Bruder des Jungen bemerkt, dass dessen Tics bei jedem Streptokokken-Infekt schlimmer wurden und bei Behandlung mit Antibiotika wieder nachließen. Irgendwie lösten Streptokokken offenbar Zwangssymptome aus.

Einige Monate später untersuchte Dr. Swedo eine Gruppe von Kindern mit Zwangsstörungen und stellte fest, dass bei einem Viertel von ihnen die Symptome plötzlich hochkamen, vielleicht innerhalb von ein bis zwei Tagen, und ihnen oft eine bakterielle oder virale Infektion vorausging.[97] Da die Forscher festgestellt hatten, dass 60 bis 75 Prozent ihrer Chorea-Patienten schon Symptome einer Zwangsstörung zeigten, bevor Chorea-Symptome auftraten, richteten sie ihre Aufmerksamkeit ganz auf die Kinder, die nach einem Streptokokken-Infekt Zwangsstörungen entwickelt hatten. Sie fanden heraus, dass die meisten Chorea-Patienten zwar Anzeichen einer Zwangsstörung zeigten, aber keiner der Patienten mit plötzlich einsetzender Zwangsstörung Chorea minor hatte. Bei Dutzenden von ihnen wurden allerdings Streptokokken nachgewiesen.

Die allermeisten Kinder machen im Laufe der Kindheit eine Streptokokken-Angina durch und werden mit oder sogar ohne Behandlung gesund. Zu den Symptomen zählen nicht nur Halsschmerzen, sondern in der Regel auch ein entzündeter, geröteter Rachen, Fieber und geschwollene Lymphdrüsen unter dem Kiefer in unterschiedlicher Kombination (manchmal sogar atypische Symptome wie Kopfschmerzen, Erbrechen oder Bauchweh). Bei einer Untergruppe von Kindern mit genetischer oder möglicherweise umweltbedingter Anfälligkeit kann der Streptokokken-Infekt zu einer Autoimmunreaktion führen, bei der die Immunantwort des Körpers überschießt und andere Körperteile angreift. Führt dies zu einer Entzündung des Herzens und der Gelenke, spricht man von rheumatischem Fieber. Werden die Basalganglien befallen, der Teil des Gehirns, der willkürliche Bewegungen, Lernen und Emotionen steuert, wird es Chorea minor genannt. Aber manchmal tritt die Autoimmunentzündung in den Basalganglien bei Kindern auf, die keine Anzeichen von rheumatischem Fieber oder Chorea zeigen, obwohl viele ihrer Symptome auf eine Entzündung der Basalganglien hindeuten, darunter Obsessionen, Zwangshandlungen, Tics und Grübeln. Bei diesen Kindern sprechen wir von PANDAS.

1998 legten Dr. Swedo und ihr Team fünf Diagnosekriterien für PANDAS fest, die ich hier vereinfacht wiedergebe:[98]

1. Vorliegen einer Zwangs- oder einer Tic-Störung.
2. Einsetzen vor der Pubertät (später auf alle Kinder unter 18 Jahren ausgeweitet).
3. Symptome setzen abrupt ein und nehmen dann zu und wieder ab.
4. Positiver Streptokokken-Antikörper-Test, was auf eine aktuelle oder vorausgegangene Infektion mit Streptokokken der Gruppe A hinweist, die mit dem Einsetzen der Zwangs- oder Tic-Störungssymptome zusammenzufallen scheint.
5. Damit einhergehende neurologische Abnormitäten (neben offensichtlichen und »heftigen« Tics wiederholen Patienten kleinere unwillkürliche Bewegungen, zum Beispiel »Klavierspielen« mit ausgestreckten Fingern).

Ich habe einmal miterlebt, dass die Streptokokken einen Patienten um zwei Jahre zurückgeworfen haben. Bei Lief stellte ich einen Nährstoffmangel fest, als er als ungefähr Achtjähriger mit Wachstumsstörungen und Angstzuständen zu mir gebracht wurde. Durch eine robuste Diät aus Nahrungsergänzungsmitteln und Ernährungsumstellungen wuchs er über 30 Zentimeter und gewann bis zum Alter von zehn Jahren so viel Selbstvertrauen und Selbstwertgefühl, dass seine Eltern und ich keine Termine mehr vereinbarten. Seiner Mutter Nadine bereitete es keine Sorgen, dass Lief etwa ein Jahr später, als er elf war, zum ersten Mal eine Streptokokken-Infektion bekam. Sie gab ihm die vom Kinderarzt verschriebenen Antibiotika, wartete, bis das Fieber abgeklungen war, und schickte ihn wieder in die Schule. Dann riefen Liefs Lehrer an. Lief fluchte im Unterricht und geriet bei der geringsten Provokation außer sich. Zudem hatte er ein so starkes Stottern entwickelt, dass er sich im Unterricht kaum verständlich machen konnte, außerdem machte ihm ein unaufhörliches Blinzeln das Lesen und konzentrierte Arbeiten schwer. Als Lief merkte, dass er das Stottern und den Blinzel-Tic, der damit einherging, nicht kontrollieren konnte, kamen seine Angstzustände zurück.

Die Tics und das Stottern waren so ausgeprägt, dass ich sie sofort bemerkte, als der Junge mein Sprechzimmer betrat. Der Nachsorge-Rachenabstrich war negativ, was darauf hindeutete, dass die Streptokokken verschwunden waren, aber ich hatte kaum Zweifel, dass der Streptokokken-Infekt die Hirnentzündung ausgelöst hatte, die Liefs Symptome verursachte. Es dauerte fast ein ganzes Jahr, aber dank einer zusätzlichen Antibiotikatherapie (oft brauchen PANDAS-Kinder mehr als nur eine zehntägige Antibiotikabehandlung), einer Ernährungsumstellung (unter anderem Verzicht auf gluten- und milchhaltige Nahrung) und einiger Immunmodulatoren (naturheilkundlichen oder pharmazeutischen Mitteln, die die Immunfunktion je nach Bedarf stärken oder verringern, um das Gleichgewicht wiederherzustellen) verschwanden das Stottern, das Blinzeln und die Stimmungsschwankungen und die Angstgefühle ließen nach.

Um den vielen Patienten gerecht zu werden, die plötzlich einsetzende PANDAS-Symptome hatten, ohne dass das S (Streptokokken-Infekt) vorlag, wurde 2012 vorgeschlagen, PANDAS fortan als Unterkategorie des sogenannten PANS anzusehen – *Pediatric acute-onset neuropsychiatric syndrome* oder »plötzlich einsetzendes neuropsychiatrisches Syndrom bei Kindern«.[99] Das neue Syndrom sollte alle möglichen Auslösefaktoren berücksichtigen, nicht nur Streptokokken und andere Infekte. Leicht vereinfacht sehen die Kriterien so aus:

1. Abrupter, drastischer Beginn der Zwangsstörung oder stark eingeschränkte Nahrungsaufnahme.
2. Gleichzeitiges Auftreten zusätzlicher neuropsychiatrischer Symptome mit ähnlich schwerem und akutem Beginn aus mindestens zwei der folgenden sieben Kategorien:
   - Angstzustände,
   - extreme Stimmungsschwankungen und/oder Depressionen,
   - Reizbarkeit, Aggression und/oder sehr trotziges Verhalten,
   - Entwicklungsregression (Verhaltensweisen, die einem jüngeren Alter entsprechen),
   - sensorische oder motorische Anomalien,
   - Verschlechterung der schulischen Leistungen,
   - körperliche Anzeichen und Symptome, beispielsweise Schlafstörungen, Bettnässen oder häufiger Harndrang.
3. Die Symptome lassen sich nicht besser durch eine bekannte neurologische oder medizinische Störung wie Chorea minor, systemischer Lupus erythematodes, Tourette-Syndrom oder andere erklären.

Trotz zahlreicher Studien, die das Krankheitsbild nachweisen, und trotz einer steigenden Zahl von Ärzten im ganzen Land, die das Syndrom diagnostizieren und erfolgreich behandeln, wird PANDAS immer noch nicht offiziell als Erkrankung anerkannt. Niemand behauptet, dass zuvor gesunde Kinder nicht von heute auf morgen intensiven Zwangsstörungssymptomen anheimfallen können. Aber Skeptiker haben die Datenbasis angezweifelt, der zufolge Streptokokken die Ursache sind. Ist es angesichts der Häufigkeit von Streptokokken-Infekten in der Kindheit nicht wahrscheinlicher, dass die meisten Kinder mit akuter Zwangsstörung deshalb Streptokokken haben, weil eben die meisten Kinder Streptokokken haben?

Es stimmt, dass die fraglichen Studien klein sind, und nicht alle entsprechen dem Goldstandard medizinischer Studien – zufällig, doppelblind, placebokontrolliert –, aber sie sind zahlreich und überzeugend genug, um sie ernst zu nehmen. Wenn ich die Forschung mit meiner eigenen klinischen Erfahrung und der vieler anderer Kinder- und Hausärzte kombiniere, kann ich nur schwer nachvollziehen, warum dieses Syndrom immer noch als rein psychisch bedingt abgetan wird.[100] Da immer mehr Ärzte auf die zunehmenden wissenschaftlichen Nachweise aufmerksam werden, die einen Zusammenhang zwischen schweren Zwangshandlungen, Infektionen, Entzündungen und Autoimmunität herstellen, dürfen wir hoffen, dass immer mehr Familien zeit- und ortsnah Hilfe für ihre Kinder finden. Ermutigend ist auch, dass mehrere renommierte Institutionen Abteilungen zur Erforschung und Behandlung von PANS eingerichtet haben, wo Patienten mit dem Syndrom untersucht und therapiert werden können, darunter die Stanford University School of Medicine, die University of Arizona, die University of South Florida und das Massachusetts General Hospital.

Infektbedingte autoimmune Hirnentzündung (ITABI)

So umfassend dieses relativ neue diagnostische Etikett auch ist, übersieht man meiner Meinung nach immer noch einen der Hauptfaktoren der Erkrankung. Wie schon erwähnt, treten Autoimmunreaktionen dann auf, wenn das Immunsystem nicht mehr zwischen eigenem und nicht-eigenem Gewebe unterscheiden kann und Antikörper produziert, die den Körper angreifen und Entzündungen hervorrufen. Man kann eine Entzündung ohne Autoimmunreaktion haben, etwa wenn eine Schnittwunde oder eine noch größere Verletzung verheilt, aber bei einer Autoimmunreaktion liegt immer eine Entzündung vor. Angesichts der enormen Rolle von Entzündungen bei dieser Krankheit erscheint mir der Name PANDAS, der Entzündungen gar nicht erwähnt und sich nur auf Streptokokken bezieht, zu eng. PANS wäre zwar ein besserer Name, aber er bringt leider auch Kontroversen mit sich. Ich habe einen neuen Namen gefunden, der diese Hirnerkrankung besser umreißt: ITABI, *Infection-triggered autoimmune brain inflammation* oder infektbedingte autoimmune Gehirnentzündung.

Nie löst eine einzelne Ursache Entzündungen und fehlgeleitete Autoimmunreaktionen aus, eher ist es ein »Umgebungsmosaik« aus genetischer Anfälligkeit, unausgeglichener Immunabwehr, hormonellem Ungleichgewicht und Umweltfaktoren wie Schadstoffbelastung und Mangelernährung.[101] Die westliche Ernährung, die tendenziell reich an Fett, Zucker, Salz und Fertignahrung ist, kann Entzündungen verursachen, die das Immunsystem und die *Tight Junctions* im Darm schwächen. Wir wissen bereits, dass Gesundheit und Gleichgewicht des Mikrobioms mit dem Immunsystem verbunden sind. Dies wird durch Forschungen bestätigt, die einen Zusammenhang zwischen einer unausgeglichenen Darmflora, Autoimmunerkrankungen und psychiatrischen Erkrankungen festgestellt haben. Und wir haben gelernt, dass bei Menschen, bei denen eine bestimmte Kombination aus genetischer Veranlagung und äußeren Auslösern vorliegt, auch eigentlich harmlose Infekte wie Streptokokken, Sinusitis, Mykoplasma-Pneumonie,[102] Grippe, Windpocken,[103] Herpes und sogar einfache Erkältungen[104] erhebliche Auswirkungen haben können, wenn diese zu Entzündungen, zu einer erhöhten Durchlässigkeit der Blut-Hirn-Schranke und schließlich zu einer Entzündung des zentralen Nervensystems führen.

Auf zwei verschiedene Arten können Infekte Entzündungen und Autoimmunität im Gehirn hervorrufen. Die erste ist die sogenannte molekulare Mimikry, bei der winzige Stückchen (Peptide oder kleine Proteine) von Bakterien und Viren, die als Epitope bezeichnet werden, eine fehlgeleitete Immunantwort auf einen Teil eines Organs stimulieren, der genau wie das Epitop aussieht. Bei einer Hirnentzündung gleichen diese Epitope winzigen Abschnitten auf Zellen der Basalganglien. Nehmen wir an, ein Streptokokken-Erreger dringt in den Körper ein. Das Immunsystem reagiert auf den Erreger mit der Bildung von Antikörpern. Ein Streptokokken-Epitop sieht jedoch aus wie ein kleiner Teil der Basalganglien. Wenn die Streptokokken-Antikörper auf die Jagd gehen, entdecken sie die Teile der Basalganglienzellen, die genauso aussehen wie der Krankheitserreger, den sie eliminieren sollen. Sie halten die Basalganglien für den Erreger, gehen zur Attacke über und verursachen so eine Hirnentzündung.

Bei der anderen Art, wie der Körper selbst Hirnentzündungen auslöst, sind keine Antikörper im Spiel, sondern ein zellvermittelter Mechanismus, der zu einer fehlregulierten Verbreitung von Th17-Zellen führt, den »Schwergewichten« unter den entzündungsfördernden Immunzellen. Nachdem diese besonderen T-Helferzellen durch Streptokokken oder andere Infekte aktiviert worden sind, können sie die Blut-Hirn-Schranke durchbrechen, vor allem wenn diese undicht ist und ein

Treg-Ungleichgewicht vorliegt. Anschließend greifen sie bestimmte Hirnregionen an, unter anderem die Basalganglien, was zu Autoimmunentzündungen führt und neuropsychiatrische Symptome nach sich zieht.

Meine ITABI-Patienten gehören zu den herzzerreißendsten Fällen, die ich behandle. Viele von ihnen sind in der Blüte ihrer Jugend – intelligente, sportliche, soziale, glückliche Kinder. Sie kommen aus liebevollen Familien, in denen sie sich geborgen fühlen. Und dann wachen sie eines Tages ganz verwandelt auf. Plötzliches Einsetzen der Symptome gehört zwar zur klassischen Definition von ITABI, aber gelegentlich kommen die Anzeichen auch über einige Tage oder Wochen hoch. Das ist immer noch drastisch und schnell. Verhaltensänderungen und Symptome hängen ganz davon ab, ob und wie sehr auch die an die Basalganglien angrenzenden Hirnregionen von dem fehlgeleiteten Angriff des Immunsystems betroffen sind. Plötzlich reihen Kinder Gegenstände auf, beharren darauf, dass Dinge in eine bestimmte Reihenfolge gebracht werden müssen, gehen fünfmal hintereinander durch Türen und waschen sich so oft die Hände, bis die Haut aufreißt und blutet. Sie schneiden sich, trommeln gegen Wände und schreien vor Wut. Sie können sich nicht konzentrieren. Sie vergessen alles, was sie gelernt haben, und entwickeln Dyskalkulie (die Unfähigkeit zu rechnen), Dysgraphie (die Unfähigkeit, leserlich zu schreiben) und Dysphonie (die Unfähigkeit, die eigene Stimme zu kontrollieren). Sie machen ins Bett und müssen häufig urinieren, obwohl es keine Anzeichen für eine Harnwegsinfektion gibt. Ihre Phobie vor Ansteckung wird so heftig, dass sie niemanden mehr berühren und nicht berührt werden wollen, was eine furchtbare Distanz zwischen ihnen und ihren Angehörigen schafft. Aus lauter Angst vor dem, was in ihrer Nahrung enthalten ist, essen sie nichts mehr, was zu starkem Gewichtsverlust führt. Sie haben Albträume. Sie halluzinieren und hören Stimmen. Manche werden zu Selbstmördern. Manche werden zu Mördern. Ihr Verhalten wird so gewalttätig und beängstigend, dass es Familien auseinanderreißen kann. Aber bei richtiger Behandlung erholen sich die meisten dieser Kinder, besonders, wenn die Krankheit frühzeitig erkannt und behandelt wird. (Das ist entscheidend, denn je länger das Gehirn entzündet ist, desto höher das Risiko, dass die Entzündung chronisch wird und dauerhafte und langfristige Auswirkungen entstehen. Allerdings habe ich auch vielen Kindern geholfen, die seit Jahren Symptome hatten, also besteht Hoffnung.)

Georgia hatte in dieser Hinsicht Glück. Ihre Mutter hatte berufliche Beziehungen zu medizinischen Fachleuten und handelte entschlossen, sodass das Rätsel um Georgias Erkrankung gelöst werden konnte. Ein Kollege, der den Grund für Natalies abrupte Abreise von der Konferenz in Florida erfahren hatte, stellte innerhalb weniger Tage den Kontakt zu meiner Praxis her. Da sich glücklicherweise eine unerwartete Lücke in meinem Terminplan ergab, setzte Natalie Georgia früher, als sie es für möglich gehalten hätte, ins Auto und fuhr acht Stunden durch einen Schneesturm, um mich im Hinterland von New York aufzusuchen. Vom Rücksitz aus fragte Georgia so oft »Bin ich im Himmel oder im Traum?«, dass Natalie es fast schon ausblendete. Aber dann änderte Georgia den Tonfall:

»Mama, ich muss dir was sagen.«

»Was denn, Schatz?«

»Ich würde es nie tun. Du musst mir glauben, dass ich es nie tun würde«, sagte Georgia. Und dann fuhr sie wie in Zeitlupe fort: »Die Stimmen in meinem Kopf sagen mir, ich soll Danny umbringen, während er schläft.«

Natalie schwirrte der Kopf. *Oh Gott, oh Gott, oh Gott!*

Des Rätsels Lösung

»Ich will mich wieder normal fühlen«, sagte das kleine Mädchen mit den großen, nussbraunen Augen. Ihre Mutter drehte sich zu mir, erschöpft von den eineinhalb Stunden, in denen sie meine Fragen beantworten, penibel die quälenden Ereignisse der letzten fünf Wochen berichten und die gesamte Krankengeschichte ihrer Tochter auflisten musste. Ich schaute auf die ausführlichen Notizen, die ich während dieses Erstgesprächs gemacht hatte. Vollreife Kaiserschnittgeburt, Flaschennahrung, etwas Milchschorf. Wiederkehrende Ohrinfektionen, die schließlich Druckausgleichsröhrchen erforderten. Dreimal Lungenentzündung. Ein Ausbruch von Nesselsucht nach der Windpockenimpfung. Allergien gegen Penicillin, Amoxicillin, Schalentiere, Erdnüsse und Soja. Leichte Zwangssymptome in der frühen Kindheit, als sie ihre Prinzessinnenschühchen perfekt nebeneinander aufreihte, aber ansonsten »das glücklichste Kind der Welt«. Sie war sportlich aktiv und spielte gern im Wald hinter der Schule. In letzter Zeit wachte sie morgens auf und wusste nicht, wo oder wer sie war. Sie litt auch unter Luftnot und bekam manchmal kaum genug Sauerstoff. Sie hatte Angst vor Ansteckung, putzte sich die Zähne bis zum Würgereiz, sträubte sich jedoch gegen das Duschen. Sie erlebte häufige Episoden von starker Angst, Wut und Frustration aufgrund eines Gefühls von Hilflosigkeit und extremer Trennungsangst, die dadurch genährt wurde, dass ihre Mutter beruflich viel reisen musste. Sie war mehrmals beim Kinderarzt gewesen und hatte weder Schmerzen noch Fieber, aber ihr Antistreptolysin-O-Titer war positiv gewesen.

Dieses Testergebnis bestätigte meine Vermutung, dass Georgias plötzliche, dramatische Symptome zum Teil an dem Streptokokken-Infekt lagen, auf den sie einige Wochen zuvor positiv getestet worden war (und den ein weiterer Rachenabstrich in meiner Praxis bestätigte). Das machte sie zu einem klassischen Fall von ITABI. Leider war Dr. O'Connors Feststellung, Natalie habe die Ursache des Leidens ihrer Tochter herausgefunden, verfrüht. So krank wird man nicht von Streptokokken. Man kann davon allerdings neuropsychiatrische Störungen bekommen, wenn die Genetik und andere Umweltfaktoren Infektionen und Entzündungen verstärken, was dazu führt, dass das Immunsystem überkocht. ITABI ist ein Paradebeispiel dafür, wie ein besonderes Zusammenwirken von Umwelteinflüssen (das heißt Infektionen) und erhöhter Durchlässigkeit von Darmwand und Blut-Hirn-Schranke eine außergewöhnliche Autoimmunreaktion auslösen kann, die zur Ausbreitung der Entzündungen führt. Vor allem ist es die Undichtigkeit der Blut-Hirn-Schranke, die es den entzündungsfördernden Immunmolekülen und -zellen ermöglicht, ins Gehirn vorzudringen und dort Chaos anzurichten.

Die Behandlung eines Kindes mit fehlreguliertem Immunsystem muss mit einem umfassenden, individuellen Ansatz erfolgen, bei dem nicht nur die Nervenentzündung, sondern auch alle anderen Faktoren des Immunkessels bewertet und behandelt werden. Am besten schützt man solche Kinder vor zukünftigen Erkrankungen, indem man ihre Gesundheit auf systemische Weise wiederherstellt. Wenn wir den Wasserspiegel des Immunkessels nicht senken, kann der nächste Erreger, der nächste Schadstoff oder das nächste Stressereignis das Kind wieder sehr krank machen.

Georgias bestehende Allergien und wiederkehrende Krankheiten deuteten darauf hin, dass sie ein geschwächtes und dennoch hyperreaktives Immunsystem hatte. Ein Warnzeichen waren die Lungenentzündungen – drei Episoden sind viel für ein zehnjähriges Kind. Wie die meisten Kinder hatte sie eine Pneumokokken-Impfung erhalten, genauer gesagt den 23-valenten Pneumokokken-Polysaccharid-Impfstoff PPSV23, der gegen 23 Subtypen der Streptokokken-Pneumonie schützen soll. Dahinter stecken andere Erreger als die betahämolytischen Streptokokken der Gruppe A, die Streptokokken-Angina verursachen. Georgias Laborwerte zeigten, dass sie nur gegen 3 der 23 Erreger immun war. Die Tatsache, dass ihr Immunsystem gegen die meisten Subtypen keine Immunität entwickelt hatte, deutete auf seine eingeschränkte Funktion hin.

Ich betrachte jeden Praxistermin als ein Schachspiel zwischen mir und der Krankheit meines Patienten. Ich bewerte die mir mitgeteilten Informationen, wäge das Nutzen-Risiko-Verhältnis aller möglichen Ergebnisse ab und mache dann meinen Zug. Dann warte ich ab, wie der Patient reagiert. Seine Antwort verrät mir, was mein nächster Zug sein könnte, und erneut vergleiche ich die Risiken und Vorteile aller möglichen Vorgehensweisen. Das ist langwierig und zeitaufwendig, aber so sieht individualisierte Medizin aus. Man verarbeitet die Informationen eines Patienten zusammen mit der eigenen Erfahrung und dem gesammelten Praxiswissen, sodass man verschiedene Behandlungsmöglichkeiten erwägen und bewerten kann, so wie ein Schachmeister das Spielbrett erfasst und alle möglichen Zugkombinationen erkennt. Ich war mir sicher, dass Georgia an ITABI litt, und begann eine Therapie, die hoffentlich zum Schachmatt führen würde.

Behandlung

Entzündung senken

Zunächst mussten wir Georgias Entzündung unter Kontrolle bringen. Ich ließ sie eine Woche lang alle acht Stunden Ibuprofen einnehmen, außerdem mehrere naturheilkundliche Entzündungshemmer wie essenzielle Omega-3-Fettsäuren, Probiotika, Vitamin D und Curcumin (eines der stärksten natürlichen Antioxidanzien und Entzündungshemmer). Irgendetwas aktivierte die Mikroglia in ihrem Gehirn und brachte sie dazu, große Mengen an Entzündungsmediatoren auszuschütten. Solange wir nicht wussten, was es war, konnte es nicht schaden, mit entzündungshemmenden Mitteln dagegen anzugehen. Im Gespräch war auch ein kurzzeitiger Einsatz des Steroids Prednison.

Infektion behandeln

Als nächsten Schritt sah meine Strategie vor, die Infektion anzugreifen. Ich verschrieb ein Antibiotikum, Azithromycin, um die zugrunde liegende Streptokokken-Infektion abzutöten, die die fehlgeleitete Immunantwort antrieb. Wenn sich eine Infektion tief ins Gewebe eingegraben hat, wie es meiner Meinung nach bei Georgia der Fall war, reicht eine siebentägige Antibiotikabehandlung wie die nach Georgias anfänglichen Zwangssymptomen leider nicht aus. Sie würde das Antibiotikum eine ganze Weile einnehmen müssen, nicht nur, bis der Titer zu sinken begann (was sehr allmählich geschehen kann), sondern auch, bis sich ihr Verhalten besserte. Es war unmöglich vorherzusagen, wie lange das dauern würde. Kinder mit rheumatischem Fieber müssen oft jahrelang Antibiotika einnehmen, daher benötigen Kinder mit ITABI, einem nahen Verwandten des rheumatischen Fiebers, oft auch eine längere Antibiotikabehandlung. Dies bereitet vielen Ärzten aufgrund der möglichen Nebenwirkungen Unbehagen, und eine länger andauernde Einnahme von Antibiotika sollte nicht auf die leichte Schulter genommen werden. Aber manchmal ist dieses Vorgehen notwendig. In diesem Fall ging ich davon aus.

Ungefähr zwei Stunden, nachdem Natalie Georgia die erste Antibiotikadosis verabreicht hatte, rief sie mich an. Georgia ging es noch schlimmer, viel, viel schlimmer – sie trat und schlug um sich und brüllte vor Wut. Natalie gab ihr immer wieder ihr Codewort »Lollipop«, aber es brachte nichts. Natalie war außer sich. Könnte es sein, dass Georgia allergisch auf das Antibiotikum reagierte?

Das war es nicht. Was Georgia durchmachte, lässt sich am ehesten als Absterbeprozess beschreiben. In Natalies Augen muss es entsetzlich gewirkt haben. Dieser dramatische, qualvolle Prozess wird auch als Jarisch-Herxheimer-Reaktion oder salopp »Herx« bezeichnet. Von einer solchen Absterbereaktion berichteten erstmals Hautärzte, denen aufgefallen war, dass sich die Läsionen ihrer Syphilis-Patienten während der Behandlung verschlimmerten, bevor sie sich besserten.[105] Sterbende Bakterien setzen viele giftige Abfallprodukte frei. Unser Immunsystem ist nicht nur zur Verteidigung, sondern auch zur Reparatur da. Werden zu viele Ressourcen für die Verteidigung aufgewendet (wie bei Georgia), dann bleiben weniger Kräfte für die Reparatur und die Abfallentsorgung. Tötet man eine große Menge an Bakterien ab, müssen die Überreste beseitigt werden. Und wenn das nicht passiert, können sich noch mehr Entzündungen entwickeln. Ich verschrieb eine Kombination aus Aktivkohle und anderen nicht resorbierbaren Bindemitteln, um die Giftstoffe im Darm zu binden und Georgia diese elende Zeit zu erleichtern.

Streptokokken-Infekten vorbeugen

Wie bereits erwähnt, handelt es sich bei den Symptomen nicht nur um Halsschmerzen, sondern in der Regel um eine Kombination aus wundem, gerötetem Rachen, Fieber und geschwollenen Lymphdrüsen unter dem Kiefer oder am oberen Hals (manchmal sogar mit atypischen Symptomen wie Kopfschmerzen, Erbrechen oder Bauchschmerzen). Wenn Ihr Kind jemals eine ITABI-Episode hatte, sollten Sie besonders wachsam sein und mit Rachenabstrichen und Antibiotika ein Wiederaufflammen verhindern.

Beim allerersten Ausbruch der Krankheit kann man dem Kind natürliche antimikrobielle Mittel wie Olivenblattextrakt oder Holunder anbieten, außerdem Nahrungsergänzungsmittel, die das Immunsystem unterstützen. Dazu eignen sich unter anderem Transferfaktoren, eine Gruppe winziger Peptide, die üblicherweise aus Rinderkolostrum oder Eigelb gewonnen werden und ihre Immunwirkung auf den Patienten übertragen können (wir verabreichen sie als Spray, um Kindern die Einnahme zu erleichtern). Sie können auch Arabinogalactan (Lärchenextrakt), *Astragalus* (Tragantpulver), die Vitamine A, C und D sowie Mineralien wie Zink oder Selen probieren. Es ist gar keine schlechte Idee für Tweens und Teenager, ihr Immunsystem mit einigen dieser Ergänzungsmittel vorbeugend zu stärken, besonders im Herbst und Winter.

Auf weitere Infektionen prüfen

Ungefähr zwei Wochen nach Georgias erstem Termin kamen die Ergebnisse des Tests auf Borreliose und andere Infektionen herein. Sie hatte einen positiven IgM-Titer auf eine relativ seltene, durch Zecken übertragbare Krankheit, die durch das Bakterium *Francisella tularensis* verursacht wird und die sie sich möglicherweise beim Spielen im Wald hinter der Schule zugezogen hatte. IgM bezeichnet eine Klasse von Immunglobulinen, den ersten Antikörpern, die der Körper bildet, wenn er auf einen Krankheitserreger trifft. Ihr Gegenstück sind die IgG-Antikörper, die Wochen nach der Ansteckung produziert werden und sich an die Krankheit »erinnern«, damit sie sie beim nächsten Wiedersehen bekämpfen können. *Francisella tularensis* war eine mögliche Erklärung dafür, dass die Streptokokken Georgia so stark mitgenommen hatten. Ihr mit der Zeckenkrankheit beschäftigtes Immunsystem war nicht in der Lage gewesen, die letzten Streptokokken auszumerzen. Ich verschrieb also als zweites Antibiotikum Doxycyclin, das *Tularensis* effektiver behandelt als Azithromycin. Natalie verabreichte sofort die erste Dosis. Der folgende Tag war der beste Tag, den Mutter und Tochter seit Monaten erlebt hatten. Zwar fragte Georgia immer noch, ob sie im Himmel oder im Traum sei, führte immer noch Rituale durch, weigerte sich immer noch zu essen und hatte generell Angst vor Nahrungsmitteln, aber sie schaffte es, zur Schule zu gehen. Nach allem, was Natalie und Georgia durchgemacht hatten, fühlte sich dieser kleine Fortschritt wie ein Wunder an.

Darmgesundheit schützen

Angesichts der hohen Antibiotikadosen, die Georgia einnahm, mussten wir ihren Darm proaktiv vor dem Angriff auf seine gesunden Bakterien schützen. Glücklicherweise war Natalie seit über einem Jahrzehnt professionelle Gesundheitsexpertin und mit Nahrungsergänzungsmitteln bestens vertraut. Bevor Georgia ihre erste Antibiotikadosis nahm, hatte Natalie für eine lückenlose Versorgung mit Präbiotika und Probiotika gesorgt. Obwohl Georgia mehrere Monate lang zwei Antibiotika einnahm, erlitt sie keinerlei Magen-Darm-Nebenwirkungen.

Auf entzündungshemmende Ernährung achten

Im Säuglings- und Kleinkindalter wurden bei Georgia Allergien gegen Schalentiere, Erdnüsse und Soja diagnostiziert. Das Bestehen so vieler schwerwiegender Nahrungsmittelallergien deutete darauf hin, dass ihre Darmgesundheit nicht optimal war und dass sie tatsächlich vom Leaky-Gut-Syndrom betroffen sein könnte. Daher entwickelten wir für Georgia einen entzündungshemmenden Ernährungsplan, der ihre Anfälligkeit für Störungen der Darm-Gehirn-Immunsystem-Achse minimieren sollte. Auch wenn sie nicht dagegen allergisch war, riet ich Georgia zu einer Ernährung ohne Gluten und Kasein (ein Protein, das in den meisten Milchprodukten vorkommt).

In diesem Buch werden Sie noch viel von Gluten und Kasein zu hören bekommen, da ich bei Verdacht auf Entzündung in fast allen Fällen empfehle, das eine, das andere oder beides vom Speiseplan des Kindes zu streichen. Das liegt daran, dass Gluten und Kasein multisystemische Entzündungsstoffe sind, die nicht nur im Darm, sondern in vielen anderen Organen ihre Wirkung entfalten können, auch an der Blut-Hirn-Schranke. Das habe ich aus der Arbeit mit autistischen Kindern gelernt.[106] Bei vielen Kindern habe ich signifikante Verbesserungen festgestellt, sobald wir Gluten und Milchprodukte weggelassen haben. Dann habe ich diese Erkenntnis auf neurotypische Kinder mit Nervenentzündung und neuropsychiatrischen Symptomen übertragen und bei vielen von ihnen ähnliche positive Wendungen erlebt.

Manchmal reicht es nicht aus, Kasein oder Gluten oder sogar raffinierten Zucker wegzulassen. Dann empfehle ich unter Umständen eine noch stärker entzündungshemmende Diät. Diese entspricht im Wesentlichen einer modifizierten Paleo-Diät, meidet die meisten Getreide und ist reich an Protein und guten Fetten aus Avocado, Olivenöl oder Kokosöl und voller Gemüse und Obst. Forscher haben auch herausgefunden, dass eine strenge ketogene Ernährung (bei der Kohlenhydrate vermieden werden, auch die in stärkehaltigem Gemüse und Obst enthaltenen) die Bildung von Inflammasomen oder angeborenen Immunsensoren und -rezeptoren hemmen kann, die dann Entzündungen auslösen, wenn infektiöse Mikroben oder sogar Teile von Eigenproteinen vorhanden sind (auf die wir beim Thema Autoimmunreaktion noch zu sprechen kommen).[107] Dies mag zumindest einige der entzündungshemmenden Wirkungen der ketogenen Ernährung erklären. Generell verordne ich keine ketogene Diät, da sie extrem streng und schwer umzusetzen ist. Eher empfehle ich eine modifizierte ketogene Ernährungsweise, die der Paleo-Diät ähnelt, aber weniger Kohlenhydrate enthält und sogar Obst ausschließt. Ursprünglich wurde die ketogene Ernährungsweise entwickelt, um epileptische Anfälle in den Griff zu kriegen, die nicht auf typische Antiepileptika ansprechen. Außerdem versprach sie Hilfe bei der Stabilisierung von Stimmungsstörungen.[108] Allerdings ist auch eine modifizierte ketogene Diät nicht leicht zu befolgen. Daher empfehle ich sie generell nur Familien mit stark betroffenen Kindern. Ihnen rate ich dann, eng mit einem Ernährungsberater zusammenzuarbeiten, um die Diätvorschriften erfolgreich umzusetzen und eine ausreichende Nährstoffzufuhr sicherzustellen.

Manche glauben, dass eine strenge Diät nicht schaden kann. Sie argumentieren, dass das, was für manche gut ist, wahrscheinlich auch für alle gut ist. Strenge Diäten bergen Risiken, es kann zu Müdigkeit, Durchfall und Nährstoffmangel kommen. Sie erfordern auch mehr Vorsicht bei Patienten mit Diabetes, Nierenerkrankungen, Herzerkrankungen oder Gallenblasenfunktionsstörungen. Solche strengeren Diäten sollten von einem Ernährungsberater begleitet werden, damit das Kind eine gesunde Ernährung mit den benötigten Nährstoffen erhält. Ein Kind mit leichten Symptomen muss höchstwahrscheinlich keine modifizierte ketogene Diät einhalten; allein das Weglassen von Gluten oder Milchprodukten oder ein verringerter Konsum von Zucker und raffinierten Kohlenhydraten dürfte Besserung bringen.

Ich suchte nach Möglichkeiten, um Georgias Darmwand zu heilen und die Entzündung zu stillen, die bis ins Hirn vordrang. Aber es würde nicht reichen, die Durchlässigkeit des Darms zu beheben; ich musste auch die Durchlässigkeit der Blut-Hirn-Schranke angehen.

Die Blut-Hirn-Schranke verstärken

Ich versorgte Georgia mit Nähstoffen, die nachweislich helfen, die abnorme Durchlässigkeit der BHS zu senken. Dazu gehören Vitamin D, essenzielle Omega-3-Fettsäuren, B-Vitamine (B_{12}, Methylfolat und B_6), Magnesium, Melatonin und eine Kombination aus antioxidativen und entzündungshemmenden Phytonährstoffen: Resveratrol, Pterostilben, Curcumin und Sulforaphan. (Näheres im Anhang.)

Für Ruhe sorgen

Ein Mittel, das ich heutzutage häufiger anwende, weil es so hervorragende angstlösende und entzündungshemmende Eigenschaften hat, ist Cannabidiol (CBD), das in Tropfenform unter der Zunge verabreicht wird. Obwohl dieses aus Hanf gewonnene Produkt auch im rauscherzeugenden Marihuana vorkommt, enthält es nur minimale Mengen – 0,03 Prozent oder weniger – an THC (Tetrahydrocannabinol), der psychoaktiven Komponente von Cannabis. Das ist viel zu wenig, um irgendjemanden high zu machen (ich verwende Vollspektrum-CBD, das 0 Prozent THC enthält). Die Weltgesundheitsorganisation hat festgestellt, dass CBD nicht süchtig macht und nicht missbraucht werden kann und dass »es keinerlei Beweise für [...] Gesundheitsgefahren im Zusammenhang mit der Nutzung von reinem CBD gibt«.[109]

Unser Körper hat von Natur aus die Fähigkeit, sich mit Cannabinoiden zu verbinden und diese abzubauen. Tatsächlich produzieren wir durch das sogenannte Endocannabinoidsystem auf natürliche Weise unsere eigenen Cannabinoide, die an der Regulierung von Zellen im Gehirn,[110] im Hormonsystem, im Immunsystem und im Magen-Darm-Trakt[111] beteiligt sind. Sie beeinflussen auch unsere Stressreaktion.

Das Endocannabinoidsystem hat zwei Hauptrezeptoren, CB1 und CB2. Obwohl diese Rezeptoren im ganzen Körper zu finden sind, kommt CB1 hauptsächlich im zentralen Nervensystem vor, im Rückenmark und im Gehirn, wo es die Neuronen beeinflusst, aber auch in anderen Körperregionen wie dem enterischen Nervensystem im Magen-Darm-Trakt.[112] CB2-Rezeptoren finden sich hauptsächlich im peripheren Immunsystem, nämlich in Leber, Milz, Mandeln und Knochenmark, wo sie auf Immunzellen wie Makrophagen, B- und T-Zellen einwirken, aber auch auf Mastzellen[113] und Mikroglia[114] im Gehirn, was deren weitreichenden Einfluss auf Entzündungen erklären könnte. Außerdem kommen sie im peripheren Nervensystem vor.[115]

Diese Rezeptoren docken an unsere natürlich produzierten Cannabinoide an, von denen eines, Anandamid, als »Glücksmolekül« bezeichnet wird. Anandamid ist für das »Runner's High« verantwortlich, das Glücksgefühl bei intensivem Sport,[116] aber auch für die gute Laune, die Schokolade manchen Menschen verschafft.[117] Der Anandamidspiegel steigt auch nachweislich während Meditation[118] und Akupunktur.[119] Aber CB1 und CB2 sind auch für Phytocannabinoide empfänglich, die nicht vom Körper produziert, sondern beispielsweise in Form von CBD aufgenommen werden. Cannabidiol wirkt nachweislich nervenschützend und verringert Autoimmunsymptome gleich mehrfach:

- CBD senkt die Mikroglia-Aktivierung.
- Es regelt entzündungsfördernde Mediatoren wie TNF-α und IL-6 herunter.
- Es regelt entzündliche Th17-Zellen herunter und T-Regs herauf.
- Es stimuliert die synaptische Plastizität, erhöht also die Widerstandsfähigkeit und Flexibilität des Gehirns.[120]
- Es erleichtert die Neurogenese, erhöht also die Selbstheilungs- und Erholungskräfte des Gehirns.

All diese guten Wirkungen von CBD – und die Tatsache, dass es Psychosen, Angstzuständen und depressiven Verhaltensweisen entgegenwirken kann – machen es zu einer besonders ratsamen Behandlungsoption für meine ITABI-Kinder, aber auch für viele meiner anderen Patienten.

Da sich in so vielen Zellen im ganzen Körper CB1-Rezeptoren befinden, lässt sich eine ganze Kaskade an positiven Effekten beobachten, da das CBD noch andere Kanäle, intrazelluläre Botenstoffe und Signalwege beeinflusst. Eine solche Synergie bezeichnet man als »Entourage-Effekt«.[121] In Verbindung mit Terpenen und Flavonoiden, anderen nicht-psychoaktiven Extrakten aus der Hanfpflanze, führt CBD nach meiner Erfahrung bei vielen Patienten zu besserem Schlaf, lindert Kopfschmerzen und Migräne und reduziert Angstzustände.

Kinder, die zuvor schon CBD ausprobiert hatten, haben berichtet, dass sie die volle Wirkung erst dann verspürten, als sie es in der von mir verordneten Art und Weise einnahmen. Denn Dosierung und Qualität sind extrem wichtig. Weil die CBD-Industrie nicht reguliert ist, gibt es viele Produkte von fragwürdiger Qualität. Manche enthalten Pestizide oder Herbizide, dafür aber möglicherweise nur Spuren von CBD, viel zu wenig, um therapeutisch zu wirken. Ich empfehle ein hochwertiges CBD-Produkt in Arzneimittelqualität, das unabhängig getestet wird und laut Analysezertifikat frei von Toxinen, Herbiziden und Pestiziden ist. Ich setze meine Patienten zunächst auf eine niedrige Dosis und schaue, wie sie es vertragen und darauf ansprechen. Dann arbeite ich mich langsam zu einer höheren Dosis vor, bis hoffentlich die gewünschte Besserung eintritt.

Autoimmunentzündungen bezwingen

Einen Monat nach Beginn der Behandlung machte Georgia leichte Fortschritte, aber sie war in den Worten ihrer Mutter immer noch ein Schatten ihrer selbst. Bei unseren anfänglichen Terminen, als ich mögliche Behandlungsoptionen skizzierte, hatte ich erwähnt, dass einige Kinder bemerkenswerte Ergebnisse mit dem sogenannten intravenösen Immunglobulin (IVIG) erzielten, einer intravenösen Bluttherapie, die zur Unterdrückung der Autoimmunentzündung im Gehirn beiträgt. Die Zeit für einen Versuch schien gekommen zu sein.

IVIG ist im Allgemeinen nicht meine erste Wahl als Behandlungsmethode. Ich behalte es eigentlich Kindern vor, deren Symptome ihre Funktionsfähigkeit beeinträchtigen. Es ist eine unangenehme Prozedur für die Kinder, die dazu zwei ganze Tage lang am Schlauch hängen müssen, während die Antikörper von 1000 bis 15 000 Blutspendern in ihren Körper gepumpt werden, um Entzündungen und

Autoimmunreaktionen im Gehirn zu verringern.[122] Das Verfahren gilt allgemein als sicher, hat jedoch ein paar seltene und potenziell schwerwiegende Nebenwirkungen sowie einige etwas häufigere, unangenehme Nebenwirkungen wie Kopfschmerzen, Übelkeit und Erbrechen. Ich erläuterte Georgia und ihrer Mutter diese Risiken sehr detailliert, aber als die Zeit verstrich und sich nur langsam Besserung einstellte, verlangte Georgia nach einer IVIG-Behandlung. Ihre Symptome waren immer noch quälend und sie wollte sich unbedingt wieder wie sie selbst fühlen. Natalie hatte im Internet mehrere PANDAS-Gruppen ausfindig gemacht und die Eltern dort nach ihren Erfahrungen mit IVIG gefragt. Nachdem sie mehrere vielversprechende Berichte gehört hatte, entschloss sie sich – in der Hoffnung, dass es genau der Wendepunkt sein könnte, den Georgia brauchte – zu der Behandlung, die nicht immer von der Versicherung gedeckt wird und ziemlich kostspielig sein kann.

Wir führten alle nötigen Screenings durch, bevor wir Georgia für die Behandlung bereit machten. Hätte sie nicht ITABI gehabt – beispielsweise als Patientin mit einer primären Immunschwäche –, dann hätte ich eine niedrige IVIG-Dosis empfohlen, um ihr Immunsystem zu stärken. Aber in Georgias Fall bestand das Ziel darin, ihr überaktives Immunsystem zu beruhigen und die Entzündung, die in ihrem Gehirn wütete, zu unterdrücken. Dazu war eine höhere Dosis erforderlich. Oft sind zwei bis drei Behandlungen mit IVIG nötig, bevor ein Patient spürbare Besserung erfährt. Zu Georgias Glück reichte eine Gabe.

Drei Wochen nach ihrer Therapie war Georgia wieder zu 70 bis 80 Prozent sie selbst. Ihre Fortschritte, die ich zuvor nur als mild bezeichnen konnte, waren jetzt greifbar. Sie stellte immer noch ihre Himmel-oder-Traum-Frage, hatte immer noch negative und bohrende Gedanken, aber die Wutanfälle hörten auf. Bald schaffte sie es, einen Besuch bei einer Freundin zu überstehen. Sie konnte sich wieder die Zähne putzen. Sie genoss eine Woche Ferienlager. Und bei jedem Nachsorgetermin ging es ihr besser. Georgias Albtraum hatte am 19. März begonnen. Im September desselben Jahres war sie geheilt.

Happy End

Wer Georgia heute kennenlernt, kommt nicht auf die Idee, dass sie einmal an einer so heftigen Krankheit litt. Sie befindet sich noch in Therapie, um die Überreste ihrer Zwangsstörungen in den Griff zu bekommen. Sie lernt, ihre zwanghaften Gewohnheiten zu durchbrechen, indem sie sie durch positive ersetzt. Aber ansonsten ist sie eine ganz normale 14-jährige, die meistens durchschläft, zur Schule geht, Sport und Fitness betreibt, gern Zeit mit Mutter, Vater und Bruder verbringt und noch lieber mit ihren Freundinnen zusammen ist. Wahrscheinlich wird Natalies Weg zur vollständigen Genesung länger sein als der von Georgia. Das eigene Kind schwer krank zu erleben und es durch die Erkrankung hindurch zu betreuen ist nicht nur stressig, anstrengend und beängstigend, sondern oft auch traumatisierend. Posttraumatische Belastungsstörungen treten häufig bei Eltern auf, die solche Episoden durchgestanden haben, und es ist wichtig, dass auch sie die Hilfe und

MDS-Momentaufnahme:

ITABI / PANS / PANDAS, milder bis mittlerer Verlauf

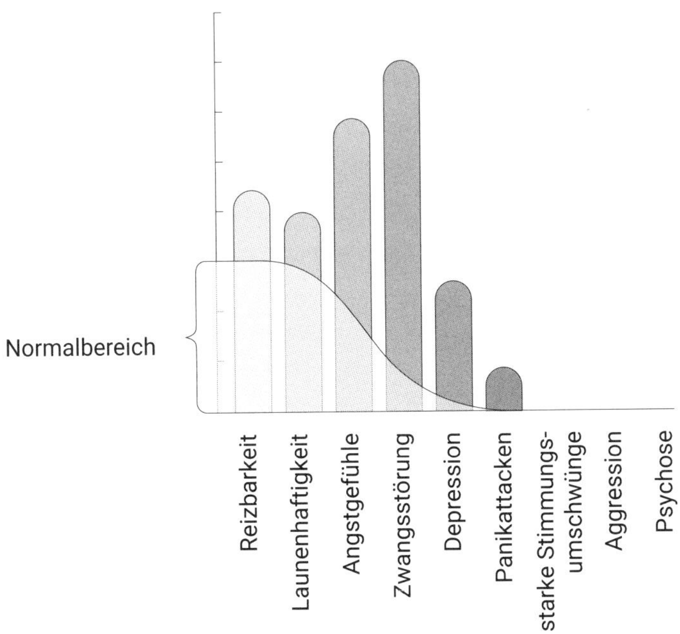

Unterstützung bekommen, die sie brauchen. Als ich Georgia das letzte Mal sah, war von dem gequälten, verängstigten, besessenen Mädchen nichts mehr zu sehen. Stattdessen wirkte sie selbstbewusst und mit breitem Lächeln bedankte sie sich hinreißend bei mir dafür, dass ich ihr aus ihrem Elend geholfen hatte.

Nicht jeder Fall von ITABI ist so schwerwiegend wie der von Georgia. Ich habe diesen komplexen Fall nicht herausgesucht, um Ihnen Angst zu machen, sondern um zu zeigen, wie selbst eine ernste Erkrankung mit derart vielen Facetten geheilt werden kann. Obwohl jeder hier beschriebene Behandlungsschritt auf diese eine Patientin zugeschnitten war, ist der Prozess, mittels dessen ich die Symptome beurteilt und ihre Ursache aufgedeckt habe, derselbe, den ich verwende, um jeden Patienten mit einer komplizierten Krankheit zu heilen. Die Fragen, die ich mir dabei gestellt habe, sind die gleichen, die Sie sich vielleicht stellen werden. Sie müssen nicht gleich Selbstmord- oder Mordgedanken mutmaßen, wenn Sie prüfen, ob sich die Schreibfähigkeit eines Kindes fast über Nacht verschlechtert hat oder ob eine Denkschwäche aufgetreten ist oder wann genau das Bettnässen angefangen

MDS-Momentaufnahme:
ITABI / PANS / PANDAS, schwerer Verlauf

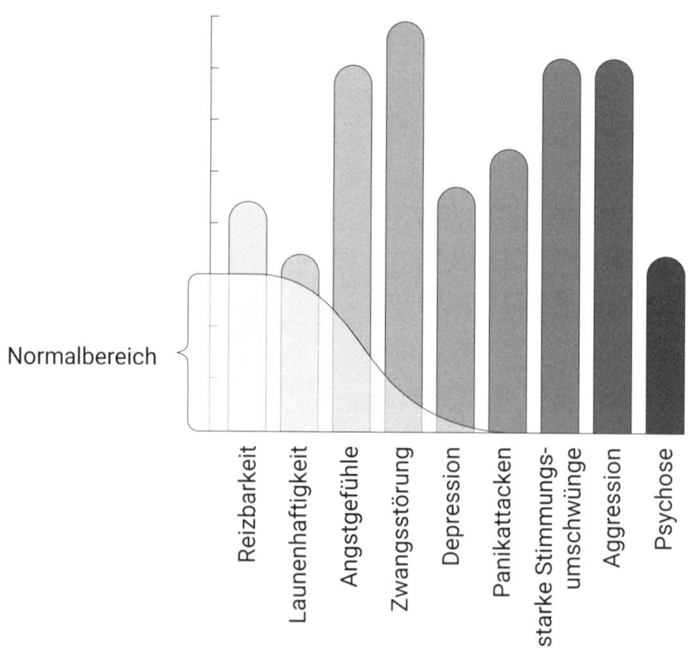

hat. Durch das Aufdecken einzelner Teile und Muster bekommen wir das Ganze in den Blick. Bestimmte Krankheitsanzeichen ergeben in Kombination das MDS-Profil Ihres Kindes. Die Fachleute, die Sie mit dem Entwirren der Gesundheitsprobleme Ihres Kindes betraut haben, können daraus Behandlungsoptionen ableiten und ein individuelles Therapieprogramm entwickeln.

Hat Ihr Kind vielleicht ITABI?

- Sind bei Ihrem Kind nach einer Infektion Krankheitssymptome aufgetreten?
- Wurde Ihr Kind positiv auf Streptokokken oder eine andere Infektion getestet, vielleicht auf Lyme oder eine andere durch Zecken übertragene Co-Infektion?
- Treten die Symptome abrupt auf, fast über Nacht? Gehören dazu Tics, Angstzustände, Zwangsstörungen mit bohrenden Gedanken oder sich wiederholenden Handlungen oder Ritualen, Panikattacken, Traurigkeit oder Depression, Trotz, Stimmungsschwankungen (manchmal im schnellen Wechsel mit Aggression oder Gewalt), Selbstmord- oder Mordtendenzen und/oder psychotische Gedanken mit auditiven oder visuellen Halluzinationen? Zwar ist es sehr unwahrscheinlich, dass einem Kind all dies widerfährt, aber das plötzliche Auftreten von mehr als einem dieser Symptome, besonders von Tics und Zwangsstörungen, ist ein starker Hinweis auf ITABI, wie es die vorhergehenden MDS-Profile zeigen.
- Hat Ihr Kind eine Vorgeschichte von Tics oder Zwangsstörungen, die auftraten und dann zu- und abnahmen?
- Ist das Verhalten Ihres Kindes regrediert, sodass es nun einem viel jüngeren Alter entspricht?
- Ist seine oder ihre Handschrift plötzlich schwer zu lesen? Haben sich seine oder ihre zeichnerischen Fähigkeiten verschlechtert?
- Hat Ihr Kind die Fähigkeit zum Rechnen verloren?

- Hat Ihr Kind angefangen, nachts ins Bett zu nässen oder sehr häufig zu urinieren, ohne dass Nachweise einer Harnwegsinfektion vorliegen?
- Ist Ihr Kind plötzlich hyperaktiv geworden? Hat es seine Konzentrationsfähigkeit verloren? Haben sich eventuelle ADHS-Symptome plötzlich verschlimmert?

5

GEBISSEN: BORRELIOSE, BARTONELLOSE UND ANDERE DURCH ZECKEN ÜBERTRAGBARE KRANKHEITEN

Nichts – kein Grizzly, kein Hurrikan, kein Feuer – ist so unaufhaltsam und wild entschlossen wie Eltern, die ihrem leidenden Kind helfen wollen. Hätte ich Georgias Beschwerden nicht gelindert, dann hätte Natalie ohne jeden Zweifel weiter nach einer Lösung gesucht, egal, wie lange es gedauert hätte.

Vor 45 Jahren weigerten sich zwei andere Mütter ebenfalls, unklare Diagnosen und lebenslanges Leid für ihre Kinder zu akzeptieren. Ihnen verdanken wir, dass wir so viel über eine Krankheit wissen, die noch immer umstritten ist und deren Symptome so breit gefächert sind und so viele andere, auch psychiatrische Krankheitsbilder nachahmen, dass Ärzte oft gar nicht daran denken.

Die Geschichte begann Mitte der 1970er-Jahre, als Judith Mensch auffiel, dass in Lyme, ihrem idyllischen Heimatort im ländlichen Connecticut, viele Kinder erkrankten.[123] Wie sie einem Reporter der New York Times erzählte, war es zuerst das kleine Mädchen von nebenan. Dann war es ein weiteres Kind eine Ecke weiter. Dann ein Junge in ihrer Straße. Am Ende ihre eigene Tochter Anne. Innerhalb von eineinhalb Jahren zeigten sich bei allen von ihnen so schwere Symptome, dass sie ins Krankenhaus mussten und zeitweise nicht mehr ohne Hilfe gehen konnten. Die Ärzte sprachen von »juveniler rheumatischer Arthritis«. Nur ein paar Meilen entfernt musste Polly Murray hilflos mitansehen, wie zuerst ihr jugendlicher Sohn, dann sein zwölfjähriger Bruder und schließlich ihr Mann von Kopfschmerzen, Hautausschlägen und geschwollenen Gelenken heimgesucht wurden, die so schmerzhaft waren, dass sie ohne Krücken nur mühsam gehen konnten. Polly kannte diese Beschwerden – in den meisten der 15 Jahre, die die Familie in der Gegend gelebt hatte, hatte sie wegen ähnlicher Leiden ins Krankenhaus gemusst.[124]

Die Symptome erinnerten an Arthritis, aber diese Diagnose wäre unsinnig gewesen.[125] Arthritis war keine ansteckende Krankheit. Wie sollte Arthritis so viele Menschen in einer Ortschaft befallen? Beide Mütter begannen, auf eigene Faust nach möglichen Ursachen für die Beschwerden ihrer Familie zu suchen, jede rief schließlich beim Gesundheitsministerium von Connecticut an und verlangte Auskunft. Nicht lange danach übernahmen Wissenschaftler aus Yale unter der Leitung von geschulten Epidemiologen die vorläufigen Ermittlungen der Mütter und begannen, nach der Ursache der nach ihrer Meinung »bisher unbekannten Krankheit« zu forschen, die sie »Lyme-Arthritis« nannten. Zu den Symptomen gehörten plötzliche Schwellungen der Gelenke (besonders der Knie), Schmerzen und in etwa einem Viertel der Fälle ein sich ringförmig ausbreitender Ausschlag, die »Wanderröte«. 1978 stellte das Team die Hypothese auf, dass Zecken für die Lyme-Arthritis verantwortlich seien.[126] Nicht lange danach bestätigten Wissenschaftler, dass Zecken tatsächlich der primäre »Übertragungsvektor« für den »Infektionserreger« der Lyme-Krankheit waren.[127] Vier Jahre später wurde der Erreger als das Bakterium *Borrelia burgdorferi* identifiziert. Bald darauf erkannte man, dass die »Arthritis« nur eine Ausprägung einer ernsten Erkrankung war, die das Zentralnervensystem,[128] das Herz, die Gelenke und die Haut[129] betreffen konnte. Jahrzehntelang galt die Lyme-Borreliose als Gefahr, die das Leben im Nordosten der Vereinigten Staaten mit sich brachte. Dort sind Zecken endemisch, da ihnen die Säugetiere der ausgedehnten Waldgebiete – vor allem die Hirsche – als gute Wirte dienen.

Von dieser Geschichte erfuhr ich erst 1985, als ein erwachsener Patient mit auffällig rotem, geschwollenem Zeh bei mir vorsprach. Eine Allergie, dachte ich zuerst, aber als der Patient nicht auf das Antihistaminikum Benadryl ansprach, wusste ich, dass da etwas anderes im Argen lag. Auf mein Nachbohren verriet er mir, dass er kürzlich auf einer Insel in Rhode Island Urlaub gemacht hatte. Da ich noch nie dort gewesen war, fragte ich, wie es dort sei. »Wunderschön. Ruhig, still. Viele Hirsche.« Hirsche. Irgendwo, auf einer Konferenz oder in einem Fachjournal, hatte ich doch von einer Krankheit gelesen, die vor allem in Waldgebieten mit hohem Wildbestand grassierte, da war ich mir sicher. Könnte das sein? Ein paar Stunden Recherche ergaben, dass auf Block Island tatsächlich einige Fälle einer durch Zecken übertragenen Infektion namens Lyme-Borreliose gemeldet worden waren. Nach dreiwöchiger Behandlung mit dem Antibiotikum Doxycyclin nahm der Zeh meines Patienten wieder seine normale Größe an. (Heutzutage behandele ich einen solchen Fall mit mindestens vier- bis sechswöchiger Antibiotikagabe.) Später erfuhr ich, wie viel Glück mein Patient gehabt hatte. Wir hatten die Krankheit rechtzeitig erwischt, kurz nachdem er sich infiziert hatte, da war die Behandlung noch einfach und unkompliziert. Hätte er länger mit dem Arztbesuch gewartet oder hätte ich länger für meine Detektivarbeit gebraucht oder die Möglichkeit einer Borreliose überhaupt ausgeschlossen – was häufig vorkommt, selbst heute noch –, dann wäre die Schwellung am Zeh wahrscheinlich seine geringste Sorge gewesen.

Jahre später, ungefähr 2008, behandelte ich einen Mann, der so sehr an lähmender Müdigkeit, Benebeltsein und Schwindel litt, dass er nicht mehr arbeiten konnte. Er war auf Borreliose getestet worden, aber die Messwerte des nächstgelegenen Labors entsprachen nicht den Prüfkriterien für eine positive Diagnose. Das hatte mehrere Ärzte dazu bewogen, eine Borreliose auszuschließen. Außerdem lebte der Mann in Vermont, und damals glaubte man, dort gäbe es keine Borrelien. Dass der Mann von Beruf Tierpräparator war, schien nicht von Belang. Als ich von den Hunderten von Zecken hörte, die er von jeder Tierhaut entfernte, mit denen er arbeitete, orderte ich eine neue Testreihe bei Labormedizinern, die Erfahrung mit Zeckenkrankheiten hatten, und bekam positive Werte für Borreliose zurück. Da der Patient schon länger krank war, dauerte seine Genesung eine Weile, aber nach einer Kombinationstherapie mit Antibiotika kam er wieder auf die Beine und konnte wieder arbeiten.

Heute behauptet kaum jemand mehr, dass in Vermont oder anderswo keine Borrelien existieren. Sei es, weil die Menschen mehr reisen[130] oder weil der Klimawandel neue Gegenden für die krankheitsübertragenden Parasiten bewohnbar macht oder weil Menschen durch die Ausbreitung der Städte[131] mehr in Kontakt mit Hirschen und sonstigen Wirtstieren kommen – die Zahl der landesweit gemeldeten Zeckenkrankheiten war 2016 mehr als doppelt so hoch wie 2004, wobei Borreliose mehr als 80 Prozent aller Fälle ausmachte.[132] In den USA werden pro Jahr etwa 300 000 Fälle diagnostiziert, mehr als das Zehnfache der an die staatliche Seuchenbehörde CDC gemeldeten Fälle.[133] Das ist mehr als das Eineinhalbfache der Brustkrebsdiagnosen bei Frauen und sechsmal höher als die jährlichen HIV-Fälle.[134] Seit 2018 hat jeder Bundesstaat der USA mindestens einen Borreliose-Fall gemeldet.[135] Daher ist es in rätselhaften Krankheitsfällen ratsam, Borreliose auch dann in Betracht zu ziehen, wenn man in einem Gebiet lebt, das allgemein nicht für von Zecken übertragene Krankheiten bekannt ist.

Aber selbst wer mitten in einer Borreliose-Brutstätte lebt, hat leider keine Garantie, dass die Ärzte diesem Verdacht wirklich nachgehen, wenn sie keine andere Erklärung für eine Krankheit finden. Die Inzidenz der Krankheit stieg in Massachusetts stetig an, als meine Patientin Stacey dort im Jahr 2000 geboren wurde. Trotzdem war ich der erste Arzt, der auch nur die Möglichkeit einer Borreliose in Betracht zog, als Staceys Eltern sie 2013 über die Schwelle meine Praxis trugen – nach neun Jahren chronischer Schlaflosigkeit, Paranoia, Angstzuständen, schrecklicher Wutanfälle und Zwangsstörungen war das Mädchen zu müde und zu depressiv, um selber zu gehen. Eine Erkrankung ohne Ursache hatte das sportliche, gesellige Mädchen in einen schwächlichen, zurückgezogenen Menschen verwandelt.

Ein komplizierter Fall

Anfangs hatte Staceys Mutter Rita noch für alles eine Erklärung.

Mit vier Jahren bekam Stacey, die als umgängliches, neugieriges und gesprächiges Mädchen bekannt war und Schule, Turnen, Fußball und Schwimmen liebte, immer mehr Angst vor Blitz und Donner. Dies äußerte sich dadurch, dass Stacey sich panisch weigerte, das Haus zu verlassen, wenn auch nur eine einzige Wolke am Himmel erschien. In Ritas Augen lag das daran, dass Staceys Großmutter sie einmal vom Strand gescheucht hatte, als sich ein Gewitter näherte.

Staceys Wutanfälle begannen um ihren sechsten Geburtstag herum. Sie brachen völlig unvorhersehbar aus und waren so wild, dass Rita Staceys Möbel an die Wand schraubte, damit ihre Tochter nicht alles umriss, wenn sie wie ein tasmanisches Teufelchen durch ihr Zimmer tobte. Als Rita eines Tages mal wieder weinend vor der verschlossenen Tür hockte und darauf wartete, dass Staceys Wut abebbte, erinnerte sie sich daran, dass Kinder mit schlechtem Schlafrhythmus oft Verhaltensprobleme entwickeln. Beim Arzt wurden dann auch geschwollene Mandeln festgestellt, die so groß waren, dass sie sich berührten. Sie wurden noch innerhalb einer Woche herausoperiert und die Wutausbrüche hörten abrupt auf.

Im Alter von sieben Jahren zeigte Stacey auf einmal vor Schulbeginn Anzeichen von großer Besorgnis und übersteigerter Wachsamkeit (Hypervigilanz). Nervös stellte sie Fragen zum Tagesablauf, so als mache sie sich bereit für einen ungeahnten Katastrophenfall. Rita vermutete, die Unsicherheit ihres Kindes würde von tyrannischen Mitschülern geschürt. Vielleicht war Stacey auch nur ein ängstliches Kind. Aber wie viele andere Verhaltensweisen ließ auch diese so weit nach, dass Rita sich keine Sorgen mehr machte.

Als Stacey acht Jahre alt war, tauchte ein neues Problem auf. In Gesellschaft ihrer besten Freundin Wendy oder ihres kleinen Bruders Derek machte sich Stacey immerzu und obsessiv Sorgen, dass einer von ihnen sich übergeben könnte. Sie ließ nicht locker: »Fühlst du dich gut? Musst du spucken?« Rita glaubte, dahinter könne die unangenehme Erinnerung an eine lange Fahrt durch Colorado stecken, die damit endete, dass ihrem Bruder auf dem Rücksitz speiübel wurde. Von da an brachte Rita Stacey zu einer Therapeutin. Die meinte, sie hätten es mit einer alltäglichen Zwangsstörung zu tun. Rita mochte diese Ärztin sehr, doch nach einem halben Jahr gab die Expertin trotz 25-jähriger Erfahrung zu, dass keine ihrer Methoden die erwartbare Wirkung zeigte, und riet zu anderen Heilverfahren.

Als Stacey neun wurde, gingen Rita die Erklärungen aus. Abgesehen von mehreren Nasennebenhöhlenentzündungen hatte Stacey ein glänzendes Jahr. Rita fiel einfach kein Grund ein, warum ein Mädchen, das seine neue Lehrerin liebte und sich freute, mit der besten Freundin in die vierte Klasse zu gehen, plötzlich nicht mehr in den Schulbus steigen wollte und sich sogar im Auto versteckte, um nicht vor der Schule aussteigen zu müssen. Gleich ob Rita oder ihr Mann von ihr wissen wollten, was los war, sie konnte es nicht sagen: »Ich weiß es nicht. Ich habe einfach solche Angst!« Als die Beratungslehrerin anrief, weil Stacey verängstigt in einer Ecke ihres Büros kauerte und sich weigerte, in die Klasse zurückzukehren, wusste Rita keinen Rat. Obwohl Stacey seit Jahren seltsame Ängste und Verhaltensweisen an den Tag legte, hatte sie bis jetzt wie jedes andere Kind funktioniert, das an Schule, Sport und dem Spiel mit Freundinnen Freude hatte. Diese Zeit neigte sich dem Ende zu.

Bevor sie Mutter wurde, hatte Rita als Krankenschwester in der Neurologie eines großen Kinderkrankenhauses gearbeitet. Was auch immer in Staceys Gehirn vorging, Rita war sich sicher, dass sie der Sache auf den Grund gehen würde. Eine vollständige neurologische Untersuchung ergab nichts Auffälliges, aber der Neurologe diagnostizierte bei Stacey Angstzustände, Aufmerksamkeitsdefizitsyndrom (ADS), Trennungsangst und einen nasalen Tic, der Rita noch nicht einmal aufgefallen war. Er verschrieb ein Stimulans gegen das ADS und ein SSRI (eine Art von Antidepressivum) gegen die Angstzustände und schlug Rita vor, Stacey zwei Wochen lang aus der Schule zu nehmen, bis sie sich beruhigt hätte.

Auf Staceys Gehirn wirkten die Medikamente alles andere als beruhigend, sondern eher wie Kerosin. Das Mädchen hielt gar nicht mehr still und ihre Wutausbrüche kehrten zurück, zusammen mit explosiven Ausbrüchen von Gebrüll aus vollem Halse. Rita brachte Stacey mehrmals zum Neurologen. Der war sich sicher, dass er nur die richtige Kombination von Medikamenten finden musste, und behandelte Stacey mit einer ganzen Batterie von verschiedenen Medikamenten und Dosierungen. Manche verwandelten Stacey in einen Zombie, andere hatten keinerlei Wirkung oder schienen ihre Stimmungsschwankungen zu verschlimmern. Sie kehrte nach der zweiwöchigen Pause nicht in die Schule zurück, denn ihr Schulbesuch in einem Klassenzimmer konnte unmöglich gelingen. Sie hörte auf, Fußball zu spielen und im Pool der Familie zu schwimmen. Sie nahm auch neue Zwangshandlungen auf. Inzwischen stieg sie keine Stufe mehr hinauf oder hinab, ohne sich vorher auf den Hintern zu setzen und zu drehen. Sie zog ihr Bein zwanghaft hinterher. Zu Hause stieg sie über unsichtbare Mauern. Und natürlich machte sie einen großen Schritt über jede Fuge im Fußboden oder auf dem Gehweg.

Eines Tages fragte Stacey auf dem Nachhauseweg vom Einkaufen, ob Rita nicht einen Schlenker zur Tierhandlung machen könnte, um nach den Katzen zu schauen. Das war nichts Neues. Der Besuch bei den Katzen war eine weitere Zwangshandlung, die Rita ihr gern gönnte, wenn es passte. Aber heute war wirklich keine Zeit, erklärte Rita. Sie hatte zu Hause noch zu tun und musste dann auch noch Abendessen machen. Als Nächstes spürte Rita, dass Stacey wie wild gegen die Rückenlehne des Fahrersitzes trat. Rita gab sich die größte Mühe, um ruhig zu bleiben und geradeaus zu fahren. Kaum war sie in die Einfahrt eingebogen und hatte das Auto abgestellt, da stieg Stacey aus und begann, Steine gegen die Fenster des Hauses zu werfen. Ihre Schreie schallten weit durch die stille Nachbarschaft. »Ich hasse dich, Mom!« Rita glaubte, dass die Nachbarn die Polizei rufen würden.

Auf Empfehlung des Kinderarztes brachten Rita und ihre Schwiegermutter Stacey noch am Abend in die Notaufnahme, wo sie die folgenden 14 Stunden in einem Krankenzimmer verbrachten und Stacey beim Weinen zusahen. In stundenlangen Tests und Gesprächen stellte man sicher, dass Stacey nicht von ihren Eltern missbraucht oder anderweitig traumatisiert wurde. Dann erfuhr Rita vom behandelnden Arzt, dass das Krankenhaus nichts tun könne und dass sie ihre Tochter nach Hause bringen solle. Aus Angst vor dem, was passieren könnte, wenn sie gingen, flehte Rita den Arzt an, Stacey über Nacht zur Beobachtung im Krankenhaus zu lassen. Aber da das Kind nicht die Kriterien des Krankenhauses für eine psychiatrische Aufnahme erfüllte, durfte man sie nicht dort behalten. Während der ganzen 45-minütigen Heimfahrt hielt Rita das Lenkrad fest umklammert, aus Angst, ihre Tochter könnte sich aus dem Auto auf die Autobahn stürzen. Aber Stacey war erschöpft und verbrachte die Fahrt größtenteils damit, zu schlafen oder aus dem Fenster zu stieren.

Als Rita zu Beginn von Staceys Wutphase mit dem Kinderarzt gesprochen hatte, hatte er gesagt: »Übrigens gibt es da etwas namens PANDAS. Viele Ärzte glauben nicht daran. Ich weiß nicht, wie man es behandelt, aber ich frage mich, ob sie es vielleicht hat.« In den Tagen nach der Tortur im Krankenhaus blieb Rita bis spät in die Nacht wach und machte sich über diese Krankheit schlau. Zwar fehlte das plötzliche Auftreten, aber abgesehen davon stimmten alle Symptome überein. Ihre Recherche führte sie schließlich zu einem Kinderneurologen, der in einem nicht weit entfernten Bundesstaat residierte und dafür bekannt war, Kindern mit PANDAS zu helfen. Mit Blick auf Staceys Laborwerte, zu denen ein himmelhoher Streptokokken-Titer gehörte, und die von Rita aufgezählten Symptome erklärte der Neurologe Stacey vor allem wegen des Hinkens zum »hundertprozentigen PANDAS-Kind«. Nach einer dreistündigen Untersuchung, in deren Zuge er auch noch erweiterte Pupillen feststellte, verschrieb er zunächst Ibuprofen und das Steroid Prednison zur Eindämmung der Entzündung, die wahrscheinlich das Ergebnis einer fehlgeleiteten Immunreaktion gegen die Streptokokken war. Dazu verschrieb er ein Antibiotikum, das Stacey bereits eingenommen hatte, jedoch nicht in Kombination mit den beiden anderen Medikamenten.

Zu Hause heulte Stacey zwei Tage später plötzlich auf. Aber es war nicht das Wutgebrüll, an das sich Rita nur zu sehr gewöhnt hatte. Es klang … glücklich.

»Mom, Mom, guck dir das an!«

Rita folgte dem Ruf ihrer Tochter ins Wohnzimmer und sah sie die Treppe hoch und runter spurten, freudig wie eine Bergziege. Der Zwang, auf dem Hintern zu rutschen, war verschwunden. Ebenso das lahme Bein.

Sechs Monate lang nahm Stacey mit Pausen Antibiotika und Ibuprofen ein. Doch obwohl enorme Verbesserungen feststellbar waren, schienen sie nie von Dauer. Die Zwangsstörung hatte Stacey mittlerweile seit über einem Jahr den Schulbesuch unmöglich gemacht, den Unterricht übernahm eine Reihe von Nachhilfelehrern. Rita wollte ihrer Tochter nur allzu gern ihr altes Leben zurückgeben. Sie beschloss, eine zweite Meinung einzuholen, und brachte Stacey zu einem bekannten Kinderpsychiater, der bei ihr ein schweres ADHS diagnostizierte und ihr zwei neue Rezepte mitgab: Klonopin, ein Medikament gegen Angstzustände, und Adderall, ein häufig verwendetes Medikament gegen ADHS.

Drei Tage später gingen Rita und Stacey mit Staceys bester Freundin Wendy ins Einkaufszentrum. Auf dem Weg zwischen Zimtschneckenbäcker und Stofftierparadies kam Stacey herbeigeeilt, beugte sich zu Rita und flüsterte ihr ins Ohr: »Ich muss dir was sagen. Ich hab' das Gefühl, dass ich ihr wehtun will.«

Rita verstand nicht. »Was?«

»Das ist nur so ein Gedanke, der immer wieder hochkommt. Ich hab' das Gefühl, dass ich ihr wehtun will, dabei ist sie meine beste Freundin. Es ist wirklich komisch. Es macht mich irre.«

Entnervt entschied Rita, dass es Zeit war, nach Hause zu fahren.

Am Nachmittag planschten Stacey und Wendy im Pool, bis Stacey sich aus dem Wasser stemmte und sich zu ihrer Mutter stellte, triefend nass, das Gesicht voller Angst.

»Mom, mir kommt es vor, als ob ich sie ertränken will, und ich weiß nicht, warum. Ich möchte sie unter Wasser drücken.«

Auf einen Zwischenstopp in der Notaufnahme folgte ein Termin bei einem Psychiater, der hinter Staceys negativen, zudringlichen Gedanken eine ungünstige Reaktion auf das Klonopin und das Adderall vermutete und dazu riet, die Einnahme sofort abzubrechen. Zum Glück hatte er Recht und dieses spezielle Symptom ließ nach.

Schließlich regte der Kinderneurologe an, dass eine IVIG-Therapie (mit intravenösem Immunglobulin, das bei Georgia so gut funktioniert hatte) vielleicht einen Neustart von Staceys Immunsystem ermöglichen würde, sodass es mit neuer Kraft endlich die Ursache der Entzündung ausmerzen könnte, die Staceys Symptome verursachte. Stacey hatte sich dank Ibuprofen und Antibiotika bereits gebessert, aber ihre Reaktion auf die IVIG-Therapie war das reinste Wunder. Während der zwei Achtstundentage lag das Mädchen mit einer Packung Saft neben sich und dem im Arm befestigten Infusionsschlauch in ihrem Sessel. Rita sah zu, wie sich das Gesicht ihrer Tochter am Ende des ersten Tages entspannte. »Das werde ich nie vergessen. Wie so ein Frieden sie überkam.« Ungefähr zehn Wochen lang konnte Stacey ein fast normales Leben führen. Sie nahm wieder Kontakt zu Freundinnen auf. Sie lächelte. Leider traten ihre Zwangsstörungen nach etwa zehn Wochen wieder auf. Widerwillig ordnete der Kinderneurologe eine weitere IVIG-Therapie an. Wieder ließen Staceys Symptome nach. Die Genesung war so deutlich, dass Rita Stacey in der Schule anmeldete, wo sie jetzt in die siebte Klasse ging. Letzten Endes machte Stacey sechs weitere IVIG-Therapien in der nahegelegenen Klinik durch – eine harte Zeit für sie, da sie nach jeder Behandlung eine lähmende Migräne bekam und tagelang zusammengerollt auf der Couch liegen blieb. Wenn sie konnte, besuchte sie eine neue Schule, eine alternative Bildungsstätte für Kinder mit ADHS, High-Functioning-Asperger oder emotionalen Problemen. Dort war sie glücklich gewesen, aber als sich ihr Befinden nach der IVIG-Therapie verbesserte, spürte sie die Unterschiede zwischen sich und den anderen Kindern deutlicher und fühlte sich unwohl und fehl am Platz. Dann brachen die Streptokokken wieder aus und ließen ihre Symptome galoppieren.

Rita fand Trost und Zuspruch in einer großen Facebook-Gruppe von PANDAS-Familien, wo man Informationen und Erfahrungen austauschen, sich gegenseitig Hoffnung machen und gegenseitiges Verständnis und Unterstützung finden konnte. Rita schrieb dort häufig über ihre Frustration, dass IVIG bei Stacey nur vorübergehend zu wirken schien, bis eines Tages irgendeine Mutter kommentierte: »Wenn IVIG nicht anhält, hat deine Tochter Borreliose.« Das sei ausgeschlossen, antwortete Rita. Stacey war auf Borreliose getestet worden, mit negativem Ergebnis.

»Bei Borreliose taugen normale Tests nichts«, schrieb die Mutter.

Rita nahm ihre Recherche zur Lyme-Borreliose wieder auf. Sie entdeckte, dass es zur Borreliose zwei stark opponierende Denkrichtungen gab, deren Kontroverse so heftig war, dass sie als *Lyme Wars* bezeichnet werden. Das eine Lager befolgt die Richtlinien der Infectious Diseases Society of America (IDSA), wonach die Lyme-Borreliose nach einer kurzen Antibiotikatherapie, die im Normalfall zwei bis vier Wochen dauert, auskuriert ist. Diese Mediziner glauben nicht, dass es sich um eine chronische, anhaltende Erkrankung handeln kann. Und wenn 10 bis 20 Prozent der Borreliose-Patienten Monate und manchmal Jahre nach der ersten Antibiotikabehandlung Müdigkeit, Gliederschmerzen, Denkschwierigkeiten und sonstige Symptome verspüren, ist es eben keine Lyme-Borreliose.[136] Was diese Symptome verursacht, die sie als *Post-Treatment Lyme Disease Syndrome* (PTLDS) bezeichnen, darüber sind die Mediziner unschlüssig. Vielleicht Autoimmunität, vielleicht das Trauma der Erkrankung. Aber eine Borreliose kann es nicht sein, denn sie glauben, es gäbe keine Laborbeweise dafür, dass *Borrelia burgdorferi* eine Antibiotikatherapie überleben kann. Außerdem, so sagen sie, hätten die Werte vieler dieser Patienten gar keinen Hinweis auf eine Borrelien-Infektion hergegeben.

Der gebräuchlichste und einzige von der Seuchenbehörde CDC empfohlene Test ist ein zweistufiger Prozess, der den Gehalt von Borrelien-Antikörpern im Blut misst, nicht das Vorhandensein der Bakterien selbst.[137] Zwei bis vier Wochen nach dem Biss einer Zecke, die *Borrelia burgdorferi* in sich trägt, erfährt der Körper einen ersten Anstieg des Immunglobulins (also Antikörpers) IgM. Der IgM-Spiegel bleibt zwei Monate bis zehn Wochen erhöht. Wenn IgM dann im Blutkreislauf abnimmt, steigt IgG an, ein anderer Antikörper. Die Antikörper deuten lediglich auf einen Erregerkontakt hin – sie verraten nicht, ob die Infektion noch aktiv ist. Ein Pedant würde sagen, dass das Vorhandensein von IgM einen kürzlichen Kontakt anzeigt, während IgG-Antikörper auf einen Kontakt in der Vorgeschichte schließen lassen. Sofern dieser erste Testschritt namens ELISA *(Enzyme-linked Immunosorbent Assay)* für einen der Antikörper positiv ausfällt, macht die Probe noch einen zweiten Schritt durch, den Western Blot, um die Diagnose zu bestätigen. Sind die ELISA-Ergebnisse negativ, wird kein weiterer Test angeordnet. ELISA-Tests gelten als so empfindlich, dass falsch-positive Ergebnisse zwar möglich sind und daher durch den Western Blot überprüft werden müssen, ein negatives Ergebnis aber unbestreitbar ist. Ärzte, die dieser Denkrichtung folgen, diagnostizieren im Allgemeinen keine Borreliose, ohne dass eine Hautrötung beobachtet wurde *und* zwei positive Laborergebnisse vorliegen.

Im anderen Lager befinden sich die Ärzte, die aufgrund ihrer Praxiserfahrung glauben, dass Lyme-Borreliose auch ohne Hautrötung vorliegen und in eine anhaltende Erkrankung übergehen kann, wenn die erste Antibiotikatherapie nicht reicht, um die Bakterien zu eliminieren. Wenn alles außer den Laborwerten auf eine Borreliose hindeutet, halten diese Ärzte eine fortgesetzte orale, intramuskuläre oder intravenöse Antibiotikabehandlung für sinnvoll, bis alle Symptome verschwunden sind. Patienten sollten auf möglicherweise schädliche Auswirkungen der Antibiotikaeinnahme über eine längere Zeit hinweg aufmerksam gemacht werden, zu denen Hefepilzinfektionen, Magen-Darm-Beschwerden wie die Darmentzündung mit *Clostridioides difficile* oder Nebenwirkungen auf Leber, Nieren, Gallenblase oder andere Organe zählen. Diese Ärzte, die von der Medizingesellschaft International Lyme and Associated Diseases Society (ILADS), von Interessengruppen und ihren Patienten unterstützt werden, berichten von signifikanter Besserung der Symptome nach einer längeren und höher dosierten Antibiotikaeinnahme.

Der für Staceys Fall zuständige Arzt – Leiter der Abteilung für Infektionskrankheiten der Uniklinik, in der sie behandelt wurde – war skeptisch und bestand darauf, dass die Existenz einer chronischen Borreliose nicht von der Literatur gestützt sei. »Auf Borreliose wurde sie getestet«, erinnerte er Rita freundlich. »Die Proben gehen zur Mayo Clinic. Die sind die besten. Wenn die sagen, da ist keine Borreliose, ist da keine Borreliose.«

Rita war hin- und hergerissen. Da sagte ihr einer der führenden Spezialisten für pädiatrische Infektionskrankheiten ihres Bundesstaates, dass dieser Weg zu keiner Lösung führen würde. Aber sie wusste auch von Untersuchungen aus den USA und zahlreichen anderen Ländern, denen zufolge *Borrelia burgdorferi* im Körper zurückbleiben und auch nach der Behandlung anhaltende Symptome verursachen könne. Sie ging wieder auf Facebook. »Was soll ich tun?«, fragte sie.

»Such dir einen Lyme-Arzt«, erwiderte die andere Mutter.

Auf Spurensuche

Vom außergewöhnlichen Medizinpraktiker William Osler erfuhr ich als Medizinstudent an der Medizinischen Fakultät der University of Rochester. Als einer der vier Gründer der Johns Hopkins School of Medicine hat er bekanntlich das Konzept der Assistenzzeit eingeführt und Medizinstudenten aus dem Hörsaal ins Krankenzimmer geholt, wo sie »Unterricht am Krankenbett« erhielten und die Kunst der klinischen Beobachtung und der ausführlichen Anamnese erlernen sollten.[138] Im frühen 20. Jahrhundert, als Osler noch praktizierender Internist und Professor war, zerbrachen sich die Ärzte den Kopf über eine schreckliche Krankheit, die fast jedes Symptom fast jeder bekannten Krankheit aufweisen konnte: Syphilis. Die Symptome reichten von Wundstellen, Hautausschlägen, Müdigkeit, Haarausfall, leichtem Fieber, geschwollenen Drüsen, Kopf- und Muskelschmerzen im frühen bis sekundären Stadium der Krankheit bis hin zu Hautläsionen, Tumoren, Erblindung, neurologischen Symptomen wie Schwäche, Taubheit und Krampfanfällen, psychiatrischen Symptomen wie Reizbarkeit und Depression und in späteren Stadien sogar Psychosen. Da die Symptome, die fast jedes Organ im Körper betreffen konnten, zu- und wieder abnahmen, hatten die Menschen häufig keine Ahnung, dass sie die sexuell übertragbare Krankheit in sich trugen. Die Fähigkeit der Syphilis, besonders in fortgeschrittenen Stadien alles Mögliche nachzuahmen, von Autoimmunerkrankungen über Krebs bis hin zu Herzerkrankungen und neurologischen Störungen und fast jeder psychiatrischen Störung, trug der Krankheit den Titel des »Großen Imitators« ein.[139] Dr. Osler sagte bekanntlich: »Lerne die Syphilis in all ihren Erscheinungsformen und Beziehungen kennen, und alles Ärztliche wird dir zuteil«, oder umgangssprachlicher: »Die Syphilis kennen heißt Medizin kennen.«[140] Von der Jahrhundertwende bis in die 1940er-Jahre, als man herausfand, dass Penicillin die Krankheit heilen kann, mussten Ärzte beim Fehlen einer einfachen oder offensichtlichen Erklärung für die Symptome eines Patienten, besonders bei neuropsychiatrischen Symptomen, immer die Möglichkeit einer Syphilis-Diagnose in Betracht ziehen.

Borreliose ist unser nächster Großer Imitator. Auch wenn es sich nicht um eine sexuell übertragbare Krankheit handelt, geschieht eine Infektion möglicherweise noch leichter. Und wie die Syphilis wird die Borreliose von einer Spirochäte verursacht, einem langen, dünnen, spiralförmigen Bakterium, das die Form ändern kann, um seiner Entdeckung und Zerstörung zu entgehen. So wie bei der Syphilis können die Lyme-Symptome zunehmen, abnehmen und sich überlappen. In frühen Stadien zeigt die Borreliose keine auffälligen Symptome, und sie kann sich auch rein neuropsychiatrisch äußern, besonders in späteren Stadien. Wenn Symptome bestehen, sind sie so breit gefächert, dass die Krankheit häufig mit anderen Krankheiten wie multipler Sklerose, rheumatoider Arthritis, Fibromyalgie, chronischem Müdigkeitssyndrom oder Autoimmunerkrankungen verwechselt und über Jahre fehldiagnostiziert wird. Und jetzt, da die Zahl der Borreliose-Kranken in den Vereinigten Staaten zunimmt, müssen Ärzte beim Fehlen einer einfachen oder offensichtlichen Erklärung für die Symptome eines Patienten, besonders bei neuropsychiatrischen Symptomen, immer die Möglichkeit einer Borreliose-Diagnose in Betracht ziehen. Zumindest tue ich als Arzt das. Es erinnert an einen anderen Oslerismus: »Es gibt keine schwierigere Kunst als die Kunst der Beobachtung.«

Viele meiner Patienten wären unter meiner Obhut nie genesen, wenn ich die Behandlung allein auf ihre Laborwerte gestützt hätte, statt die Daten in Verbindung mit dem zu interpretieren, was meine Augen und Ohren mir mitteilten.

Was also habe ich an dem Tag gesehen und gehört, als Staceys Eltern sie zum ersten Mal in mein Büro trugen?

Ich sah eine brünette, braunäugige 13-Jährige, erschöpft und demoralisiert von jahrelanger Behandlung wegen allerlei wiederkehrender neuropsychiatrischer Symptome mit nur partiellem oder temporärem Erfolg. Sie wirkte niedergeschlagen von der Angst und Traurigkeit, wegen derer sie ihre Lieblingsbeschäftigungen aufgegeben und ihre Freundinnen verloren hatte.

Mit ihren 77 Kilo bei 152 Zentimetern Körpergröße war meine neue Patientin deutlich übergewichtig. Als Rita ihre Besorgnis über die Gewichtszunahme ihrer Tochter zum Ausdruck brachte, hatten Staceys bisherige Ärzte abgewinkt. Einer vermutete sogar, dass das Mädchen heimliche Fressattacken hätte. Rita wusste, dass das nicht stimmte, Stacey war selten außer Sicht. Für mich klang es auch nicht nach einer plausiblen Erklärung. Stacey war ein Mädchen, das Sport liebte, besonders Turnen. Ich hatte von Sportlerinnen gehört, die sich nach Fressattacken übergeben, um ihr Gewicht niedrig zu halten, aber es ergab keinen Sinn, dass Stacey ihre Lieblingsbeschäftigung sabotieren sollte, eine der wenigen Freuden, die ihr geblieben waren, wenn sie überhaupt die Kraft hatte, um daran teilzunehmen. Allerdings nahm Stacey derzeit Augmentin als Antibiotikum, Intuniv gegen Tics, das Antidepressivum Sertralin und das Antipsychotikum Seroquel ein. Seit sie acht oder neun war, hatte sie Ritalin, Focalin, Strattera, Cipralex, Venlafaxin, Lamictal, Prednison, Zyprexa, Zoloft und Lorazepam bekommen. Serotoninwiederaufnahmehemmer wie Sertralin und Seroquel, die sie zur Dämpfung ihrer schnellen Stimmungsschwankungen verschrieben bekam, sind für Gewichtszunahme als Nebenwirkung berüchtigt. Ich hielt das für eine viel wahrscheinlichere Erklärung. Abgesehen vom Übergewicht waren ihre Hauptsymptome schwere Angstzustände, Zwangsstörungen, chronische Sinusitis, Stimmungsstörungen, ADHS und Tics, bei denen sie die Arme mit einer ruckartigen Bewegung nach vorn reckte, wobei das mit dem Intuniv gut unter Kontrolle zu sein schien. Sie hatte auch eine belegte Zunge und Blähungen.

Ich sah ein ganz liebenswertes, intelligentes Mädchen in augenscheinlicher psychiatrischer Not. Im Gegensatz zu vielen meiner jugendlichen Patienten, die manchmal einfach nur grunzend dasitzen, war Stacey umgänglich. Auch wenn sie leise sprach, hatte sie ein starkes Gedächtnis und konnte meine Fragen genau beantworten. Ich war wirklich überrascht, wie offen sie nicht nur über ihr körperliches Befinden sprach, sondern auch über die ganze Tortur. Sie wusste genau, was sie verloren hatte, und die Angst war greifbar, dass sie vielleicht nichts davon zurückgewinnen könnte.

Ihre Familiengeschichte enthielt einige Hinweise für die Diagnose. Rita litt nach Staceys Geburt an einer Wochenbettdepression und hatte Erfahrung mit Angstzuständen. Mütterlicherseits gab es auch eine Großmutter mit Parkinson und einen Großvater mit Zwangsstörung. Bei Stacys Vater war ADHS diagnostiziert worden. Auf der väterlichen Seite gab es ansonsten: einen Onkel mit Guillain-Barré-Syndrom, eine leichte Zwangs- und Angststörung und Hashimoto-Thyreoiditis (die bereits erwähnte autoimmune Schilddrüsenerkrankung) bei einer Großmutter, außerdem sehr starke soziale Ängste und eine mögliche Agoraphobie bei einem Großvater. Mehrere andere Verwandte väterlicherseits hatten ebenfalls Angstsymptome. Staceys kleiner Bruder Derek hatte ein leichtes ADHS.

Vor diesem genetischen Hintergrund gesehen war Staceys Immunkessel wohl schon an dem Tag, an dem sie auf die Welt kam, zu mehr als einem Viertel voll. Schon unter normalen Umständen hatte sie eine überdurchschnittlich starke Veranlagung für neuropsychiatrische Störungen wie Zwangshandlungen und Angstzustände. Kam dazu nun noch eine Erkrankung, die eine Gehirnentzündung auslöste, dann waren diese schweren psychischen Symptome wenig überraschend.

Als Nächstes ging ich zur Anamnese über und bat Rita, mir die Chronologie und die Einzelheiten von Staceys Krankheit zu erläutern. Rita erzählte mir daraufhin die Krankengeschichte und begann wie immer damit, dass Stacey im Alter von vier Jahren eine Heidenangst vor Blitz und Donner entwickelt hatte.

Das weckte meine Neugier. Wieso entwickelte ein Kind aus heiterem Himmel eine so starke Phobie? Rita glaubte, es hinge mit einem Nachmittag zusammen, an dem die Großmutter das Kind eilig vom Strand holen musste, weil ein schweres Gewitter aufzog. Aber ich hatte einmal einen elfjährigen Patienten gehabt, der mit ähnlich lähmenden Angstzuständen, mit Schlaflosigkeit und Panikattacken zu mir gekommen war und ohne körperliche Symptome einen positiven Borreliose-Test hatte. Die psychischen Symptome dieses Jungen verschwanden schließlich nach mehreren Antibiotikabehandlungen, darunter einer intravenösen.

Ich begann das Puzzle zusammenzusetzen. Staceys Familie lebte in Massachusetts, einem Bundesstaat, in dem Zecken heimisch waren, und als sie jünger war, hatte sie gern Fußball gespielt. Fußball wird auf einem ebenen Feld gespielt, aber bei jedem Spiel kommt es vor, dass der Ball manchmal ins Aus rollt und ein Kind dann durch ungepflegte Büsche, hohes Gras und Bäume klettern muss, um ihn zurückzuholen. Ob sich Rita daran erinnerte, dass Stacey jemals einen Zeckenbiss hatte? Rita nickte. Ja, sie hatte Zecken auf dem Kopf des Kleinkinds gefunden, kurz bevor die Phobie begann. Nein, eine Hautrötung war ihr nie aufgefallen.

Heimliche Symptome

Das häufigste Anzeichen einer Infektion mit Lyme-Borrelien ist die klassische Wanderröte *(Erythema migrans)*, ein großer, sich ringförmig ausdehnender, rotweißer Ausschlag, der einer Zielscheibe ähnelt. Wenn er auftritt, ist der Fall klar: Lyme-Borreliose. Die Rötung ist pathognomonisch, was bedeutet, dass ein bestimmtes Anzeichen oder Symptom immer mit einer bestimmten Krankheit einhergeht. Doch obwohl die Rötung auf den zahllosen Fotos im Internet immer riesig und unverwechselbar aussieht, kann sie überraschend leicht übersehen werden. Sie juckt nicht, ist nicht erhaben und oft nicht ganz rund. Manchmal fehlt der weiße »Zielscheibenring«. Es kommt durchaus vor, dass Borreliose-Patienten angeben, die Wanderröte nie gesehen zu haben. In dieser Angelegenheit gehen die Quellen auseinander, denn einige behaupten, dass sich bis zu 80 Prozent der Patienten an eine Hautrötung erinnern,[141] während es anderen zufolge weniger als 50 Prozent sind.[142] Nach meiner Erfahrung gibt annähernd die Hälfte der Kinder und Jugendlichen, bei denen die Krankheit offiziell diagnostiziert wurde, weder einen Zeckenbiss noch eine Hautrötung zu Protokoll.

Auch andere Symptome kommen bei Borreliose häufig vor. Die »Sommergrippe« ist manchmal gar keine Grippe: Rund 50 Prozent aller Borreliose-Patienten haben grippeähnliche Symptome.[143] Die Mehrheit leidet unter extremer Müdigkeit. Im mittleren Stadium können Gelenkschmerzen entstehen, die in vielen Fällen wandern, außerdem Knieschwellungen, Nackensteife, Bell-Lähmung (Schwächung oder Lähmung der Gesichtsnerven, sodass die betroffene Gesichtshälfte erschlafft), Kopfschmerzen, AV-Block, Herzklopfen und Enzephalomyelitis (Entzündung des Gehirns und des Rückenmarks). Im Spätstadium, das sechs Monate bis dreieinhalb Jahre nach dem Biss der infizierten Zecke eintreten kann, klagen Patienten dann über Symptome, die zu- und wieder abnehmen.[144] Dazu gehören Anomalien im Bewegungsapparat und im zentralen wie auch im peripheren Nervensystem, Benebeltsein, Denkstörungen, späte axonale Neuropathie (Lähmung und Reflexverlust) sowie anhaltende starke Müdigkeit, häufige und starke Kopfschmerzen, Schwierigkeiten mit dem Kurzzeitgedächtnis und der Wortfindung, Herzbeschwerden, Herzklopfen, Augenbeschwerden, Gelenk- und Muskelschmerzen, Fibromyalgie und Arthritis.

Wird die Krankheit in einem frühen Stadium erkannt und der Patient mit den richtigen Antibiotika behandelt, kann die Krankheit nach allgemeiner Ansicht geheilt werden, ohne dass Restsymptome zurückbleiben. Aber manchmal verwechseln Patienten und ihre Ärzte Zeckenbisse mit Spinnenbissen. Manchmal tritt die Rötung nicht innerhalb von Tagen nach dem Biss auf und es kann bis zu einem Monat dauern, bis sie erscheint, sodass man die Verbindung zwischen Biss und Rötung nicht herstellt. Manchmal fallen Borreliose-Tests, die in diesem frühen Stadium durchgeführt werden, falsch-negativ aus, weil es vier bis sechs Wochen dauern kann, bis sich Antikörper gebildet haben. Aus all diesen Gründen kann die Behandlung verzögert werden.

Bei Kindern ist die Gefahr einer Fehldiagnose womöglich noch größer, denn während bei Erwachsenen neuropsychiatrische Symptome meist zusätzlich zu körperlichen Symptomen auftreten, können sie bei Kindern das einzige Anzeichen einer Borreliose sein: Reizbarkeit, Persönlichkeitsveränderung, Depression, Benebeltsein, Stimmungsstörungen, Schulphobie, Schlaflosigkeit und Angst.

Dass Stacey bereits negativ auf Borreliose getestet worden war, war für mich daher kein Grund, eine mögliche Infektion auszuschließen, zumal ihre Panikstörung so kurz nach einem Zeckenstich aufgetreten war.

Weitere Spuren

Rita fuhr fort und beschrieb, wie bei Stacey im Alter von sechs Jahren die starken Stimmungsschwankungen verschwanden, nachdem man die vergrößerten Mandeln entfernt hatte, die wahrscheinlich im Schlaf ihre Atemwege blockiert hatten. Auch das weckte meine Aufmerksamkeit. Kinder, die nicht ausreichend guten Schlaf bekommen, erleben tagsüber oft Zusammenbrüche und Wutanfälle. Ich stimmte dennoch dem Kinderneurologen zu, der bei Stacey PANDAS vermutete, das ich, wie bereits erläutert, lieber ITABI *(Infection-triggered autoimmune brain inflammation)* nenne. ITABI kann unerklärliche Wutausbrüche verursachen, die die Persönlichkeit eines Kindes über Nacht verändern. Kommt zur Borreliose ein weiterer Infekt hinzu, kann dies das Immunsystem eines Kindes zum Überkochen bringen und eine Gehirnentzündung verursachen, und vor ihrer Mandel-OP war Stacey mehrmals positiv auf Streptokokken getestet worden. Wie bereits erwähnt, geht ITABI oft eine Streptokokken-Infektion voraus. Sie hatte in der Vorgeschichte auch Nebenhöhlenentzündungen, die manchmal so häufig wiederkehrten, dass sie mehrmals im Monat mit Antibiotika behandelt wurde. Außerdem wurden sowohl die Streptokokken als auch die Sinusitis mit Antibiotika behandelt. Falls Stacey im Alter von vier Jahren tatsächlich durch einen Zeckenbiss Borreliose bekommen hatte, könnten dann die über Jahre verabreichten Antibiotika die Krankheit in Schach gehalten haben? Hatten sie vielleicht alle Symptome mit Ausnahme der Phobie unterdrückt, bis ein letzter Streptokokken-Infekt das Immunsystem überwältigte und eine Entzündung auslöste, die zu unkontrollierbaren Wutausbrüchen führte, welche wiederum erst verschwanden, als die Mandeln und die darin verbleibenden Streptokokken entfernt wurden?

Beharrliche Gestaltwandler

Aber wenn doch die Streptokokken-Infektion, die die Entzündung verursacht hatte, ausgeschaltet war, warum kehrte die Wut dann ein paar Jahre später zurück? Ein Grund könnte sein, dass Borrelien einen zu- und abnehmenden Lebenszyklus haben, der im frühen Stadium bestimmte Symptome auslöst, die dann wieder verschwinden. Zu einem späteren Zeitpunkt lösen sie dann andere Symptome aus und äußern sich schließlich und endlich in neurologischen Symptomen. Eine andere Möglichkeit war, dass Stacey wegen einer neu erworbenen Infektion eine Autoimmunreaktion erlebte, bei der das Immunsystem das Gehirn angriff und entzündete. Schließlich bestand auch noch die Möglichkeit, dass die Bakterien die ganze Zeit in ihr geblieben waren, vom Immunsystem in Schach gehalten, und dass irgendetwas – ein Stressfaktor, eine neue Infektion – Staceys Immunsystem geschwächt hatte, sodass die Bakterien wieder in Aktion traten.

Borrelia-Spirochäten besitzen die unheimliche Fähigkeit, ihre Form zu ändern, wenn sie ihre Umgebung als feindlich wahrnehmen.[145] Wenn sie beispielsweise Antibiotika oder Antikörper wahrnehmen, können sie ihre lang gestreckte Schraubengestalt in eine Zyste oder einen Rundkörper verwandeln. Antibiotika wie das bei Borreliose meistens eingesetzte Doxycyclin hemmen die bakterielle Proteinsynthese und stoppen so die Vermehrung der Borrelien. Andere gegen Borreliose eingesetzte Antibiotika wie Amoxicillin oder Ceftin töten die Bakterien ab, indem sie ihre Zellwand zerstören. Nimmt *Borrelia burgdorferi* jedoch seine runde Form an, dann steckt es seine Zellwand samt Geißeln in die intakte äußere Membran und macht dadurch die üblicherweise bei Borreliose verabreichten Antibiotika wirkungslos.[146] Dank ihrer erstaunlichen Überlebenstechniken gelten Borrelien in Nicht-Spirochätenform als im Körper verbleibend oder »persistent«.[147] Sobald ihre Umwelt wieder bewohnbar wird – wenn also die Antibiotika verschwinden –, nehmen die Bakterien wieder ihre spiralige Form an, und Symptome, die möglicherweise abgeklungen waren, kehren zurück.[148] In ihrer Spirochätenform können Borrelien auch in Zellen eindringen. Dadurch werden sie resistent gegen Zellwandantibiotika und können nur von Antibiotika erreicht werden, die in die Zelle eindringen. Borrelien können sich sogar in die Membran der Zelle hüllen und sich damit im Wesentlichen mit einem Deckmantel tarnen, sodass das Immunsystem sie nicht erkennt und beseitigt. Darüber hinaus können die Borrelien von einer beweglichen Phase (in der sie sich spontan bewegen) in eine eher stationäre Phase wechseln. Dann betten sie sich in einen schleimigen Biofilm ein, der einen ähnlichen Schutz vor Immunzellen und Antibiotika bietet wie das Eindringen in eine Zelle. *Borrelia burgdorferi* ist so hinterlistig und zäh, dass man es für seine Anpassungs- und Überlebensfähigkeit fast bewundern muss.

Anzeichen einer Hirnentzündung

Staceys Grundschulzeit war geprägt von übersteigerter Wachsamkeit, Schulphobie, Paranoia, Angst vor Ansteckung und unkontrollierbarer Wut. Zusammen mit den neurologischen Symptomen – dem Hinken, den Tics, der Zwangsstörung – wiesen für mich all diese Krankheitszeichen und Verhaltensweisen überdeutlich auf eine Hirnentzündung hin. Hier noch einige andere Anzeichen, die ich beobachtet habe:

- Chronische Infekte: Neben mehreren Streptokokken-Infekten hatte Stacey seit ihrer frühen Kindheit mit chronischer Nasennebenhöhlenentzündung zu kämpfen. Derart häufige Infektionen deuteten auf ein geschwächtes Immunsystem hin.
- Nahrungsmittelallergien: Einmal äußerte ein Arzt die Vermutung, dass Stacey überempfindlich auf Milchprodukte und möglicherweise Eiweiß reagieren könnte, und tatsächlich verbesserten sich ihre Symptome, als sie diese Nahrungsmittel und auch noch Gluten vom Speiseplan strich (wobei sie diese Ernährungsweise nicht mehr durchhielt, sobald sie sich besser fühlte). Lebensmittelempfindlichkeiten weisen möglicherweise auf ein Leaky-Gut-Syndrom hin, das Entzündungen in vielen Körperregionen verursachen kann. Würden ihre Symptome besser werden, sobald sich ihre Darmgesundheit verbessert hätte, könnte das darauf hindeuten, dass der Darm eine Rolle

bei ihren neurologischen und psychologischen Symptomen spielte. Denn wie wir wissen, kann ein undichter Darm zu einer undichten Blut-Hirn-Schranke führen, wodurch das Risiko einer Hirnentzündung überdurchschnittlich hoch wird. Entzündliche Stoffe, wie sie beispielsweise durch Borreliose freigesetzt werden, haben es bei gesteigerter Durchlässigkeit der Blut-Hirn-Schranke leichter, ins Gehirn vorzudringen.

- Gebremste Genesung: Dass es Stacey nach der IVIG-Therapie nur vorübergehend besser ging, bedeutete, dass irgendetwas die Wirksamkeit der Behandlung bremste. Konnte es sein, dass sie nicht hoch genug dosiert war? Üblicherweise werden zur Behandlung von Immunschwäche niedrige IVIG-Dosen verwendet, während neurologische Autoimmunerkrankungen und Hirnentzündungen höhere Dosierungen erfordern. Die ersten beiden IVIG-Therapien, die bei Stacey am besten gewirkt hatten, wurden in hoher Dosierung verabreicht, aber bei den folgenden hatte ihr Arzt die Dosis reduziert, vielleicht um ihr die starken Kopfschmerzen zu ersparen.
- Erweiterte Pupillen: Bei unserem ersten Termin hatte Stacey riesige Pupillen. Mit einer Angststörung ist das Leben eine einzige Kampf-oder-Flucht-Reaktion. Das sympathische Nervensystem bleibt in höchster Alarmbereitschaft, und das deutet für mich auf eine Gehirnentzündung hin, denn bei ITABI-Schüben sind häufig erweiterte Pupillen zu beobachten.
- Mordgedanken: Obwohl Borreliose-Patienten typischerweise über bedrückende Erschöpfung klagen, gibt es Fälle, in denen Infizierte Gewalt gegen andere ausüben oder von Mord- oder Selbstmordgedanken berichten.[149]

Co-Infektion

Zecken sind Hauptüberträger der Lyme-Borreliose, beherbergen aber oft noch andere Krankheiten, die sie alle gleichzeitig übertragen können. Tatsächlich wird bei etwas mehr als 50 Prozent der Borreliose-Patienten auch mindestens eine Co-Infektion diagnostiziert, beispielsweise mit Babesien, Mykoplasmen oder Bartonellen.[150] Eine Borreliose mag schlimm sein, eine Bartonellose kann schlimmer sein. Als Erreger der Katzenkratzkrankheit, bei der sich die Lymphgefäße entzünden, wird *Bartonella* bei Früherkennung relativ wirksam mit intrazellulären Antibiotika behandelt. Da dieser Erreger sich in rote Blutkörperchen eingraben kann, taucht er leider nicht immer im Blutbild auf. Wenn Patienten mit Symptomen wie Taubheit oder Kribbeln in den Füßen auf Borreliose getestet werden, der Lyme-Titer jedoch negativ ist, geht man davon aus, dass der fragliche Erreger nicht durch Zecken übertragen worden ist. Solange man aber den Western Blot nicht überprüft und auf eine der gern mit Borrelien einhergehenden Co-Infektionen getestet hat (besonders wichtig bei Patienten, die aus Endemiegebieten kommen, mit Tieren arbeiten oder viel Zeit in der Natur verbringen), sollte man eine durch Zecken übertragbare Krankheiten nicht voreilig ausschließen. Und die Früherkennung ist wichtig, denn wie bei Borrelien gilt: Je länger Bartonellen im Blutstrom verbleiben, desto schwieriger wird ihre Beseitigung.

Die auffälligsten Symptome der Bartonellose sind Schmerzen in der Fußsohle (besonders im Fersenbereich), stechende Schmerzen in den und um die Augen, Kopfschmerzen und rot-violette Dehnungsstreifen. Aber sie kann auch starke Gelenkschmerzen verursachen, Schmerzen, Sodbrennen, Schluckbeschwerden und juckende, brennende Haut. Ein weiteres Symptom von Bartonellose ist intensive, heftige Wut, die manchmal von Mordgedanken begleitet wird.[151]

Die anderen Co-Infektionen, die sich gern zu Borrelien gesellen, haben überlappende Symptome. Babesien sind protozoische Parasiten, die ins Gehirn und ins Nervensystem eindringen und Fieber, Schüttelfrost, Schweißausbrüche, Brustschmerzen und vor allem Luftnot verursachen. Mykoplasmen, eine Bakterienart, können schwere Müdigkeit, trockenen Husten und allgemeine Schmerzen verursachen. Je mehr Co-Infektionen ein Mensch hat, desto komplizierter wird die Behandlung der Borreliose.

Staceys explosive Reaktion auf die ADHS-Medikamente und Psychopharmaka hätte durch eine neue Infektion mit Bartonellen, durch einen weiteren Zeckenbiss, verursacht worden sein können. Wahrscheinlicher war der Grund jedoch eine Hirnentzündung, wie ich sie oft bei Kindern vorfinde, die überhaupt nicht auf psychiatrische Medikamente ansprechen oder Nebenwirkungen haben. ADHS-

Medikamente erhöhen den Dopaminspiegel. Bei einem Kind mit einer Hirnentzündung ist das, als würde man ein brennendes Streichholz in einen Benzinkanister werfen. Einige psychotrope Medikamente sind tatsächlich entzündungshemmend, und darin mag ihre Wirksamkeit bei bestimmten Patienten begründet sein. Angesichts von Staceys Vorgeschichte schien mir ihre Reaktion auf diese Medikamente äußerst bedeutsam.

Wenn sie eine Gehirnentzündung hatte, musste ich bedenken, dass sie auch ein Autoimmunproblem haben könnte. Manche Ärzte meinen, dass die Symptome des Post-Borreliose-Syndroms bleibend sind, dass eine Borreliose wie PANDAS oder Streptokokken ein sekundäres Autoimmunproblem hervorrufen kann, das auch dann bestehen bleibt, wenn die bakterielle Infektion beseitigt ist. Das ist die große Kontroverse um die persistierende Lyme-Borreliose: Handelt es sich um eine chronische Infektion, um eine Infektion mit Autoimmunreaktion oder nur um eine Autoimmunreaktion?

Ich glaube, es ist eine Mischung. Man kann die Infektion abtöten und immer noch bleiben Bruchstücke von toten Bakterien übrig, die das Immunsystem stimulieren und eine Autoimmunreaktion auslösen können.[152] Genauso gut können Bakterien molekulare Mimikry betreiben, die bei genetisch bedingt anfälligen Personen Autoimmunreaktionen auslöst. Rund die Hälfte aller Patienten mit persistenter Borreliose, vor allem diejenigen mit neuropsychiatrischen Symptomen, wird tatsächlich positiv auf antineuronale Antikörper getestet – das sind Antikörper, die gegen Nervenzellen produziert werden, besonders, wenn sie ihre neuralen Antigene abbauen und freisetzen.[153] Das Vorhandensein solcher Antikörper weist auf eine Autoimmunentzündung im Nervensystem hin.

Im Laufe mehrerer Jahrzehnte haben Forscher neue Zusammenhänge zwischen Autoimmunerkrankungen und neuropsychiatrischen Krankheiten aufgedeckt.[154] Dies wirft die Forschungsfrage auf, ob es sich bei einer Teilmenge der derzeit als primär psychiatrisch diagnostizierten Erkrankungen tatsächlich um Autoimmunerkrankungen mit psychiatrischen Symptomen handelt. Wenn ich ein Cunningham-Panel durchführte – einen speziellen Test, der die Konzentration der im Blut vorhandenen Antikörper misst – und damit erhöhte antineuronale Antikörper feststellte, hätte ich einen Hinweis darauf, dass Staceys neuropsychiatrische Symptome durch eine infektbedingte Autoimmunreaktion verursacht worden wären.

Das würde auch erklären, warum die IVIG-Therapie ihre neuropsychiatrischen Symptome so drastisch lindern konnte.

Durch Testen zur Wahrheit

Das allererste, was in Staceys Fall anstand, war ein neuer Borreliose-Test. Die Kriterien, die viele Ärzte heute zur Diagnose der Lyme-Borreliose anwenden (Hautrötung plus zwei positive Treffer für Antikörper im zweistufigen Test), sind von der amerikanischen Seuchenbehörde eigentlich nur zu epidemiologischen Zwecken festgelegt worden. Sie sind nur dazu da, um nachzuverfolgen, wo die Krankheit auftaucht, und waren nie für die klinische Diagnose von Einzelpersonen gedacht. Leider hat der Medizinbetrieb diese Kriterien mangels anderer Arbeitsgrundlagen für diagnostische Zwecke übernommen und deshalb massenweise Fälle übersehen. Die Labors mit Expertise im Bereich Zeckenkrankheiten, mit denen ich zusammenarbeite, wenden jedoch erweiterte Kriterien an. Sie liefern auch dann ein positives Ergebnis, wenn weniger Spuren angezeigt werden als die traditionell für Borreliose geltende Mindestanzahl.

Für Stacey orderte ich einen ELISA-Test in Verbindung mit einem Western Blot, obwohl ich heutzutage meist einen C6-ELISA und einen Immunoblot bestelle, die empfindlicher und präziser sind als andere ELISA- und Western-Blot-Verfahren.[155] Sich ausschließlich auf den ELISA zu verlassen, wäre unklug, denn ich habe zu viele Menschen erlebt, bei denen der ELISA-Test negativ ausfiel, Western Blot oder Immunoblot dann aber positiv waren, und die sich dann erholten, als ich sie gegen Borreliose behandelte. Wenn ein Patient einen Zeckenbiss in der Vorgeschichte hat oder über Müdigkeit, Kopfschmerzen, Gelenkschmerzen, Denkschwierigkeiten oder Neuropathien klagt, aber sein Western Blot nur vier positive Spuren anzeigt, während die CDC-Diagnosekriterien für einen positiven Treffer fünf Spuren voraussetzen, dann behandle ich wahrscheinlich sowieso die Borreliose, besonders wenn ein oder zwei der Spuren sehr typisch für Borreliose sind.

Grundsätzlich sind Laborwerte wichtig zur Bestätigung einer Diagnose, aber entscheidend ist immer das Gesamtbild.

Staceys Ergebnisse kamen und waren zum einen negativ für durch Zecken übertragene Krankheiten. Aber es gab Streptokokken-Antikörper und Hinweise auf Autoimmunreaktionen, darunter Antikörper gegen Folatrezeptoren im Gehirn. Dazu kamen ein Vitamin-D- und Zinkmangel und Anzeichen eines reaktivierten Epstein-Barr-Virus. Ein RAST-Test deckte eine Allergie gegen Katzen und Pollen auf. Es gab Anzeichen einer grenzwertig zu niedrigen Schilddrüsenfunktion mit erhöhten Schilddrüsenantikörpern, die zu einer Hashimoto-Thyreoiditis mit funktioneller Hypothyreose passen würden. Ihre Schilddrüsenwerte lagen also am unteren Grenzwert, aber nicht niedrig genug für eine regelrechte Hypothyreose.

Behandlung

Wir begannen sofort damit, den Wasserspiegel in Staceys Immunkessel so stark wie möglich zu senken. Dazu begannen wir mit ihren Allergien und ihrer Ernährung. Aufgrund der belegten Zunge und der Blähungen vermutete ich eine Candidose in Form von Soor, einer Pilzinfektion des Mundes, und von Mykose, einer Hefewucherung im Darm. Candidosen kommen sehr häufig bei Patienten vor, die Antibiotika nehmen. Auch diese Erkrankungen behandelte ich. Keine dieser Behandlungen betraf unsere oberste Priorität, die Zwangsstörungen, Tics und Stimmungsschwankungen. Aber indem wir sie so weit wie möglich aus dem Weg räumten, nahmen wir Staceys Immunsystem Arbeit ab, sodass es gegen die Hauptverursacher ihrer Entzündung vorgehen konnte. Man kann sich den Körper als Schlachtfeld vorstellen und das Immunsystem als Heer mit begrenzten Ressourcen. Je schneller wir an der einen Front einen untergeordneten Feind wie eine Allergie ausschalteten, desto eher konnte Staceys Körper Truppenkontingente umleiten und mehr Feuerkraft dort einsetzen, wo er sie am meisten brauchte. Zu diesem Zweck entwickelten wir den folgenden Angriffsplan:

1. Um allergiebedingte Entzündungen zu verringern, regulierten wir die Umwelteinflüsse, etwa, indem wir bei ihr einen Luftreiniger aufstellten und darauf achteten, dass sie den Katzen aus dem Weg ging und sie aus ihrem Zimmer fernhielt. Bei hoher Pollenbelastung war Zyrtec hilfreich.
2. Wir setzten sie auf eine kohlenhydratarme, hefefreie, gluten- und milchfreie Diät, weil ein zu hoher Zuckergehalt ihre Abwehr gegen Infektionen und Autoimmunreaktionen beeinträchtigen und ihre Pilzdysbiose verschlimmern würde. Zudem hatte Zucker wahrscheinlich auch ihre arzneimittelinduzierte Gewichtszunahme beschleunigt. Als sich Stacey ein paar Jahre zuvor einer Ernährungsumstellung unterworfen hatte, hatte sie große Willenskraft gezeigt. Auch jetzt gewöhnte sie sich leicht an ihre neue gemüsehaltige, kohlenhydratarme und proteinreiche Ernährung.
3. Ich verschrieb Nystatin, eine medikamentöse Mundspülung zum Schlucken, um den Soor im Mund zu bekämpfen und um mit dem Darmpilz fertig zu werden. Während sie Antibiotika nahm, musste ich sie einmal mit dem eher systemisch wirkenden Antimykotikum Fluconazol behandeln, das ebenfalls bei der Behandlung ihrer Candidose half.
4. Ich verordnete ihr Nährstoffe und Kräuter für die Schilddrüse, die im Verlauf der Behandlung allerdings nicht ausreichten, sodass wir auf verschreibungspflichtige Schilddrüsenmedikamente umsteigen mussten.

Dank all dieser Behandlungsansätze machten wir Fortschritte bei der Restauration von Staceys Immunsystem, aber sie litt immer noch furchtbar unter Symptomen, die stark an eine durch Zecken übertragene Krankheit erinnerten. Dass sie in einem Endemiegebiet lebte, verstärkte nur meinen Verdacht. Aber da keine entsprechenden Testergebnisse vorlagen, blieb es vorerst beim Verdacht, bis ich endlich etwas entdeckte, das mir eine klinische Diagnose erlaubte. Bei ihrem ersten Termin hatte ich Stacey nicht gebeten, sich zum Zwecke einer gründlichen Ganzkörperuntersuchung auszuziehen, weil es mir wichtiger war, zuerst ihr Vertrauen zu gewinnen. Nachdem wir erste Verbesserungen erreicht und eine gute Beziehung aufgebaut hatten, erlaubte sie mir eine Untersuchung, und da entdeckte ich auf den Innenseiten ihrer Oberschenkel die typischen lila Bartonella-Striemen. Dieses

Mal schickte ich ihre Blutprobe zu einem auf Bartonella spezialisierten Labor, und tatsächlich bestätigte der Test meine klinische Diagnose.

Jetzt gab es viel zu tun. Um diese Infektion und auch noch Staceys chronische Sinusitis zu bekämpfen, waren mehr Antibiotika erforderlich. Bakterien sind in dem Augenblick, in dem sie sich teilen, am anfälligsten für Antibiotika. Bakterien wie Streptokokken teilen sich schnell, ungefähr alle 20 Minuten. *Borrelia burgdorferi* teilen sich jedoch viel langsamer und erfordern daher eine längere Antibiotikabehandlung.

Es muss unbedingt sichergestellt werden, dass das Antibiotikum im Patienten vorhanden ist und bereitsteht, wenn die Zellteilung geschieht. Während die allgemeingültige Verfahrensweise bei der Behandlung von Borreliose eine einmonatige Antibiotikatherapie vorsieht, behandele ich normalerweise lieber mindestens sechs Wochen und oft sogar mehrere Monate lang (besonders bei hartnäckigeren Erkrankungen), um auch versprengte Reste ganz sicher zu erwischen.

Manchmal helfen anfangs relativ kurze antibiotische Behandlungen, aber das Risiko eines Wiederauftretens der Borreliose ist hoch, wenn man nur die Spirochäten ausmerzt und nicht die Rundkörper, die sich in Körperzellen versteckenden intrazellulären Formen, und den Biofilm bekämpft, in dem Bakterien Schutz vor Immunzellen und Antibiotika finden. Wie ein Alien, der sich im Menschen einnistet, machen Borrelien vor nichts halt und verwandeln sich, um unentdeckt zu bleiben, in jede dafür nötige Form. Um dem entgegenzuwirken, beginne ich lieber eine Kombinationstherapie aus Antibiotika mit unterschiedlichen Wirkmechanismen. Manche davon können die Zellwand der Spirochäten außerhalb der Körperzellen zerstören, manche erreichen die in die Zellen eingedrungenen Formen, andere werden mit den Borrelien in Rundkörpergestalt fertig. Dann gibt es noch Enzyme, die Biofilm verdauen können und den Antibiotika den Zugriff auf darin verborgene Bakterien ermöglichen. Diese Enzyme werden oft 20 bis 30 Minuten vor dem Antibiotikum verabreicht. Mir gefällt es nicht, Patienten mehrere Antibiotika gleichzeitig zu verabreichen. Ich habe einen Großteil meines Berufslebens damit verbracht, Menschen zu behandeln, die durch Antibiotikanebenwirkungen Schaden davongetragen haben: Kinder mit wiederkehrenden Ohrenentzündungen und Menschen mit Hefepilzinfektionen und Antibiotika-induziertem Durchfall. Aber manchmal sind Kombinationsantibiotika die einzige Möglichkeit, die Bakterien wirklich auszurotten. Aus diesem Grund verordnete ich auch eine hohe Dosis hochwertiger Probiotika, um Staceys Darm gesund zu halten.

Gegen die chronische Nebenhöhlenentzündung verwendete Stacey einen Sinus-Vernebler, um Antibiotika und Antimykotika direkt an den Ort der schwelenden Infektion zu bringen, und zwar zusammen mit Mitteln gegen Biofilm, denn in den Nebenhöhlen verhindern reichlich Biofilme, dass die oralen Antibiotika zu den Bakterien gelangen. Gegen die Bartonellen verschrieb ich auch eine Behandlung mit Doxycyclin und Rifampicin. Um diese zur Minimierung von Magen-Darm-Problemen intravenös zu verabreichen, verwendeten wir einen PICC-Katheter, einen dünnen, biegsamen Schlauch, der in eine zum Herzen führende Armvene gesteckt wird und bei langen intravenösen Medikationen ratsam ist.

Da sich hochwertiges quecksilber- und PCB-freies Fischöl als hervorragender Entzündungshemmer erwiesen hat, nahm Stacey täglich eine Dosis davon ein, außerdem Vitamin D, Curcumin und NAC (N-Acetylcystein), eine Aminosäure, die eine gewisse Wirksamkeit bei der Behandlung hartnäckiger Zwangsstörungen bewiesen hat.[156] Nun, da wir die der Autoimmunreaktion zugrunde liegende Infektion bekämpften, konnten wir auch darangehen, Staceys Autoimmunreaktion selbst zu beruhigen. Sie hatte bei den ersten beiden IVIG-Therapien unglaubliche Verbesserungen erlebt, wenn auch nur vorübergehend, aber nach den letzten vier Behandlungen waren die Ergebnisse wenig beeindruckend und nach der letzten hatte sie unter einer so furchtbaren Migräne gelitten, dass sie eine neue IVIG-Therapie mit Widerwillen sah. Ich wollte wirklich wissen, ob wir die positiven Veränderungen, die nach den ersten beiden Behandlungen eingetreten waren, wieder herstellen konnten. Um der Migräne vorzubeugen, verordnete ich einen Cocktail aus bestimmten Nahrungsmitteln, natürlichen Entzündungshemmern und Magnesium. Nach jeder IVIG-Behandlung versorgte ich Stacey intravenös mit Flüssigkeit und Magnesium. Im Zusammenspiel mit den antiviralen Medikamenten, die Staceys chronische Virusprobleme unterdrückten, und den Antibiotika gegen ihre zugrunde liegenden Infektionen führte die IVIG-Behandlung erneut zu deutlich positiven Ergebnissen.

Ergebnisse

Im Verlauf der nächsten sechs bis acht Monate stellte Stacey eine Verbesserung fest. Ihr Verlangen nach Zucker nahm allmählich ab. Sie verlor an Gewicht und ihre Stimmung stabilisierte sich innerhalb von zwei Monaten um etwa 80 Prozent, wobei sie immer noch nicht in der Lage war, länger als ein paar Stunden am Stück zur Schule zu gehen. Sie erhielt weiterhin Psychotherapie wegen der Zwangs- und Angststörungen, Trennungsängste, Schulphobie und negativer Grübelei, aber erst jetzt, mit der entsprechenden medikamentösen Therapie, begann sie eine Besserung zu erfahren.

Zum Glück war die Trennungsangst fast vollständig verschwunden. Nach einiger Zeit berichtete ihre Mutter, dass Stacey geselliger geworden und sogar das Turnen wieder aufgenommen hatte. Weiterhin baute sie ihr Übergewicht ab. Ihre Wut und ihre Tics verschwanden. Rita konnte es nicht glauben. Tränenüberströmt und aufgewühlt saß sie in meinem Büro und staunte: »Es ist unglaublich. Als ob mein Kind wieder da ist.« Langsam und vorsichtig reduzierten wir das Antipsychotikum Seroquel und die SSRIs.

Es ging nicht ohne Reibungen. Die hohe Dosis Prednison, die Stacey zusammen mit der IVIG-Behandlung einnahm, verursachte eine gesteigerte Emotionalität, wegen der Stacey stundenlang weinen musste, also mussten wir den Kurs anpassen. Rifampicin ist ein sehr starkes Antibiotikum, das erhebliche Auswirkungen auf die Bartonella-Symptome zeigte, aber bei Stacey schwere depressive Nebenwirkungen entfaltete, sodass wir es notgedrungen absetzten. Mit Zithromax und Augmentin kam sie viel besser zurecht. Wie beim Rifampicin hatte sie nach Erreichen der vollen Zithromax-Dosis Jarisch-Herxheimer-Reaktionen, nämlich Gelenkschmerzen in den Knien und Handgelenken sowie brennende Nervenschmerzen in den Schienbeinen, Schmerzen in Handflächen und Fersen, starken Nachtschweiß und gelegentliches Herzklopfen, das eineinhalb Wochen anhielt. Nachdem sie diese heftigen Herx-Beschwerden überwunden hatte, erlebte sie allerdings einen rapiden positiven Stimmungsumschwung.

Obwohl Stacey enorme Fortschritte gemacht hat, bleibt unklar, ob sie sich jemals vollständig von den Auswirkungen von Borreliose und Bartonellose erholen wird. In vielerlei Hinsicht ist sie wie jedes andere Mädchen im Teenageralter. Sie freut sich darauf, den Führerschein zu machen. Sie nähert sich dem Ende ihrer High-School-Zeit und denkt ans College. Aber die Ungewissheit, ob das Gefühlsleben stabil bleibt oder wieder außer Kontrolle gerät, kann belastend sein. Es ist nun mal so, dass sie immer auf ihre Umgebung wird achten müssen, sei es aufgrund ihrer genetischen Veranlagung oder wegen der Schäden durch die lang anhaltende Infektion mit Borrelien und Bartonellen – wahrscheinlich aber wegen einer Mischung aus beidem. Beispielsweise brachte die schimmelige Schlafzimmerdecke im Ferienhaus ihre Tics auf Hochtouren und ihre Trennungsangst verschlimmerte sich so sehr, dass sie ihren Sessel nicht mehr verlassen wollte, geschweige denn das Haus. Es braucht einfach nicht viel, um ihr Immunsystem aus dem Gleichgewicht zu bringen. Durch Behandlung der Nebenhöhlen mit vernebeltem Itraconazol, einem Antimykotikum, zusammen mit Mitteln gegen Biofilm, konnte sie wieder in den verbesserten Zustand von vor dem Urlaub kommen.

MDS-Momentaufnahme: »**Borreliose / Bartonellose**«

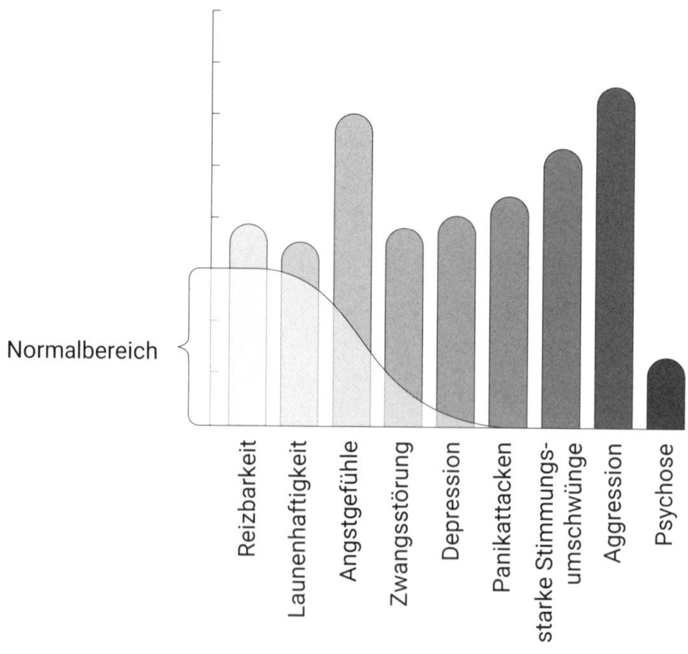

Als einer von Staceys Lehrern, ein Irakkriegsveteran, ihre Geschichte hörte, sagte er ihr, dass die Traumata, die sie beide erlitten hatten – er hatte im Krieg gekämpft, sie gegen eine lähmende Krankheit – gar nicht so unähnlich seien. Sie träumt davon, eine Einrichtung zu schaffen, in der ITABI-Kinder medizinisch behandelt und auch psychologisch rundum betreut werden. Das wäre ein Ort, an dem Patienten nie für unglaubwürdig erklärt oder für ihre Krankheit verantwortlich gemacht würden. Niemand würde ihnen vorwerfen, dass sie ihre Symptome übertrieben oder dass sie sich nicht genug für ihre Genesung anstrengten. Das ist ein Punkt, der Stacey sehr am Herzen liegt, denn mit das Schwierigste an ihrer Genesung bestand im Umgang mit dem Schmerz, den die Ablehnung anderer verursachte – nicht nur durch Ärzte, sondern auch durch Freundinnen und Freunde.

Ansonsten schaut sie im Leben auf den Tag, der jeweils vor ihr liegt. Stacey ist einer der kompliziertesten Fälle, die sich mir je gestellt haben. Sie ist ein Beleg für die Wichtigkeit von Früherkennung und zeitigem Eingreifen und ein Zeugnis der unbeirrten Entschlossenheit einer Mutter, dem Leid ihres Kindes auf den Grund zu gehen.

Eine begrüßenswerte Entwicklung

Als ich 2019 gerade dieses Kapitel verfasste, passierte etwas Aufregendes. Die amerikanische Seuchenbehörde CDC verkündete, dass sie ihren offiziellen Diagnosekriterien für Lyme-Borreliose eine Einschränkung hinzufügen würde, auch zu der 2017 eingerichteten Webseite zur Definition von Borreliose-Fällen: »Epidemiologische Falldefinitionen sind nicht dazu gedacht, von Medizinern zur klinischen Diagnose oder zur Bestimmung der medizinischen Bedürfnisse einzelner Patienten verwendet zu werden.«[157] Ich war erleichtert und hocherfreut. Endlich wurde öffentlich zugegeben, dass die CDC-Kriterien nicht die einzigen Kriterien für eine gültige Borreliose-Diagnose sein müssen. Das weckt in mir die große Hoffnung, dass die Früherkennungsrate dieser kniffligen, komplexen Krankheit steigen wird, was Tausende von Patienten vor unnötigem Leid bewahren könnte.

Zudem haben die IDSA, die American Academy of Neurology (AAN) und das American College of Rheumatology (ACR) einen Entwurf neuer Leitlinien zur Prävention, Diagnose und Behandlung von Borreliose veröffentlicht und zur öffentlichen Stellungnahme freigegeben. Auch wenn ich mit einigen Richtlinien nicht einverstanden bin, etwa mit Dosierungen bei der Zeckenbissprophylaxe und persistentem Krankheitsfortbestand, sehe ich einige positive Änderungen wie die Aufhebung der dringenden Empfehlung, dass Ärzte Kindern unter acht Jahren kein Doxycyclin verschreiben. Zuvor hatte es Bedenken gegeben, Doxycyclin könnte die Zähne kleiner Kinder fleckig machen, und deshalb war Amoxicillin das Antibiotikum der Wahl. Die Besorgnis stellte sich jedoch als unbegründet heraus und Ärzte verwenden jetzt eher Doxycyclin, das den Vorteil hat, auch gegen Co-Infektionen wirksam zu sein.

Die Debatte über das beste Verfahren zur Behandlung der Borreliose geht weiter und ich hoffe, dass sich beide Seiten der *Lyme Wars* irgendwann treffen und mit mehr Offenheit und Akzeptanz der gegenseitigen Erfahrungen und Fachkenntnisse um die optimalen Praxisanwendungen ringen. Nur so können unsere Patienten ihre Gesundheit wiedergewinnen.

Hat Ihr Kind Borreliose oder eine der häufigen Co-Infektionen?

- Wo wohnt Ihr Kind?
- Wo war Ihr Kind im Urlaub?
- Treibt Ihr Kind Outdoor-Sport?
- Rennt Ihr Kind gern durchs Gras, geht es gern wandern oder spielt im Wald?
- Haben Sie an Ihrem Kind schon einmal eine Zecke gefunden?
- Haben Sie oder Ihr Kind schon einmal eine unerklärliche Hautrötung am Körper bemerkt?

- Ist Ihnen bei Ihrem Kind schon einmal eine unerklärliche Gelenkschwellung aufgefallen oder hat Ihr Kind schon einmal über Schwierigkeiten beim Gehen geklagt?
- Klagt Ihr Kind über starke Müdigkeit?
- Hatte Ihr Kind schon einmal eine »Sommergrippe« oder eine grippeähnliche Erkrankung?
- Haben Sie Haustiere, die im Freien spielen oder ausgeführt werden?
- Hatte Ihr Kind häufig Ohren-, Nasennebenhöhlen- oder sonstige Infekte, die wiederholt Antibiotika erforderten?
- Hat Ihr Kind vor Kurzem eine Waldwanderung unternommen, einen Ausflug ans Wasser oder in die Berge gemacht oder ein Ferienlager besucht?
- Hat es einen Zeckenbiss oder eine ringförmige Rötung gegeben?
- Haben Sie an Ihrem Kind rötlich-violette Dehnungsstreifen bemerkt, die nicht mit einer kürzlichen Gewichtszunahme oder -abnahme zusammenhängen und sich an für Dehnungsstreifen untypischen Stellen befinden, zum Beispiel in der Mitte des Rückens oder in den Kniekehlen?

6

KALT ERWISCHT: HASHIMOTO UND ANDERE SCHILDDRÜSEN-ERKRANKUNGEN

Als Julie Gérard und ihre Familie auf dem Parkplatz meiner Praxis in Red Hook aus dem Mietwagen stiegen, hatte die gebürtige Französin bereits seit fünf Jahren in Deutschland, wo sie mit Mann und zwei Kindern lebte, bei Kinderärzten nach Antworten gesucht. Warum war ihre Tochter Chloé so klein, obwohl Julie durchschnittlich groß und ihr Mann hochgewachsen war? Warum hatte Chloé etwas, das Julie mit »schwierige Launen« beschrieb, in der einen Minute überglücklich, in der nächsten tieftraurig, und zwar andauernd? Warum war sie entweder hyperaktiv oder zu müde zum Spielen und selten irgendwo dazwischen? Warum litt sie so sehr unter Darmproblemen, die von Monat zu Monat zwischen Durchfall und Verstopfung wechselten? Warum war das Mädchen nach ein paar Stunden Kindergarten so erschöpft, dass sie nicht einmal mehr essen konnte? Chloés Müdigkeit und Gereiztheit machten es ihr schwer, Freundinnen zu finden; Julie sah, dass selbst die Lehrer des Kindes Mühe hatten, mit ihr warm zu werden. Chloé wurde wiederholt auf alle üblichen verdächtigen Krankheiten untersucht – auf Zöliakie, niedrigen Blutzucker, Lebensmittelunverträglichkeiten, Nährstoffmängel –, aber nichts kam dabei heraus. Der Kinderarzt stellte letzten Endes die Diagnose ADHS, aber die üblicherweise dagegen verschriebenen Medikamente schienen Chloé nicht sehr zu helfen.

Julie stellte immer wieder die Frage, ob es einen Zusammenhang zwischen den körperlichen, kognitiven und emotionalen Problemen ihrer Tochter geben könnte, doch jeder Arzt, mit dem sie sprach, versicherte ihr, es gäbe da keinen Zusammenhang. Julie wollte nicht hinnehmen, dass ihrer Tochter nicht geholfen werden konnte. Obwohl Chloé nicht positiv auf Glutenunverträglichkeit getestet worden war, stellte Julie sie auf glutenfreie Ernährung um. Sie wollte wissen, ob das vielleicht zur Linderung der Magen-Darm-Symptome beitrug. Und das tat es. Chloé war viel normaler und zufriedener und ihre Gemütslage schien sich ein wenig auszugleichen. Aber der Unterschied war nicht sehr stark, und Chloés Unwohlsein und ihre Launenhaftigkeit verschwanden nicht. Als Julie Chloés Arzt von ihren Beobachtungen berichtete, war er entsetzt darüber, dass Julie ihre Tochter auf eine strenge Diät gesetzt hatte, und verlangte von ihr einen Kurswechsel. Julie argwöhnte, dass sämtliche Ärzte, mit denen sie zu tun hatten, *sie* für das größte Problem ihrer Tochter hielten, und bald hörte sie auf, Fragen zu stellen und auf Antworten zu drängen, ja, sie beantwortete die Fragen von Ärzten nicht mal mehr völlig aufrichtig. Ihre Zuversicht war so erschüttert, dass sie sich fragte, ob die Ärzte vielleicht doch recht hatten.

Als Chloé fünf Jahre alt wurde, wurde bei ihrem zweijährigen kleinen Bruder Asthma diagnostiziert. Zwar teilte Julie ihre Sorgen den Ärzten nicht mehr mit, aber das bedeutete nicht, dass sie mit der Eigenrecherche aufgehört hätte. Als sie eines Tages die Wörter »ADHS« und »Asthma« zusammen googelte, ploppte prompt ein Buch über die häufigsten Ursachen von vier immer stärker grassierenden Störungen im Kindesalter auf: Autismus, ADHS, Allergien und Asthma – die vier A-Störungen. Es war mein Buch *Healing the New Childhood Epidemics: Autism, ADHS, Asthma, and Allergies*. Vielleicht, dachte Julie, würde der Autor des Buches wenigstens die Möglichkeit erwägen, dass Chloés Symptome miteinander zu tun hätten. Sie musste es herausfinden.

So kam es, dass sie und ihr Mann ungefähr ein halbes Jahr später in meinem Sprechzimmer saßen und gegen ihren Jetlag ankämpften, während Chloé und ihr kleiner Bruder auf dem Boden mit Spielzeug spielten. Julie wusste bereits, dass dieser Arztbesuch irgendwie anders werden würde – allein das Ausfüllen des Fragebogens vor dem Anamnesegespräch hatte über zwei Stunden gedauert. Nachdem ich sie befragt und von Julies Schwangerschaft bis zur Gegenwart alles erfahren hatte, untersuchte ich Chloé. Julie bemerkte, dass ich während der Untersuchung laut nachdachte und alle Symptome aufzählte, von denen Julie und ihr Mann berichtet hatten. Zu Julies Überraschung interessierte ich mich besonders für die Müdigkeit, die ADHS-Symptome und die Stimmungsschwankungen. Und dann hörte Julie mich Worte aussprechen, die kein anderer Arzt gesagt hatte: »Schauen wir uns die Schilddrüse an.«

Wie die Schilddrüse funktioniert

Die Schilddrüse ist eine kleine Drüse, die wie ein Schmetterling geformt ist und am Halsansatz die Luftröhre umschließt. Dafür, dass sie ein so kleines Organ ist, hat sie einen überdimensionalen Einfluss. Sie dient als Schaltzentrale für den Stoffwechsel jeder einzelnen Körperzelle. Denn sie ist für die Steuerung sämtlicher biochemischer Prozesse im Körper zuständig, die Nahrung in Energie umwandeln. Aufgrund dieser totalen Durchdringung kann eine Schilddrüsenerkrankung das Wachstum des kindlichen Körpers und die Entwicklung von Verdauungssystem und Denkvermögen klammheimlich behindern. Und da die Symptome in vielen Fällen extrem langsam entstehen, kann eine Schilddrüsenerkrankung, besonders eine Schilddrüsenunterfunktion, leicht übersehen werden.

Die Schilddrüse erfüllt ihre Aufgabe, indem sie das in der Nahrung vorhandene Jod aufnimmt, mit einer Aminosäure namens Tyrosin kombiniert und in zwei Schilddrüsenhormone umwandelt: Trijodthyronin (T3 genannt, weil es aus drei Jodatomen pro Molekül besteht) und Thyroxin (T4, welches – richtig geraten! – aus vier Jodatomen besteht). An Trägerproteine gebunden wandern diese

Hormone mit dem Blutstrom durch den Körper und ermöglichen es den Zellen, aus Sauerstoff und Kalorien die Energie zu gewinnen, die sie zum Funktionieren benötigen.[158] So befeuern oder regulieren T3 und T4 Verdauungstrakt, Herzfunktion, Gehirnentwicklung, Wachstum, Muskelkontraktion, Körpertemperatur und Zellregeneration.[159] In der Praxis sind es die freien, ungebundenen Teile der Schilddrüsenhormone, die aktiv sind.[160] Sie werden als freies T4 oder fT4 und freies T3 oder fT3 bezeichnet.

T3 ist das aktive Hormon, das für laufende Körperfunktionen und normales Wachstum sorgt, während T4 umgewandelt werden muss, um seinen Zweck zu erfüllen. In einem Dejodierung genannten Prozess schneiden Organe wie Hirn, Leber oder Nieren mithilfe eines selenhaltigen Enzyms eines der Jodatome von T4 ab und erhalten so ihr eigenes brauchbares T3.[161] Unterm Strich bedeutet das alles, dass Selen und Jod für eine richtige Schilddrüsenfunktion entscheidend sind. Das T3 dockt dann an Rezeptoren auf oder in einer Zelle an und aktiviert die Signalwege der Zelle, um die Information zu übermitteln, die die Zelle zur Ausführung ihrer Aufgabe im Stoffwechsel veranlasst.

Normalerweise sind Hypothalamus, Hypophyse und Schilddrüse in einer präzise kalibrierten Rückkopplungsschleife zusammengeschaltet, sodass die Hormonspiegel im Körper exakt da sind, wo sie für eine optimale Organfunktion benötigt werden. Der an der Basis des Hirnstamms befindliche Hypothalamus setzt das Hormon TRH *(Thyrotropin releasing hormone)* frei, das die direkt darunter sitzende Hypophyse anweist, das Hormon TSH *(Thyroid stimulating hormone)* freizusetzen, welches wiederum die Schilddrüse zur vermehrten Bildung von T3 und T4 anregt. Produziert die Schilddrüse ausreichend T3 und T4, teilt sie der Hypophyse auf direktem Weg mit, dass diese die TSH-Ausschüttung zurückfahren soll.[162] Sie weist auch den Hypothalamus an, nicht mehr so viel TRH zu bilden. Aber manchmal wird die Kommunikation aufgrund von Umwelteinflüssen, Krankheiten, genetischen Veranlagungen oder wegen einer Kombination aus allen dreien gestört. Dann wird die Rückkopplungsschleife unterbrochen, was dazu führt, dass die Schilddrüse zu viel oder zu wenig T3 und T4 produziert.

Wie oft das passiert? Nach Angaben der American Thyroid Association leiden etwa 20 Millionen Amerikaner an einer Form von Schilddrüsenerkrankung,[163] aber die Symptome schleichen sich so langsam ein, sind so breit gefächert und lassen sich mit so vielen anderen Erkrankungen leicht erklären, dass etwa 60 Prozent dieser Menschen gar nicht wissen, dass sie erkrankt sind.[164] Dank der inzwischen empfindlicheren Schilddrüsentests werden heute viele Menschen korrekt diagnostiziert, die früher durchs Raster gefallen wären. Ohne diese raffinierten Tests sind Schilddrüsenerkrankungen schwer festzustellen. Sie sind ein weiterer Großer Imitator und stehen bei den häufigsten hormonellen Krankheiten an zweiter Stelle nach Diabetes.[165]

Worauf man achten muss

Zu den körperlichen Symptomen einer Schilddrüsenunterfunktion oder Hypothyreose zählen Müdigkeit, Kälteempfindlichkeit, trockene Haut, Verhornung der Haut mit kleinen Pickeln oder Hautschuppung (Hyperkeratose), Depression, Gewichtszunahme, Haarausfall, raues, trockenes Haar, Verstopfung und verstärkte oder unregelmäßige Menstruation. Man sieht gleich, warum diese Erkrankung so leicht durchs Diagnoseraster fällt. Denn wer klagt heutzutage nicht über Müdigkeit? Ein unverkennbares Zeichen ist jedoch eine vergrößerte Schilddrüse, auch Kropf genannt. Eine Behandlung dagegen wurde erst Anfang des 20. Jahrhunderts allgemein verfügbar, davor blieben Kröpfe oft unbehandelt und wuchsen auf riesige Größe an.[166] Beispiele dafür lassen sich leicht finden, da Kröpfe in allen Kunstformen, Kulturen und Epochen abgebildet wurden, sogar schon 500 v. Chr. In der Renaissancekunst sind einige Kröpfe belegt, unter anderem in mehreren Zeichnungen Leonardo da Vincis.[167] In den USA sind Kröpfe heutzutage selten, und bis auf ein paar sehr deutlich vergrößerte Schilddrüsen sind die, die mir im Praxisbetrieb begegnen, höchstens ein wenig prall und nur dann auffällig, wenn ich die Drüse um den Halsansatz herum abtaste.

Manchmal treten jedoch zusätzlich zu diesen körperlichen Symptomen kognitive und neuropsychologische Symptome wie Benebeltsein, Gedächtnisschwäche, Angstzustände, Depressionen, Schläfrigkeit, Erschöpfung und Konzentrationsschwierigkeiten auf. Das meiste davon überschneidet sich mit den Merkmalen einer affektiven Störung. Bei erwachsenen Patienten ist es vorgekommen, dass sie an auditiven und visuellen Halluzinationen und an Wahnvorstellungen leiden.[168] In einer Fallstudie eines Patienten, der seit seiner Jugend mit manischen und depressiven Episoden zu kämpfen hatte, wurde eine schwere Hypothyreose festgestellt, nachdem er sich mit Säure verätzt hatte, um »vom Universum getrennt zu werden.«[169] Soweit er sich erinnern konnte, hatte noch nie jemand seine Schilddrüsenwerte überprüft. Tatsächlich haben ein bis vier Prozent aller Patienten mit bipolaren Störungen, Depressionen und anderen affektiven Störungen eine klassische Hypothyreose.[170] Der fragliche Patient wurde mit einer Kombination aus einem Antipsychotikum und dem synthetischen Hormon Levothyroxin behandelt,[171] aber in anderen Fällen hat man kognitive und psychiatrische Symptome allein durch Schilddrüsenhormonsubstitution behoben.[172]

Was dahinter steckt

Frauen erleiden fünf- bis achtmal häufiger eine Schilddrüsenerkrankung als Männer, besonders in Lebensphasen wie Schwangerschaft, Wochenbett und Menopause, in denen sich der Hormonhaushalt drastisch verändert.[173] Eigentlich steigt das Risiko mit dem Alter[174], aber dennoch wird eine Hypothyreose bei zwei bis drei von hundert Kindern diagnostiziert,[175] meistens aufgrund der Autoimmunerkrankung Hashimoto, die als Hauptursache für die Erkrankung gilt (Forscher glauben, dass Frauen häufiger betroffen sind als Männer, weil sie auch anfälliger für Autoimmunerkrankungen sind).

Hashimoto-Thyreoiditis ist sehr verbreitet – von den 20 Millionen Schilddrüsenpatienten in den USA[176] haben 14 Millionen Hashimoto.[177] Was könnte die Ursache sein? Eine Möglichkeit ist Stress. Allgemein bekannt ist, dass Stress das Immunsystem schwächen kann. Mal unterdrückt er es, mal sorgt er dafür, dass es überaktiv (also fehlreguliert) wird, mal schafft er die Voraussetzungen für Autoimmunerkrankungen, die wiederum häufig zu Schilddrüsenerkrankungen führen. Und es steht außer Frage, dass wir alle, auch die Kinder, mit viel mehr Alltagsstress leben müssen als frühere Generationen. Eine weitere mögliche Ursache ist die Lyme-Borreliose, die bekanntlich Fehlregulationen des Immunsystems auslöst.[178] Da ich viele Borreliose-Patienten behandle, erlebe ich eine enorme Anzahl von Kindern mit Autoimmunerkrankungen der Schilddrüse, besonders Hashimoto. Eins davon war Stacey. Ein anderes war Otis, ein kleiner Junge mit rundem Gesicht, das von einer Harry-Potter-Brille umrahmt wurde.

Das wilde Kind

Otis kam zu mir, um sich auf mögliche ernährungsphysiologische, hormonelle und metabolische Unregelmäßigkeiten untersuchen zu lassen, während er gleichzeitig von einem anderen Arzt in Wohnortnähe wegen Borreliose behandelt wurde. Ich freute mich immer auf seine Besuche, weil er so niedlich war. Er war so bezaubernd, dass man ihm das monströse Verhalten kaum zutraute, das seine Mutter beschrieben hatte. Einerseits setzte sich dieses Kind in der Schulmensa zu einem Klassenkameraden mit Zerebralparese, den die anderen Kinder ausschlossen und piesackten, weil ihm unwillkürlich Essen aus dem Mund fiel. Andererseits bedrohte dasselbe Kind eines Tages die eigene Mutter mit gezogenem Messer. Über Monate oral verabreichte Antibiotika schienen seine Symptome zu dämpfen, aber immer, wenn sein Arzt sie aus Sorge vor den Nebenwirkungen absetzte, kehrten Wut und Aggressionen zurück. Otis' Familie lebte in Angst um sich selbst und um ihr Kind. Schließlich übertrugen sie mir Otis Borreliose-Behandlung.

Als ich ihn zum ersten Mal sah, war er acht Jahre alt, und ein Schilddrüsentest ergab nicht nur einen niedrigen T3-Wert, sondern auch erhöhte Schilddrüsenperoxidase-Antikörper (TPO, *Thyroid peroxidase*). Das Vorliegen von Antikörpern deutete auf eine Autoimmunerkrankung hin. In diesem Fall hatte Otis' Körper, möglicherweise als Reaktion auf die Borreliose, irrtümlicherweise seine Schilddrüse anzugreifen begonnen. Er war dünn, was bei einer Schilddrüsenunterfunktion ungewöhnlich ist, da sie den Stoffwechsel des Körpers verlangsamt und eher zur Gewichtszunahme führt. Aber er hatte viele andere körperliche Symptome, die mit

Hashimoto korrelieren: Verstopfung mit sehr großem Stuhlgang; er war für sein Alter ungewöhnlich kleinwüchsig; Ekzeme; *Keratosis pilaris*, auch »Reibeisenhaut« genannt – kleine, trockene, meist fleischfarbene oder gelegentlich leicht rötliche Papeln, die häufig an der Außenseite des Oberarms auftreten; mit 181 einen hohen Cholesterinwert, der nicht über 170 hätte liegen sollen. Zudem hatte er mehrere kognitive Symptome, die bei Hashimoto oft auftreten, nämlich Probleme mit dem Gedächtnis, mit der Aufmerksamkeit beim Lernen und mit dem Behalten von Gelerntem, außerdem Energiemangel und Müdigkeit. Sein Verhalten war impulsiv und reizbar.

Für sich genommen hätten diese Denk- und Verhaltensschwierigkeiten nicht unbedingt auf Hashimoto hingedeutet, denn die Symptome einer Schilddrüsenerkrankung sind bekanntermaßen vage und überschneiden sich mit vielen anderen Erkrankungen – immerhin hatte der Junge Borreliose. Aber die besonderen körperlichen Symptome von Otis ließen den Schluss zu, dass eine Schilddrüsenerkrankung womöglich seine kognitiven Probleme verursachte oder zumindest dazu beitrug und die durch die Borreliose verursachten Probleme verschlimmerte.

Was ist normal?

Fassen wir zusammen, dass die T3- und T4-Werte von Otis im unteren Normalbereich lagen und seine TPO-Antikörperwerte erhöht waren. Interessanterweise war sein TSH normal, was nicht dem klassischen Bild einer Hypothyreose entsprach. Wie alle Krankheiten befindet sich auch jede Schilddrüsenerkrankung auf einem Spektrum. Wir haben bestimmte TSH- und T4-Werte als »normal« festgelegt, aber Menschen können Werte im niedrigen, hohen oder grenzwertigen Normalbereich haben und ihr Stoffwechsel kann dennoch einwandfrei funktionieren. Der Begriff dafür ist »subklinisch«, aber ich habe etwas gegen diese Bezeichnung, besonders bei Patienten mit mehreren unklaren Symptomen. Wenn die Laborwerte Hinweise auf eine Schilddrüsenfunktionsstörung enthalten, der Patient jedoch keine Symptome aufweist, kann dies als subklinisch bezeichnet werden. Aber wenn Symptome vorliegen, müsste es nicht subklinisch heißen, sondern sublaboratorisch. Die Symptome liegen ja vor, sie werden nur nicht als Symptome einer Schilddrüsenerkrankung erkannt. Andererseits haben einige Menschen mit unterdurchschnittlichen oder überdurchschnittlichen Hormonspiegeln sehr signifikante Symptome. Der im Labor festgestellte Grad der Schilddrüsenfunktionsstörung korreliert nicht immer mit der Schwere der Symptome.[179]

Was wird also als »normal« bezeichnet? Traditionell arbeitet ein Labor mit einem Referenzbereich für die verschiedenen Schilddrüsenhormone: TSH, T4, T3 sowie freies T3 und freies T4 (die aktiven ungebundenen Komponenten). Diese Bereiche variieren von Labor zu Labor, und das ist bei der Auswertung der Schilddrüsenhormonwerte entscheidend. Da es unterschiedliche Grenzwerte gibt, können ein sehr niedriger Schilddrüsenhormonspiegel oder ein deutlich erhöhter TSH-Wert noch als normal angesehen werden. Üblicherweise behandeln Ärzte ihre Patienten nur dann wegen einer Hypothyreose, wenn der TSH definitiv über der Obergrenze liegt und T4 oder freies T4 unter der Untergrenze liegen. Das ist der Standard, besonders, wenn der Patient Symptome hat. Aber ich mache es anders.

Zuallererst überprüfe ich neben dem fT4-Wert auch das fT3. Bei normalen oder annähernd niedrigen fT3- oder fT4-Werten mit erhöhtem oder annähernd hohem TSH-Spiegel winke ich nicht ab, besonders, wenn ich einschlägige Symptome beobachte. Ein Kind mit trockener Haut, Verstopfung und Müdigkeit hat Symptome einer Schilddrüsenunterfunktion, auch wenn die Laborwerte Entwarnung geben. Hashimoto-Symptome können abnormalen Schilddrüsenwerten im Blut um viele Monate vorausgehen.[180] Aber aus irgendeinem Grund ist der Immunkessel dieses einen Menschen so, dass die Schilddrüsenwerte für diesen einen Körper unzureichend sind.

Mein Ziel ist es, den Inhalt des Immunkessels eines Menschen so niedrig wie möglich zu halten, damit der Körper so gesund und widerstandsfähig wie möglich sein kann und an weniger Fronten kämpfen muss. Daher schien es ratsam, Otis eine sehr niedrige Dosis Schilddrüsenhormone zu verabreichen, zusätzlich zur Antibiotikatherapie, die die Borrelieninfektion beseitigen sollte.

Otis' Symptome ließen nach. Wir reduzierten die Antibiotika, bis seine einzige regelmäßige Medikation neben einer abendlichen niedrigen Dosis Valproat, die ihm sein Psychiater wegen der Migräne verschrieben hatte, an der er manchmal litt, der Schilddrüsenhormonersatz war. Begonnen wurde mit T3, da Tests trotz fT4 und TSH im niedrigen Normalbereich wiederholt schwache Werte für fT3 ergeben hatten. Ich überprüfte regelmäßig Otis' Schilddrüsenfunktion, wie es bei Hashimoto-Thyreoiditis und Hypothyreose erforderlich ist, und als auch das fT4 irgendwann zu niedrig war (bei weiterhin normalem TSH-Wert), gaben wir zusätzlich T4. Als wir die Dosis allmählich erhöhten, nahm Otis vier Pfund zu und wuchs einige Zentimeter. Seine Mutter berichtete, dass er wieder mit seinen Freunden draußen spielte, und obwohl er immer noch große Stuhlgänge hatte, wurden sie regelmäßiger und er war endlich weniger reizbar. Ich sah ihn nicht mehr regelmäßig, nachdem er zwölf wurde. Dank der Unterstützung seiner Eltern und eines gut strukturierten sonderpädagogischen Programms machte er während seiner mittleren und frühen High-School-Jahre hervorragende Fortschritte. Er war ein ausgezeichneter Schüler, hatte viele Freunde und arbeitete ehrenamtlich im Seniorenzentrum.

Dann ging es wieder bergab.

Ein Hauptproblem bei der Behandlung älterer Kinder ist Kooperation und Compliance. Solange Kinder klein sind, haben ihre Eltern ihre Ernährung unter Kontrolle und können sicherstellen, dass sie alle ihre Medikamente und Nahrungsergänzungsmittel einnehmen. Sobald sie älter werden und damit unabhängiger – oder an Teenageritis erkranken –, nehmen sie ihre Medikamente oft weniger konsequent oder gar nicht mehr ein. Sie mögen nicht mehr ihr eigenes Essen zur Party mitbringen oder sich in der Schulmensa Witze über ihr Mittagessen anhören. Manchmal haben sie es einfach satt, an die rechtzeitige Einnahme von Tabletten denken zu müssen. Vielleicht wollen sie auch einfach nicht daran erinnert werden, dass sie sich von ihren Altersgenossen unterscheiden. Aus irgendeinem Grund hörte Otis jedenfalls irgendwann auf, seine Medikamente zu nehmen.

Als seine Mutter anrief und mir mitteilte, dass Otis' aggressive Verhaltensweisen teilweise wieder hochkamen, war er ungefähr 17 Jahre alt. Er hatte seit mehreren Jahren keine Anzeichen von Aggression gezeigt und bis zu diesem Punkt in seinem Leben Regeln und Grenzen akzeptiert; dass er so spät anfing zu rebellieren, alte Freunde fallenzulassen, Gras zu rauchen und seinen Eltern zu trotzen, während er doch fast schon mit der High School fertig war, schien seltsam. Er war zornig, launisch und reizbar. Sogar seine neuen Freunde stellten einen Temperamentwechsel fest. Innerhalb von zwei Wochen nach dem Anruf hörte Otis auf, zur Schule zu gehen, und wenn er doch hinging, störte er. Eines Tages verdonnerte ihn die Schule zum Nachsitzen, und prompt schickte er seiner Mutter Nachrichten mit Selbstmordgedanken. Als sie die Schule anrief, um herauszufinden, was los war, konnte ihn die Schulverwaltung nicht finden. Sie riegelten das Gebäude ab, aber er war bereits entkommen. Otis' Mutter bat die Schule, die Polizei einzuschalten. Otis tauchte erst am späteren Abend wieder auf. Er kam zur Hintertür herein, wirkte verhärmt und sagte, er wolle sich nur hinlegen. Während der Vater in der Küche ruhig mit seinem Sohn sprach, rief seine Mutter die Polizei, die sie anwies, die Haustür offen zu lassen, damit die Beamten von Otis unbemerkt eintreten könnten. Als Otis die Polizisten erblickte, rannte er erstaunlicherweise nicht weg, sodass sie ihn zu einem vor dem Haus wartenden Krankenwagen eskortieren konnten, der ihn ins nächste Kinderkrankenhaus brachte. Erst nach mehreren Tagen dort war er bereit, mit mir zu sprechen.

Seine Testergebnisse offenbarten einen Anstieg der Schilddrüsen-Antikörper und sprachen damit für eine erneute Entzündung. Ich setzte ihn wieder auf T3 und T4 und erneuerte auch das Rezept für abendliches Valproat. Ich nahm mir viel Zeit, um mit ihm den Zusammenhang zwischen seiner mangelnden Kooperation und dem Wiederauftreten seiner Symptome zu besprechen. Jugendliche und junge Erwachsene möchten am liebsten vergessen, dass sie jemals krank waren, aber diese Art Rebellion kann schwerwiegende Auswirkungen auf erkrankte Teenager haben. Erst wenn die Symptome wieder auftauchen, erinnern die Jugendlichen sich daran, wie schrecklich sie sich früher gefühlt haben, und erst wenn sie sich mies genug fühlen, machen sie wieder mit. Zum Glück hatten wir bereits eine gute Beziehung aufgebaut. Er nahm sich daher unser Gespräch zu Herzen und befolgte die empfohlene Therapie. Langsam ebbten seine Symptome ab.

Bei unserem nächsten Wiedersehen war er 20 Jahre alt, und schon ohne Bluttest war ich mir sicher, dass ich eine Schilddrüsenunterfunktion feststellen würde. Seine Stimmung hatte sich ausgeglichen, er hatte eine Berufsfachschule begonnen, aber er klagte über Energiemangel, Schlaflosigkeit, Erschöpfung, Verstopfung, trockene Haut und schuppige Kopfhaut. Er sagte, seine Gedanken rasten ununterbrochen, weshalb er sich kaum konzentrieren könne. Anfangs bestritt er, depressiv zu sein, aber je mehr ich mit ihm sprach, desto mehr wirkte er emotional und psychisch niedergedrückt. Und tatsächlich ergab der Bluttest, dass seine Schilddrüsenfunktion auf dem Papier zwar in Ordnung zu sein schien, seine Schilddrüsen-Antikörper allerdings hoch waren. Am Ende gab er auch zu, dass er seine Nahrungsergänzungsmittel und seinen Schilddrüsenhormonersatz abgesetzt hatte. Ich zog den Schluss, dass Otis alle Symptome einer Schilddrüsenunterfunktion hatte, und verschrieb ihm eine Dosis natürlichen Schilddrüsenextrakt (Nature-Throid). Innerhalb weniger Wochen deeskalierte seine Wut.

Otis' Fall ist so komplex, seine Symptome und die dahinterliegenden Faktoren sind so vielfältig, dass man unmöglich behaupten kann, die Hashimoto-Thyreoiditis und Schilddrüsenfunktionsstörung habe jedes einzelne Symptom, das ihm widerfuhr, direkt verursacht. Aber ohne jeden Zweifel kam er jedes Mal, wenn wir seine Schilddrüse behandelten, mit sämtlichen anderen Beschwerden besser zurecht. Die glutenfreie Ernährung linderte seine Angst und Reizbarkeit; Antibiotika führten große Besserung bei Stimmungsschwankungen, Gewalt- und Wutausbrüchen herbei; aber die Behandlung der Schilddrüse trug nicht nur zu diesen allgemeinen Verbesserungen bei, sondern eindeutig auch zu seinem Wachstum, seinem Energielevel, seiner Verdauung und seiner Konzentrationsfähigkeit.

Umweltgifte

Einiges spricht dafür, dass Chemikalien in unserer Umwelt für die weltweite Zunahme der Schilddrüsenerkrankungen verantwortlich sind.[181] Die Schilddrüse scheint besonders stark auf die Auswirkungen erhöhter Schadstoffkonzentrationen in Luft, Wasser und Nahrungsmitteln anzusprechen, obwohl die Forschung erst noch zeigen muss, wie und in welchem Ausmaß bestimmte Chemikalien die Schilddrüsenfunktion beeinflussen. Studien haben ergeben, dass einzelne Chemikalien keine negativen Auswirkungen haben, solange sie nicht mit anderen Substanzen vermischt werden, was außerhalb des Labors aber eher die Regel ist.[182] Einige Beispiele:

- Chemikalien wie die polychlorierten Biphenyle (PCB, seit den späten 1970er-Jahren verboten, aber immer noch in der Umwelt und in vielen Nahrungsquellen vorhanden) können offenbar den Schilddrüsenhormonspiegel drücken, ohne das TSH zu beeinflussen, was darauf hindeutet, dass sie nicht an der Hypophyse oder der Schilddrüse in den Hormonhaushalt eingreifen, sondern an anderer Stelle.[183] Dioxine[184] dagegen erhöhen nachweislich den TSH-Spiegel beim Menschen.[185] Sie fallen bei bestimmten Herstellungsverfahren und in der Produktion von Herbiziden und Pestiziden an und sind hauptsächlich in Fleisch, Milchprodukten, Fisch und Schalentieren zu finden.
- Bisphenol A (BPA, in vielen Kunststoffen eingesetzt, etwa in der Beschichtung von Metalldosen) kann an Schilddrüsenrezeptoren andocken und dadurch verhindern, dass T3-Hormone ihre Botschaften an die Zellen weiterleiten. Auf diese Weise können die Laborwerte eines Patienten normale T3-Spiegel aufweisen, während alle körperlichen Symptome auf eine Schilddrüsenunterfunktion hindeuten.[186]
- Perchlorat, das bei der Herstellung von Raketentreibstoff, Feuerwerkskörpern und anderen Sprengstoffen verwendet wird,[187] bindet und blockiert bekanntermaßen Jodrezeptoren.[188] Es ist in Trinkwasser und in kontaminierten Nahrungsmitteln gefunden worden.[189]
- Wie man weiß, »konkurriert« Fluor um Rezeptoren auf der Schilddrüse und erschwert es der Schilddrüse dadurch, erstens auf das TSH der Hypophyse zu reagieren, was die Hormonproduktion reduziert, zweitens die TSH-Produktion der Hypophyse zu verlangsamen und drittens in den Dejodierungsprozess einzugreifen, der es den Organen ermöglicht, ein Jodatom aus T4 zu entfernen, um nutzbares T3 zu erzeugen.[190] Wer sich noch an das Periodensystem aus dem Chemieunterricht erinnert, weiß, dass Fluor, Chlor und Brom in einer Spalte auf der rechten Seite stehen. Welches Element befindet sich direkt darunter? Jod. Diese vier Elemente heißen Halogene und sind deshalb in einer Gruppe versammelt, weil sie eine ähnliche Molekülstruktur haben. Dass Jod unterhalb der anderen drei steht, bedeutet, dass es das größte Atomgewicht hat. Wegen seines hohen Gewichts und der molekularen Ähnlichkeiten wird Jod leicht von den anderen drei Halogenen »ver-

drängt«. Die Schilddrüse kann oft den Unterschied nicht genau erkennen. Wenn dann die Schilddrüse fälschlicherweise Fluor aus dem Trinkwasser und der Zahnpasta aufnimmt, Chlor aus Schwimmbad- oder Duschwasser oder Brom aus Flammschutzmitteln, Kunststoffen (Brom ist der berühmte »Neuwagengeruch«) und manchen Fertigbackwaren, dann tut sie dies, weil sie glaubt, dass sie Jod aufnimmt. Leider können diese anderen Elemente sowohl die Bildung von T3 und T4 blockieren als auch deren Fähigkeit, sich an Rezeptoren zu binden.

Lebensmittelempfindlichkeiten

Schließlich können auch Lebensmittelempfindlichkeiten (auf die wir in Kapitel 8 noch ausführlich eingehen werden), etwa gegen Gluten oder Milchprodukte, Autoimmunreaktionen auslösen, die eine häufige Ursache für Schilddrüsenerkrankungen sind, wie wir bereits wissen.[191] Erhöhte Darmdurchlässigkeit kann Autoimmunerkrankungen verursachen.[192] In meiner Beobachtung gibt es das Muster, dass Patienten mit Leaky-Gut-Syndrom ebenfalls an Hashimoto leiden. In einer Studie entwickelten fast 30 Prozent der Patienten mit nicht-zöliakischer Glutenempfindlichkeit auch eine Autoimmunerkrankung.

Die Kehrseite: Hyperthyreose

Zwar ist die häufigste Schilddrüsenerkrankung die Schilddrüsenunterfunktion oder *Hypo*thyreose, aber 15 Prozent aller Schilddrüsenerkrankungen im Kindesalter sind auf eine *Hyper*thyreose, also eine Überproduktion von Schilddrüsenhormonen, zurückzuführen.[193] Häufigste Ursache dafür ist die Basedow-Krankheit, eine Autoimmunerkrankung. Zu den körperlichen Symptomen[194] zählen warme, feuchte Haut, Muskelschwäche, Handzittern, Kropfbildung, ein schwirrendes Ohrgeräusch, das der zusätzliche Blutfluss über der vergrößerten Schilddrüse erzeugt, außerdem übertriebene Reflexe,[195] Hitzeempfindlichkeit,[196] Depression, Durchfall und bei Mädchen eine ungewöhnlich schwache oder sogar ausbleibende Menstruation. Die Pubertät kann sich verzögern.[197] Weil noch weitere Symptome – schneller, unregelmäßiger Herzschlag, Gewichtsverlust, nervöse Energie, Schlaflosigkeit – denen einer Angststörung oder von ADHS ähneln, kann es dauern, bis die richtige Diagnose gestellt wird. Hyperthyreose wird manchmal auch mit Atemwegserkrankungen oder Herzrhythmusstörungen verwechselt.[198] Manische Symptome sind zwar auch schon bei Schilddrüsenunterfunktion festgestellt worden, aber sie sind weitaus häufiger, wenn die Schilddrüse mehr Hormone ausschüttet.

Jugendliche mit Angstzuständen, Hyperaktivität, Schlaflosigkeit und bipolarer Störung untersuche ich unbedingt auf Schilddrüsenüberfunktion, aber den Löwenanteil der Schilddrüsenprobleme, die ich in meiner Praxis zu sehen bekomme, macht sicherlich die Unterfunktion aus.

Behandlung von Schilddrüsenerkrankungen

Trotz all dem Schaden, den so eine kleine schmetterlingsförmige Drüse im Körper anrichten kann, ist die Behandlung einer Schilddrüsenerkrankung glücklicherweise selten kompliziert.

Ersatztherapie

Um die durch Hashimoto verursachte Hypothyreose zu beheben, muss die Menge an T4 ergänzt werden, die die Schilddrüse nicht produzieren kann. Dazu verschreiben die meisten Ärzte ein billiges synthetisches Hormon, Levothyroxin, das unter den Markennamen Berlthyrox (D), Eferox (D), Eltroxin (CH), Euthyrox (A, CH, D), Eutirox (D), L-Thyrox (D), L-Thyroxin (D), Levothyroxin (A, D), Prothyreo (D), Tirosint (CH) oder Thyrex (A) auf dem Markt ist. Sobald sich der T4-Spiegel normalisiert hat, sorgt der Regelkreis dafür, dass Hypothalamus und Hypophyse die Überproduktion von TRH und TSH stoppen.

In vielen Fällen, vor allem bei Patienten mit »sublaboratorischer« Hypothyreose, bevorzuge ich allerdings einen natürlichen Schilddrüsenersatz, der üblicherweise aus getrockneter Schweineschilddrüse hergestellt wird und auch die T3-Menge erhöht. Schweinethyroxin-Präparate sind in Deutschland nicht mehr zugelassen, können aber mit Verordnung durch einen in Deutschland niedergelassenen Arzt auf Privatrezept über internationale Apotheken (zum Beispiel aus den USA) bezogen werden. Man vermutet, dass die höhere Erfolgsrate des natürlichen Hormonersatzmittels nicht einfach dadurch begründet ist, dass es natürlich ist, sondern dadurch, dass es, anders als synthetische Mittel, neben T4 und T3 auch zusätzlich noch Bausteine wie Selen und Tyrosin enthält.[199] Tatsächlich fügen neuerdings immer mehr Ärzte, die synthetisches T4 verwenden, ihrer Rezeptur eine Tagesdosis synthetisches T3 hinzu – meist in Form von Liothyronin. Bemerkenswerterweise gibt es Fälle, in denen die Stimmung eines Patienten mit langjähriger Depression allein dadurch plötzlich gehoben wurde, dass zu einer geläufigen T4-Behandlung noch T3 gegeben wurde.[200]

Nahrungsergänzungsmittel

Während im Allgemeinen ein zusätzlicher pharmazeutischer Hormonersatz erforderlich ist, ist es in Grenzfällen manchmal möglich, eine Schilddrüsenunterfunktion mit Nahrungsergänzungsmitteln zu behandeln, die eine gesunde Schilddrüsenfunktion fördern. Wie wir bereits festgestellt haben, gehört Jod zu den Schlüsselkomponenten einer guten Schilddrüsenfunktion. Glücklicherweise ist Jod auch eines der einfachsten und kostengünstigsten Mittel gegen Schilddrüsenunterfunktion, da es in Form von jodiertem Salz im Supermarktregal bereitsteht. Jodmangel gilt allgemein als selten, ist aber weltweit verbreitet. Ich glaube allerdings nicht, dass er selten ist. Bei neuen Patienten überprüfe ich generell den Jodspiegel und stelle oft einen grenzwertigen bis erheblichen Jodmangel fest.

Wir wissen ebenfalls bereits, dass ein weiterer essenzieller Nährstoff für eine gesunde Schilddrüsenfunktion Selen ist, der Wirkstoff des Dejodinase-Enzyms, das eines der vier Jodatome von T4 abspaltet, um nutzbares T3 zu gewinnen. Wenn man wie viele Menschen zu wenig Selen in sich hat, mangelt es möglicherweise an ausreichend aktivem Dejodinase-Enzym. Dann kann man nicht genügend T3 produzieren, obwohl die Schilddrüse einen gesunden T4-Spiegel bereitstellt.

Ich verwende auch ein kombiniertes Nahrungsergänzungsmittel, das neben Jod und Selen auch Zink und Vitamin A, D und E enthält.[201] Antioxidanzien wie Vitamin E können in Verbindung mit Selen die Schilddrüse unterstützen, indem sie oxidativen Stress reduzieren. (Weitere Informationen dazu im Anhang.)

Glutenfreie Ernährung

Die Vorteile einer glutenfreien Ernährungsweise besprechen wir noch eingehender in Kapitel 8, aber da ein Zusammenhang zwischen Hashimoto und Glutenempfindlichkeit besteht, sollte man eine solche Ernährungsumstellung als unterstützende Maßnahme zur Therapie einer Schilddrüsenunterfunktion in Betracht ziehen. Die anekdotische Evidenz aus Berichten vieler Hashimoto-Patienten, die durch glutenfreie Ernährung Besserung erfahren haben, ist durch Forschungen untermauert worden,[202] und eine jüngere Studie bestätigt dies.[203]

Heutzutage besprechen viele Endokrinologen mit ihren Hashimoto-Patienten die möglichen Vorteile einer glutenfreien Ernährung. Wenn Antikörper die Schilddrüse Ihres Kindes angreifen und Sie den Grund dafür herausfinden möchten, lohnt es sich, einen möglichen Zusammenhang mit Gluten zu überprüfen. Falls dann die Symptome und/oder die Schilddrüsen-Antikörper nicht weniger werden, lässt sich das Ganze leicht und ohne Schaden abbrechen, solange insgesamt eine gesunde Ernährungsweise eingehalten wird, idealerweise mithilfe eines Ernährungsberaters.

Am Ende war es eine Kombination dieser Behandlungen, die bei Chloé zu einer Besserung führte. Als die Bluttestergebnisse eintrafen, lagen die Schilddrüsenwerte am unteren Grenzwert. Da Chloé negativ auf Schilddrüsen-Antikörper getestet worden war, wussten wir, dass wir es nicht mit Hashimoto zu tun hatten. Ich verschrieb zunächst eine extrem niedrige Dosis T4 und bat die Familie, neben Gluten auch Milchprodukte und Zucker von Chloés Speiseplan zu streichen. Nach mehreren Monaten berichtete Julie, dass sich Chloés Verdauungsprobleme verbessert hatten, sonst jedoch nicht viel. Also versuchten wir es mit einer Dosis T3. Nicht lange danach rief mich eine völlig verblüffte Julie an. Chloé war wie verwandelt. Zuvor hatte sie eher stockend gesprochen, hatte sich schlecht konzentrieren können und geradezu tranig gewirkt. Julie und ihr Mann mussten sich oft wiederholen und ihr alles ganz langsam erklären. Aber plötzlich wirkte Chloé klüger. Alles beschleunigte sich, ihre Sprechweise, ihre Gangart, ihre Art zu zeichnen. Sie war zu viel komplexeren Denkprozessen fähig und schien alles Gesagte problemlos zu verstehen. Sie konnte sich konzentrieren. Und ihre Stimmung war so gut, dass ihre Eltern sich nicht erinnern konnten, sie jemals so erlebt zu haben. Es war, als würde man eine Decke anheben und darunter ein völlig neues Kind entdecken.

Julie wusste, dass diese Wandlung nicht nur ein Hirngespinst zweier Eltern war, die sich unbedingt eine gesündere Tochter wünschten. Sie waren vor Kurzem aus einem Griechenland-Urlaub mit Freunden zurückgekehrt, die eine Tochter in Chloés Alter hatten. Normalerweise hätte das andere Mädchen jedes Spiel, das die beiden spielten, gewonnen. Chloé hinkte ihrer Freundin immer hinterher. Aber auf dieser Reise konnte Chloé ihre Freundin schlagen. Sie ergriff die Initiative und konnte mithalten. Es war so verblüffend, dass auch die befreundeten Eltern Chloés Verwandlung bemerkten.

Leider war die Besserung nur von kurzer Dauer. Kurz nachdem die Familie aus dem Urlaub zurückgekehrt war, begann Chloé sich zurückzuentwickeln und aggressiveres Verhalten zu zeigen. In dem Glauben, es müsse eine Nebenwirkung des T3 sein, gab Julie ihr das Medikament nicht mehr. Aber wie sich herausstellte, war die plötzliche Veränderung keine Reaktion auf T3, sondern eine Reaktion auf Chlor. In Griechenland war Chloé fast jeden Tag in einem gechlorten Pool schwimmen gegangen. Erst viel später merkte Julie, dass Chloés Stimmung immer dann herunterging, wenn sie in einem gechlorten Pool schwimmen war. Aber da Julie diese Verbindung zwei bis drei Jahre lang nicht herstellte, nahm Chloé kein T3 mehr. Als Chloé acht war, wurde es noch schlimmer. Sie hatte mit Klavierstunden angefangen, war aber zu müde zum Üben. Sie konnte in der Schule nicht mithalten und hatte Mühe, ihre Hausaufgaben zu schaffen. Sie morgens aus dem Bett zu holen war wie ein Tauziehen.

Also meldete sich Julie wieder. Ich sagte ihr, sie solle neue Bluttests machen lassen, auch von Chloés Schilddrüsenwerten. Diesmal bestritt niemand die Ergebnisse, nicht einmal ihr Kinderarzt. Chloé hatte eindeutig eine Hypothyreose. Ihre

T4-Werte waren deutlich unter den Normwert gefallen. Zunächst gaben wir ihr T4, wie zuvor schon, und das half – aber nicht so sehr, wie wir es uns gewünscht hätten. Julie wollte es ungern erneut mit T3 versuchen, weil sie noch nicht herausgefunden hatte, dass nicht das Hormon, sondern das Chlorwasser Chloés Stimmung in den Keller gerissen hatte, aber sie willigte schließlich ein, eine Kombination von T4 und T3 auszuprobieren. Nach ungefähr einer Woche war die schlaue, schnelle Chloé wieder da, die zu wenige Menschen je kennengelernt hatten.

In den Jahren, seit wir Chloé auf Nature-Throid umgestellt haben, ein natürliches Hormonersatzmittel aus getrockneter Schweineschilddrüse, das alles enthält, was in einer gesunden Schilddrüse vorkommt (einschließlich T4 und T3), hat sie eine bemerkenswerte Wende vollzogen. Julie konnte auch eine kontinuierliche Verbesserung beobachten, nachdem wir Chloés Therapie und ihre gluten-, milch- und zuckerfreie Ernährung mit Vitamin B_6, P-5-P, Methylfolat und Vitamin B_{12} in Nasensprayform ergänzten.

Chloé ist jetzt zwölf Jahre alt, kommt gut in der Schule mit und hat große Freude an ihren Tanzstunden – Jazz und Ballett – und an ihrem neuen Lieblingssport Bouldern. Julie kann nur schwer loslassen und akzeptieren, dass der bessere Zustand ihrer Tochter nun die neue Normalität bleiben könnte. Eines Tages wird sie Chloés Lächeln vielleicht als selbstverständlich ansehen, aber im Moment ist Julie dankbar für jeden guten Tag, den ihre Tochter hat.

Muster erkennen

Es ist äußerst selten, dass sich eine Krankheit oder Gesundheitsstörung ohne Vorwarnung äußert. Womöglich spüren wir gar keine Symptome oder erkennen sie im Augenblick nicht als das, was sie sind – aber normalerweise sind sie da. Wir gehen nicht aus einem Zimmer, in dem wir krankheitsfrei sind, hinüber in ein anderes, in dem wir plötzlich krank sind. Wir leben immer auf einer Skala der Gesundheit, unser Körper befindet sich ständig im Fluss und an jedem Tag werden Milliarden von biologischen Nachrichten und Verbindungen übermittelt oder eben verpasst.

Bei einer Schilddrüsenerkrankung ist es wie bei fast jeder anderen Erkrankung: Die Symptome schleichen sich an. Das kann sich über Monate hinziehen – langsame, stetige Fortschritte, in denen man nur schwer ein Gesamtbild erkennt. Aber anders als bei Borreliose oder ITABI kann bei einer Schilddrüsenfunktionsstörung schon das Erkennen der Symptome die scheinbar teenagertypische Depression oder Angst in ein ganz neues Licht rücken. Das gilt für Eltern wie für Ärzte. Nach mehr als drei Jahrzehnten Arbeit in meinem Fachbereich werde ich heutzutage immer häufiger nach dem Ruhestand gefragt. Aber ich weiß gar nicht, warum ich aufhören sollte – ich liebe meine Arbeit. Außerdem glaube ich, dass ich aufgrund meiner über 35-jährigen Erfahrung ein besserer Arzt bin. Das sind 35 Jahre Mustererkennung, die ich anwenden kann, um Menschen schneller zu helfen.

Achten Sie auf Muster. Wenn Ihr Kind an Depressionen oder kognitiven Störungen leidet, müssen Sie auch bei unauffälligen oder nur grenzwertigen Testergebnissen körperlichen Symptomen wie trockener Haut, Verstopfung oder Müdig-

MDS-Momentaufnahme:
Unterfunktion der Schilddrüsen (Hypothyreose)

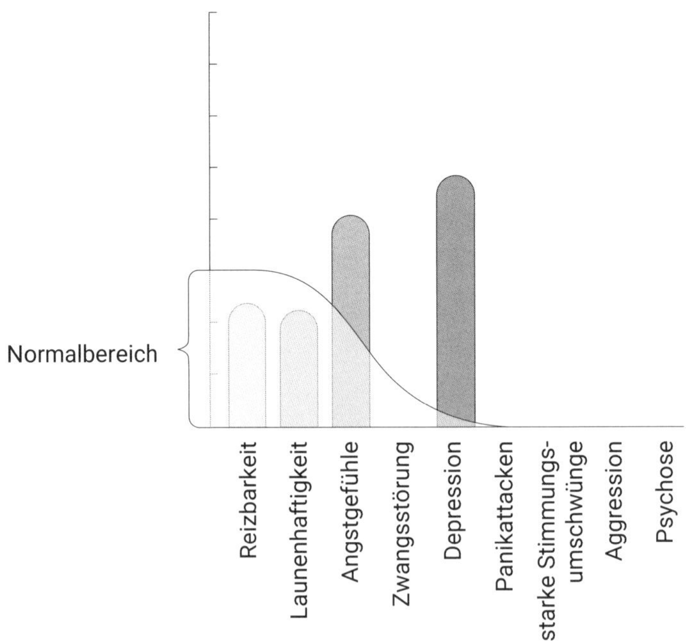

keit Aufmerksamkeit schenken, die möglicherweise auf eine Funktionsstörung der Schilddrüse hinweisen. Was für die meisten Menschen ein normaler Blutwert ist, ist für Ihr Kind möglicherweise nicht ausreichend. Tests geben selten die ganze Geschichte wieder. Das Feststellen einer Schilddrüsenerkrankung ist allerdings nicht unbedingt der Weisheit letzter Schluss. Es kann jedoch ein wichtiges Stück des diagnostischen Puzzles sein, und ohne diesen Erkenntnisschritt und die entsprechende Behandlung können viele Kinder nicht vollständig gesund werden.

Hat Ihr Kind vielleicht eine Schilddrüsenerkrankung?

- Klagt Ihr Kind häufig über Müdigkeit?
- Ist Ihnen an Ihrem Kind eine unerklärliche Gewichtszunahme aufgefallen?
- Ist Ihnen an Ihrem Kind eine unerklärliche Gewichtsabnahme aufgefallen?
- Ist das Haar Ihres Kindes struppig?
- Haben Sie trockene Haut bemerkt, besonders kleine trockene Papeln außen an den Oberarmen oder vorn auf den Oberschenkeln? Trockenheit und Schuppung an den Unterschenkeln oder Hyperkeratose (schuppige Hornhaut) an den Fußsohlen?
- Klagt Ihr Kind über Hitze- oder Kältegefühl, während sich alle anderen wohlfühlen?
- Klagt Ihr Kind über kalte Hände und/oder Füße (oder hat es solche, ohne zu klagen)?
- Hat Ihr Kind häufig Verstopfung?
- Ist der Cholesterinspiegel Ihres Kindes über den altersgemäßen Normbereich hinaus erhöht?

7

WANDELNDE TOTE: NEBENNIEREN-FUNKTIONSSTÖRUNG UND NIEDRIGER BLUTZUCKER

Die Newmans lernte ich 2016 an einem wunderschönen Frühlingstag kennen. Wenn Familien aus einem anderen Bundesstaat kommen, sprechen sie oft gemeinsam bei mir vor, und diese Familie suchte Hilfe für ihren schwer autistischen Sohn Will. Der große, dunkelhaarige 16-Jährige hielt sich mit selbststimulierendem Verhalten in ständiger Bewegung, er schaukelte mit dem Oberkörper und ließ die Arme kreisen. Er war zwar nonverbal, stieß aber explosives Kreischen aus. Sein Leben lang neigte er zu gewaltsamen Zusammenbrüchen, die das ganze Haus auf den Kopf stellten und oft für schockierte und missbilligende Blicke sorgten, wenn die Familie etwas außer Haus unternahm, was selten vorkam. Als Will zum Mann heranwuchs, fiel es seinen Eltern immer schwerer, ihn zu beruhigen. In einem jahrelangen Eiertanz hatten sie alles vermieden, was ihren sensorisch überforderten Jungen triggern konnte, und hatten jeden Arzt und jeden Spezialisten kontaktiert, der ihnen vielleicht einen neuen Hoffnungsschimmer bot. Sie hatten gehört, dass ich anderen autistischen Kindern geholfen hatte, ihre Isolation und Impulsivität zu durchbrechen. Gab es etwas, irgendetwas, was ich tun konnte, um ihrem Sohn zu helfen?

Als sich unser erster gemeinsamer Termin dem Ende zuneigte, schaute ich in die besorgten Gesichter des Elternpaares und ließ sie wissen, dass ich auf jeden Fall die Hoffnung hatte, etwas bewirken zu können, und dass ich alles in meiner Macht Stehende tun würde. Allerdings war es noch zu früh, um ihnen zu sagen, dass nicht nur Will mich beschäftigte, sondern auch ihr anderer Sohn Charles, der ihnen gegenüber still auf meiner Sprechzimmercouch saß.

Ich nenne die Familien meiner Patienten oft »wandelnde Wunden«. Ihre Kinder mögen von einer lähmenden Erkrankung befallen sein, aber das Leid der Eltern und der anderen Familienmitglieder, die diese Kinder lieben, kann fast ebenso groß sein. Ich glaube, ich habe noch nie eine Mutter oder einen Vater getroffen, die nicht bereitwillig die Erkrankung von ihrem Kind genommen und sich selbst auferlegt hätten, wenn es nur den Schmerz und die Angst des Kindes gelindert hätte. Nichts ist wichtiger als das Bestreben, ihrem kranken Kind zu helfen. Ich kenne Eltern, die ihren Job aufgegeben haben, um sich ganz der Betreuung ihres Kindes zu widmen, oder die ihren Lebensstil drastisch gesenkt haben, um sich teure medizinische Behandlungen leisten zu können. Leider raubt der Fokus auf die Betreuung des kranken Kindes in der Familie manchmal anderen Kindern die Aufmerksamkeit und Fürsorge, die sie zum Gedeihen brauchen.

Ich habe so etwas im Laufe der Jahre viele Male erlebt: Geschwister, die zu kurz kommen, weil ihre Eltern so viel Zeit und Energie in ihren Bruder oder ihre Schwester stecken. Natürlich ist diese emotionale Vernachlässigung nie Absicht. Mehreren Studien zufolge glauben viele Eltern wirklich, dass es ihren anderen Kindern gut geht – nicht, weil sie blind für die Bedürfnisse ihrer Kinder sind, sondern, weil die gesunden Kinder lernen, ihre Bedürfnisse und Identitäten so zu formen, dass sie in die Familie passen.[204] Wenn gesunde Kinder in eine feste Familieneinheit eingebunden sind und sich in angemessener Weise an der Versorgung ihrer kranken Geschwister beteiligen dürfen, kann dies die Familie enger zusammenbringen. Werden Geschwisterkinder jedoch von dieser Fürsorge ausgeschlossen und im Ungewissen gelassen, dann neigen sie dazu, das Schweigen mit Schweigen zu erwidern. Solche Kinder lernen, dass sie ihren Familien am besten dadurch helfen, dass sie so wenig wie möglich einfordern und eben nicht die Aufmerksamkeit auf sich ziehen, wie man es normalerweise tut, wenn sich ein Problem zusammenbraut.

Beim ersten Termin mit Will besprachen seine Eltern und ich seine Symptome, seine Verhaltensweisen und das Alltagsleben der Familie in allen Einzelheiten. Indirekt erfuhr ich, dass der zwölfjährige Charles, der neurotypisch (also »normal«) war, sein ganzes Leben im Schatten seines autistischen Bruders verbracht hatte. Wills Aus- und Zusammenbrüche waren schon für Erwachsene beunruhigend; ich kann mir kaum vorstellen, wie beängstigend sie für ein kleines Kind gewesen sein mussten. Es musste stressig sein, in einem Haus zu leben, in dem man nie weiß, wie lange Ruhe und Frieden anhalten. In dem man damit rechnen muss, dass die Eltern jedes Gespräch abbrechen, um sich mit dem Bruder zu befassen. In dem man nie zuerst dran ist. Die ganze Familie war in ständigem Aufruhr. Nach meiner Erfahrung bewältigen die meisten Kinder solche chronische Instabilität und Stressbelastung, indem sie entweder ausflippen oder sich einigeln. Charles blickte nicht von seinem iPhone auf, während ich mit seinen Eltern sprach. Nachdem sie mir alles mitgeteilt hatten, was ich wissen musste, richtete ich meine Fragen an den gedrungenen, dunkelblonden Jungen auf der Couch. Wie ging es ihm? Wie lief es in der Schule? Hing er gern mit seinen Freunden ab? Seine Antworten waren allesamt so wie erwartet: »Prima.« »Gut.« »Ja.«

Mir fällt es nicht leicht zu erklären, warum ich mir trotz des guten Eindrucks absolut sicher war, dass mit Charles nicht alles gut oder in Ordnung war. Vielleicht war es das sanftmütige Lächeln, das nicht in den Augen ankam. Nicht nur mangelte es seinem Körper und seiner Stimme an Energie, er hatte auch kein Temperament. Er hatte sich so tief in sich selbst verkrochen, dass seine Persönlichkeit unmöglich zu erkennen war. Ich blickte zu seinen Eltern hinüber, um ihren Eindruck einzuschätzen. Sie betrachteten ihn gütig. Oft melden sich Mama oder Papa mit Beobachtungen wie »Sie ist eine tolle Fußballerin!« oder »Er kocht unglaublich gut!« – irgendetwas, das dem Kind (und dem Arzt) beweist, dass sie es beachten. Aber niemand sagte etwas und wir wandten uns alle wieder Will zu. Aber ich habe Charles nicht vergessen. Ich sah ihn alle sechs bis acht Wochen, wenn die Familie zu Nachuntersuchungen kam, um Wills Behandlung nötigenfalls anzupassen. Innerhalb weniger Monate nach Beginn der Behandlung, die Ernährungsumstellung, Nahrungsergänzung und stimmungsstabilisierende Medikamente umfasste, waren bei Will Anzeichen einer Besserung wahrnehmbar. Mehr Blickkontakt. Ein paar neue Wörter. Weniger Ausbrüche. Wenn ich den Bericht vom Familienleben erhielt, richtete ich meine Aufmerksamkeit immer auf Charles, und er wirkte immer gleich – in Ordnung. Seine Antworten auf meine Fragen zu Schule, Freundschaften und Interessen schienen einprogrammiert, so als führte er eine über Jahre perfektionierte Nummer auf. Es war so perfekt, dass es fast übertrieben war. Wo war das normale Meckern über die Hausaufgaben? Warum war da kein Fünkchen Begeisterung, wenn er über Sport oder Videospiele sprach? Seine emotionale Bandbreite blieb am Nullpunkt. Doch seine Eltern, die so sehr von der Sorge um ihren älteren Sohn eingenommen waren, sahen nicht, dass auch ihr Jüngster litt.

Wie in den medizinischen Fällen, in denen ich erst eine unmittelbare Gefahr eindämmen muss, bevor ich mich der Behandlung weniger schlimmer, aber ebenso wichtiger Funktionsstörungen zuwende, wartete ich erst ab, bis sich Wills Fortschritte als nachhaltig erwiesen und das Familienleben sich stabilisierte, ehe ich behutsam meine Bedenken bezüglich Charles äußerte. Diese Eltern waren gute Eltern, und ich wollte nicht, dass sie sich verurteilt oder bedrängt fühlten. Meine Hoffnung war aber, dass sie mit ein bisschen Hilfe erkannten, in welchen Teufelskreis sie geraten waren und dass sie ihm nur mit Hilfe entkommen würden. Ich hoffte, dass sie aus dem richtigen Blickwinkel selbst erkennen würden, was nicht stimmte.

Damit es für Charles aufwärts ging, musste ich seine Eltern daran erinnern, dass auch ihr jüngerer Sohn in diese Misere verwickelt war und dass Eltern gar nicht selten unterschätzen, wie viel Stress und Angst ihr Kind durchmacht.[205] In diesem Fall, so erklärte ich, hatten Charles' Stressbewältigungsexperten – die Nebennieren – ihm jahrelang dabei geholfen, mit der furchterregenden, erschütternden Situation in seinem Zuhause fertig zu werden, aber am Ende ihre Leistungsfähigkeit eingebüßt.

Wer oder was sind die Nebennieren?

Als Mitglieder des Hormonsystems und Arbeitskollegen der Schilddrüse fungieren die Nebennieren als wichtiger Kommunikationsknotenpunkt. Die Nebennieren sind Drüsen, die sich direkt über den Nieren befinden und sich mit der Hypophyse und dem Hypothalamus im Gehirn verständigen. Zusammen bilden diese drei Organe die Hypothalamus-Hypophysen-Nebennierenrinden-Achse, auch HPA-Achse *(Hypothalamic-pituitary-adrenal axis)* oder Stressachse genannt. Sie koordinieren die Ausschüttung von Hormonen, die den Stoffwechsel steuern, Entzündungen unterdrücken, das Immunsystem unterstützen und den Natriumhaushalt regulieren. Die HPA-Achse, die es dem Nervensystem ermöglicht, mit dem Hormonsystem zu interagieren, ist auch für die Kampf-oder-Flucht-Reaktion zuständig, die dann eintritt, wenn das Gehirn eine Bedrohung wahrnimmt. Damit ist sie ein weiteres faszinierendes Beispiel für die Vernetztheit des menschlichen Organismus.

Wird man zum Beispiel durch einen lebensbedrohlichen Zwischenfall überrascht oder erschreckt, beispielsweise beim Spaziergang durch ein zu nah vorbeibrausendes Auto, schnellt die Herzfrequenz empor, die Atmung beschleunigt sich, das Sehvermögen wird geschärft, die Muskeln spannen sich an und Schweiß bricht aus. Das alles geschieht, weil der Hypothalamus das zu schnell fahrende Auto augenblicklich als Bedrohung erkennt und diese Informationen an die Hypophyse weiterleitet, die dann die Nebennieren anweist, mehr Hormone auszuschütten, darunter auch Adrenalin. Diese Kettenreaktion ermöglicht dem Körper die Selbstrettung, indem sie ihn mit der Schnellkraft und Energie vollpumpt, die er braucht, um vor dem rasenden Auto aus dem Weg zu hechten. Als Reaktion auf eine wahrgenommene Belastung oder Bedrohung setzen die Nebennieren zusätzlich zum Adrenalin auch ein Steroidhormon namens Cortisol frei. Unter normalen Umständen hilft Cortisol bei der Regulierung des Blutdrucks und sorgt dafür, dass im Blutkreislauf genügend Glukose zur Energiegewinnung bereitsteht. Schießt das Cortisol unter Stress empor, bringt es auch andere Systeme zum Stillstand, die nicht unmittelbar überlebensnotwendig sind. Sobald die Gefahr gebannt ist – das Auto ist vorbeigerast, man wiegt sich wieder in Sicherheit –, hören die Nebennieren auf, so viel Stresshormone zu produzieren, und Herzfrequenz, Atmung und andere Systeme kehren in ihren normalen Ruhezustand zurück. Das Leben geht weiter.

Diese effektive Stressreaktion wurde in den Jahrmillionen der Evolution so eingerichtet, dass sie nur als Reaktion auf echte Gefahrenlagen hochfährt. Leider reagiert das Gehirn – dieser meisterhafte Bedrohungsdetektor, der letztendlich über die Hypophyse die Nebennieren alarmiert – auf die Fährnisse des modernen Lebens, als bedeuteten sie Lebensgefahr. Abgabetermine, Verkehrsstaus und ähnliche vorübergehende Stressoren können daher den Bedrohungsdetektor in Aktion versetzen. Und dauerhafte Stressoren wie ein tyrannischer Mitschüler oder ein kranker Bruder, der das Zuhause unsicher macht und den Eltern jedes Quäntchen Aufmerksamkeit abverlangt, rufen ebenfalls eine Kampf-oder-Flucht-Reaktion hervor. Mit der Zeit wird der Körper dann chronisch von Stresshormonen überschwemmt.

So wie eine normale Immunreaktion aus dem Ruder laufen und eine chronische Autoimmunentzündung verursachen kann, führt eine unregulierte Stressreaktion

Stress und die Nebennieren

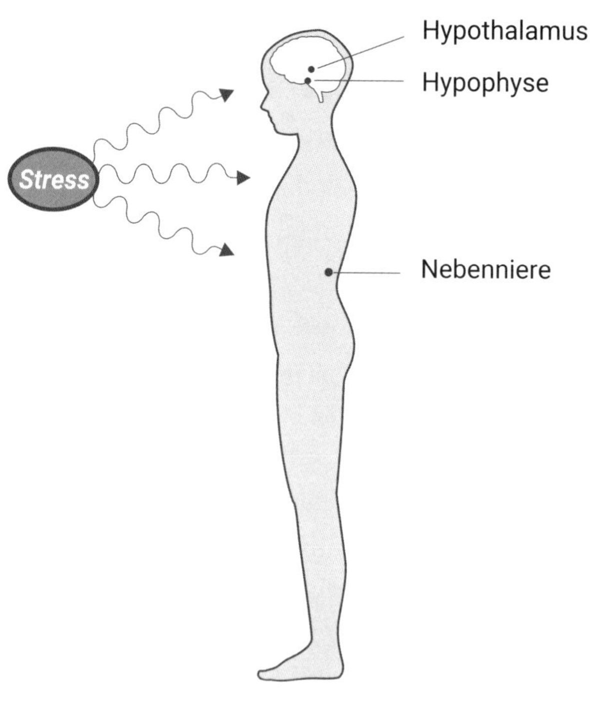

Die Hypothalamus-Hypophysen-Nebennierenrinden-Achse

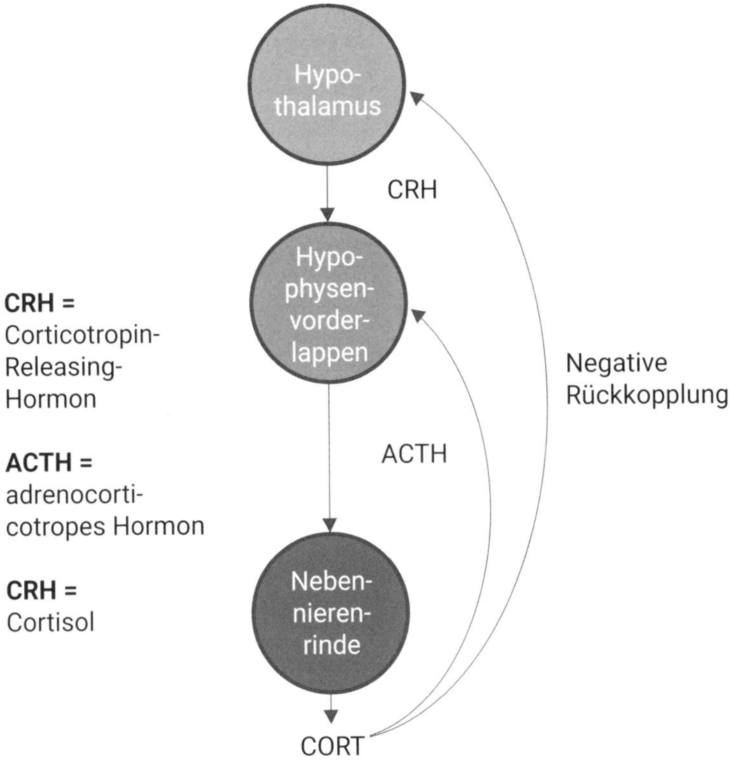

zu einem chronisch erhöhten Cortisolspiegel – zu Hypercortisolismus. Ein Zuviel an Cortisol kann schwerwiegende Nebenwirkungen haben. Es unterdrückt beispielsweise das Immunsystem, sodass wir anfälliger für Krankheiten werden, oder führt dazu, dass wir zu viel essen und Fett ansetzen, weil der Körper glaubt, dass er Energie sammeln muss, um die Bedrohung zu bekämpfen. Es gibt allerlei Belege in der Fachliteratur, die Hypercortisolismus mit Depression in Verbindung bringen. Er kann schwere Schlaflosigkeit verursachen, weil die Nebennieren auf Angst oder stressbedingte Erregung im Gehirn reagieren und weiterhin Cortisol ausschütten, anstatt die Produktion in der Nacht wie vorgesehen herunterzufahren. Auch wenn man einschlafen kann, beeinträchtigt ein erhöhter Cortisolspiegel möglicherweise die Schlafqualität, sodass man sich nie ausgeruht fühlt. Schon mal mitten in der Nacht aufgewacht, weil die Gedanken rasen und zu erledigende Dinge einfach nicht aus dem Kopf wollen? Bedanken Sie sich beim Cortisol. Auf lange Sicht hat es noch weitere schwerwiegende Nebenwirkungen, darunter Osteoporose, grauen Star und Diabetes.

Irgendwann geben die Nebennieren auf und produzieren nicht mehr genügend Cortisol, um den Körper optimal am Laufen zu halten. Ich nenne das funktionellen Hypoadrenalismus. Wie eine Taschenlampe mit entladener Batterie funktioniert der Körper trotz suboptimalem Cortisolspiegel weiterhin, dabei könnte er viel, viel effektiver arbeiten, wenn die Nebennieren in Topform wären. Vieles kann zu Hypoadrenalismus führen, meistens ist es eine Autoimmunreaktion. Aber auch chronische oder persistente Infekte können die Ursache sein, ebenso wie der Kontakt mit Umweltgiften. Die Nebennieren werden auch durch übermäßigen Sport in Mitleidenschaft gezogen, beispielsweise durch das Training für einen Marathon oder durch anstrengende Workouts nach einer langen Zeitspanne mit wenig Bewegung. Und schließlich verursacht auch chronischer Stress – egal ob körperlich oder emotional – nachweislich Nebennierenfunktionsstörungen, besonders, wenn er Depressionen, Angstzustände oder Stimmungsschwankungen mit sich bringt.

Noch eine umstrittene Krankheit

Wie bereits angesprochen neigt die Schulmedizin dazu, Krankheiten durch die Schwarz-Weiß-Brille zu betrachten: krank/nicht krank, normal/nicht normal, funktionierend/nicht funktionierend. Da der funktionelle Hypoadrenalismus – häufig als Fehlregulation der HPA-Achse bezeichnet oder kontroverser als »Nebennierenschwäche« – nicht in dieses Schema passt, leugnen viele Ärzte seine Existenz und behaupten, ein Patient habe entweder eine Nebenniereninsuffizienz (Morbus Addison) oder eben nicht. Diese Ärzte stützen ihre Diagnose auf standardisierte Bluttests, die den Cortisolspiegel im Blut bestimmen. Und dennoch habe ich Patienten, die unter den Symptomen einer Nebenniereninsuffizienz leiden – vor allem Müdigkeit und Depression –, deren Cortisolwerte knapp über der willkürlichen Trennlinie zwischen Suffizienz und Insuffizienz liegen.

Sind deren Nebennieren etwa gesund? Nein, sind sie nicht. Was der Standardtest als »normalen« Cortisolspiegel ausweist, sieht möglicherweise ganz anders aus, wenn man denselben Patienten einem anderen Test unterzieht, den leider zu wenige Ärzte durchführen, obwohl das Verfahren schmerzlos und relativ einfach ist.

Cortisol auf dem Prüfstand

Der typische Nebennierenbluttest wird zu zwei Tageszeiten durchgeführt, einmal morgens und einmal am späten Nachmittag. Unter anderem ist es Aufgabe der Nebennieren, für ausreichend Energie zu sorgen. Deshalb sollte der Cortisolspiegel morgens am Höhepunkt beginnen und dann sinken, bis er am Abend seinen niedrigsten Wert erreicht, sodass man einschlafen kann. Anstatt das Blut eines Patienten nur auf ein oder zwei Momentaufnahmen des Cortisolspiegels zu untersuchen, verschaffe ich mir lieber ein Panoramabild aus Cortisolwerten des gesamten Tagesverlaufs. Indem ich den Cortisolspiegel viermal am Tag – morgens, mittags, gegen 17 Uhr und vor dem Schlafengehen – mittels Speichelproben testen lasse, bekomme ich einen viel genaueren Eindruck davon, wie die Nebennieren funktionieren.

Üblicherweise verwendet man Cortisol-Speicheltests, um ein Cushing-Syndrom oder zu hohe Cortisolspiegel festzustellen.[206] Forscher merken jedoch zunehmend, dass der einfachere, weniger invasive Speicheltest mit dem Cortisol-Blutwert korreliert und auch bei Nebenniereninsuffizienz nützlich ist. Das liegt daran, dass Speicheltests im Gegensatz zu Bluttests das freie Cortisol messen. Aus dem letzten Kapitel wissen Sie ja, dass das Schilddrüsenhormon im Blutkreislauf manchmal nicht optimal funktioniert, weil sein aktiver Teil zu fest an ein Trägermolekül gebunden ist. Das kann dazu führen, dass der Körper so reagiert, als hätte er eine Schilddrüsenunterfunktion, obwohl Blutuntersuchungen einen normalen Hormonspiegel anzeigen. Das Gleiche kann mit den Nebennierenhormonen passieren, wenn sie an ein Trägermolekül gekoppelt sind und deshalb nicht zur Verfügung stehen: Die Cortisolspiegel im Blut sehen normal aus, aber der Körper reagiert, als wären sie zu niedrig, denn die Zellen bekommen nicht die Informationen, die sie benötigen, um optimal zu funktionieren. Wenn meine Tests auf so etwas hindeuten, kann ich eine Kur mit Kräutern und Nährstoffen zusammenstellen, die einen zu hohen Cortisolspiegel dämpft oder einen zu niedrigen anhebt.

Die HPA-Achse regulieren

Als ich Charles' Eltern von meinen Bedenken erzählte, hatten sie ihren autistischen älteren Sohn Will unter meiner Obhut bereits so große Fortschritte machen sehen, dass ich viel Vertrauen gewonnen hatte. Als ihnen dann bewusst wurde, dass ihr jüngerer Sohn litt, machten sie für ihn einen Termin bei mir aus. Sein Cortisol-Speicheltest offenbarte niedrige Nebennierenhormonwerte. Ich vermutete dahinter ein Nebennierensystem, das unter jahrelanger Überlastung in die Knie gegangen war.

Meiner Meinung nach brauchte Charles die Hilfe eines Therapeuten, damit er seine Gefühle in einem geschützten Raum ausdrücken konnte und jemanden Verlässliches an seiner Seite hatte, der ihn durch das Minenfeld seines Lebens führen konnte. An dieser Therapie mussten auch seine Eltern teilnehmen, um sich der ungesunden Dynamik, die entstanden war, bewusst zu werden. Sie mussten lernen, mit ihrem Kind zu kommunizieren und auf seine Bedürfnisse einzugehen. Zwar würde eine Psychotherapie sicherlich Charles' Lebenstüchtigkeit verbessern und seine Grundstimmung heben, aber ich befürchtete, dass sie für sein langfristiges seelisches und körperliches Wohlergehen nicht reichen würde.

Untersuchungen haben bei vielen Kindern mit pädiatrischer Depression auch eine fehlregulierte HPA-Achse festgestellt.[207] Die HPA-Achse besitzt wie viele Organe und Systeme in einem jungen, heranwachsenden Körper ein hohes Maß an Plastizität – sie ist also leicht formbar, weil sie sich noch entwickelt. Im gesamten weiteren Lebenslauf prägt sie dann die Stressreaktion.[208] Studien zufolge haben Menschen, die in der Kindheit ein Trauma erlitten haben – sei es durch zufällige Widrigkeiten, durch Missbrauch oder durch elterliche Vernachlässigung –, ein überdurchschnittlich hohes Risiko, im Erwachsenenalter posttraumatische Belastungsstörungen (PTBS), bipolare Störungen[209] oder Depressionen[210] zu entwickeln. Forscher vermuten, dass anhaltender Stress in den ersten Lebensjahren eines Kindes nicht nur immunsuppressiv wirkt, sondern auch dem Körper beibringt, eine erhöhte Stressreaktion auszulösen, selbst wenn sich das Kind nicht mehr in derselben belastenden Umgebung befindet oder der fragliche Stressfaktor verschwunden ist.[211] Es ist, als wären Nerven- und Hormonsystem in einem Muster der Übertreibung gefangen, das es Betroffenen im Erwachsenenalter schwer macht, angemessen auf Lebensereignisse zu reagieren. Zusammenfassend lässt sich sagen, dass ein Kind mit einer unbehandelten Fehlregulation der HPA-Achse ein hohes Risiko hat, ein Erwachsener mit fehlregulierter HPA-Achse zu werden, selbst wenn die Umstände, die die Fehlregulation hervorbrachten, verbessert oder hinter sich gelassen wurden. Glücklicherweise können diese Regelkreise repariert werden.[212]

Behandlung

Nachdem wir die nötige emotionale und psychologische Hilfe für Charles in die Wege geleitet hatten, konnten wir damit beginnen, seinen unzureichenden Nebennierenhormonstatus zu unterfüttern. Bei so etwas setze ich auf Nährstoffe wie die Vitamine C und B_6, Zink, Magnesium und Pantothensäure sowie die Kräuter Ashwagandha und Rhodiola. Charles' Blutwerte verrieten nicht nur eine suboptimale Menge an Nebennierenhormonen, sondern offenbarten auch eine Hashimoto-Thyreoiditis. Das war keine Überraschung, denn beides tritt oft zusammen auf, und wie schon erwähnt wird Hashimoto stark mit Stress in Verbindung gebracht.

Aber die Behandlung von Charles' Nebennieren und Schilddrüse allein würde ihn nicht heilen. Wir mussten am Gesamtbild etwas ändern, und dazu gehörte auch Unterstützung auf der mentalen und emotionalen Ebene. Charles' Therapeut fand nicht, dass der Junge trotz seiner latenten Depression ein Rezept für Antidepressiva bräuchte. Gestärkt durch gute Ernährung, Hormon- und Kräuterpräparate fing er nach ein paar Wochen Familientherapie an, sich aus seinem Kokon zu lösen.

Ich sollte darauf hinweisen, dass es nicht allen meinen depressiven jungen Patienten so gut ergeht wie Charles. Mitunter bringen mir Eltern ihr Kind in der Hoffnung, ich könne die Dosis eines Antidepressivums irgendwie senken oder das Kind ganz vom Medikament entwöhnen. Manchmal gelingt das, aber manchmal auch nicht. Manchmal brauchen Kinder solche Medikamente wirklich, weil sie einen enormen Unterschied in der Stimmung und im Leben eines Kindes bewirken können. Bei Kindern, bei denen sich Stimmung und kognitive Leistung durch Medikamente verbessert haben, deren Besserung aber ein gewisses Niveau nicht mehr überschreitet, kann eine Stärkung der Nebennieren diese Schwelle überwinden helfen. Und wie bei Charles sorgt manchmal die richtige Einstellung der Nebennieren dafür, dass alle anderen Behandlungsansätze (auch die Schilddrüsenbehandlung) an Zugkraft gewinnen, sodass der Patient schneller zu körperlicher und geistiger Gesundheit gelangt.

Reaktive Hypoglykämie

Ich setzte Charles auf eine Diät, die aus magerem Protein, Gemüse, guten Fetten und wenig raffinierten Kohlenhydraten in kleinen, häufigen Mahlzeiten bestand. Studien belegen einen Zusammenhang zwischen einer Ernährung mit hohem glykämischem Index – reich an raffinierten Kohlenhydraten wie Weißmehl, Zucker und Nudeln – und Angstzuständen und Depressionen bei Teenagern.[213] Zu den Mechanismen, die als Erklärung für diesen Zusammenhang in Betracht kommen, gehören neben Blutzuckerschwankungen auch Entzündungen, oxidativer Stress und Mikronährstoffmangel (Folsäure, Zink und Magnesium). Es überrascht daher nicht, dass einigen Studien zufolge eine Umstellung auf mediterrane Ernährung mit Gemüse, Obst, Fisch, Nüssen und Olivenöl das Depressionsrisiko verringern kann.[214]

Viele meiner Patienten, die sich auf dem Spektrum der Nebennierenfunktionsstörungen befinden, haben tatsächlich Anzeichen eines niedrigen Blutzuckerspiegels. Der Fachbegriff dafür ist reaktive Hypoglykämie. Eine solche tritt dann auf, wenn eine unangemessene oder fehlregulierte Insulinreaktion des Körpers auf Zucker und raffinierte Kohlenhydrate zu einem signifikanten Abfall des Blutzuckerspiegels führt.

Etwa 90 Prozent aller Diabetiker, die Insulin nehmen, haben einen Anfall von Hypoglykämie erlebt.[215] Aber auch Nicht-Diabetiker können hypoglykämisch sein. Das gilt als selten, es sei denn, man arbeitet wie ich in einer Praxis, die sich auf die Behandlung von chronischen, belastenden Erkrankungen spezialisiert hat. Kinder, die an nicht-diabetischer Hypoglykämie leiden, werden schon mit leichtem Stress schlecht fertig und sind oft unberechenbar emotional. Da ihr Blutzuckerspiegel im Laufe des Tages steigt und absinkt, fällt es ihnen schwer, selbst gewöhnliche Lebensereignisse gelassen zu bewältigen. Glukose ist immerhin der Hauptbrennstoff des Gehirns, da überrascht es nicht, wenn Hypoglykämien bei Tweens und Teens häufig mit psychiatrischen Symptomen einhergehen, etwa mit Konzentrationsschwäche, Reizbarkeit und starken Stimmungsschwankungen. Reaktive Hypoglykämie steht mit psychiatrischen Symptomen wie Schlaflosigkeit, Phobien, Vergesslichkeit, Gefühlsschwankungen, Schizophrenie und manischer Depression in Verbindung; außerdem mit neurologischen Symptomen wie Ohnmacht, Zittern, Schwindel und Kopfschmerzen; außerdem mit generalisierten Symptomen wie Müdigkeit.[216]

Wie die persistente Borreliose sind sowohl funktioneller Hypoadrenalismus als auch reaktive Hypoglykämie Erkrankungen, die nach Meinung vieler Ärzte gar nicht existieren.[217] Aber sie existieren und sie tauchen bei vielen meiner Patienten im Dreierpack auf. Zum Beispiel bei Ryan, dessen bärtiges Gesicht im Lexikon neben dem Wort »strotzend« hätte stehen können.

Der Naturbursche, der sich nicht raus traute

Ryan war nirgendwo glücklicher als draußen, am liebsten meilenweit von der Zivilisation entfernt – aber als ich ihn traf, war er so von Müdigkeit, Kopfschmerz und starker Furcht zerfressen, dass er fast immer Angst hatte, das Haus zu verlassen.

Ryan war 22 Jahre alt und damit gerade erst aus der Teenagerzeit heraus, als er zum ersten Mal in meine Praxis kam. Er war ein klares Beispiel dafür, wie eine unzureichend behandelte Erkrankung einen Dominoeffekt auslösen kann.

2013 wurde bei Ryan eine Borreliose diagnostiziert und mit den üblichen vier Wochen Doxycyclin behandelt. Danach fühlte er sich besser, bis die Symptome wiederkehrten. Da er die Standardbehandlung leider bereits hinter sich hatte, gab ihm kein Arzt weitere Antibiotika. Die Borreliose sei vorbei, sagten sie zu Ryan, er müsse jetzt ein Post-Borreliose-Syndrom haben. Sie könnten nichts mehr tun. Ryan wollte diese Erklärung nicht akzeptieren. Er konnte kaum 15 Minuten laufen, geschweige denn die acht Kilometer weiten Wanderungen und Halbmarathons schaffen, die er gewöhnlich an Wochenenden unternahm. Er hatte geschwollene Drüsen, Schüttelfrost und leichtes Fieber und schlief an den Wochenenden bis zu 16 Stunden pro Tag. In seinem ganzen Leben hatte er sich noch nie so elend gefühlt. Nach zwei oder drei Monaten saß er vor mir im Sprechzimmer und bat um Hilfe. Obwohl er eine lockere Art hatte, lief er nach eigenen Angaben immer auf Hochtouren und entspannte sich nie. Er schwor, dass er unter keiner übermäßigen Belastung stand, abgesehen von den Sorgen um seine Gesundheit. Aber er war ständig von Ängsten geplagt und hatte Schwierigkeiten, sich zu konzentrieren. Er erwähnte eine Gereiztheit und Zittrigkeit zwischen den Mahlzeiten, versicherte mir aber, das sei schon seit seiner Kindheit so gewesen. Es war normal für ihn, auch wenn er das Gefühl hatte, dass sich diese Eigenart seit der Borreliose-Diagnose verschlimmert hatte. Die Reizbarkeit und das ewige Zittern ließen mich vermuten, dass er schon seit Langem mit einer reaktiven Hypoglykämie lebte, die durch die Borreliose verschlimmert worden war.

Sein Glukosetest belegte dann auch tatsächlich einen niedrigen Blutzuckerwert. Ich verordnete eine weitere Runde Antibiotika gegen die Borreliose und eine Hypoglykämiediät ähnlich wie bei Charles: häufige kleine Mahlzeiten, wenig oder gar kein Zucker, viel Eiweiß, gute Fette und reichlich Gemüse.

Wir wähnten uns bereits am Happy End: Ryans Symptome ließen allesamt nach, er meldete sich nicht wieder und ich hielt seinen Fall für erledigt.

Aber dann, ungefähr sieben Monate später, meldete sich Ryan zurück. »Ich hab' das Gefühl, ich würde sterben«, sagte er mir. Er hatte versucht, den Appalachian Trail zu wandern, aber immer wieder hatten ihn mitten im tiefsten Wald, meilenweit weg von der nächsten Straße, alle Symptome einer Panikattacke befallen: Schmerzen im Brustkorb, Angstgefühl, Schwindel, Benommenheit und Adrenalinrausch. Der eine Ort auf der Welt, der Ryan immer ein Gefühl von Frieden vermittelt hatte, fühlte sich nicht mehr sicher an.

Des Rätsels Lösung

Im nüchternen Zustand sollte der Blutzuckerspiegel zwischen 70 und 90 Milligramm Glukose pro Deziliter Blut liegen, nach dem Essen steigt er auf Werte zwischen 100 und 150. Ryans Blutzucker betrug im Test 44 Milligramm pro Deziliter. Darüber hinaus stellte das Labor vermindertes Hämoglobin A_{1C} (ein Indikator des Blutzuckers in den letzten zwei bis drei Monaten) und Hypocortisolismus fest, Ersteres ein Zeichen für eine Hypoglykämie, Letzteres ein Zeichen für eine Nebennierenfunktionsstörung.

Warum also schien Ryans Lieblingsbeschäftigung, das Wandern, alles noch zu verschlimmern? Zum Teil lag es an der körperlichen Anstrengung, zum Teil aber auch an dem, was er aß, um sich unterwegs mit Energie zu versorgen. Wanderer können nicht kiloweise mageres Fleisch, Obst und Gemüse in den Rucksack packen. Sie sind auf kompakte, leichte, kalorienreiche Nahrungsmittel wie Proteinriegel, Studentenfutter, Haferflocken und Müsli angewiesen. Kohlenhydrat- und zuckerhaltige Nahrungsmittel hatten also seinen Blutzucker in die Höhe schnellen und dann abstürzen lassen. Außerdem konnte sein Körper wegen der schwachen Nebennierenleistung diese Blutzuckerspitzen und -senken schlechter regulieren.

Behandlung

Als Soforthilfe gab ich Ryan das Antidepressivum Citalopram und das Benzodiazepin Clonazepam, um die Panikattacken zu kontrollieren, bis wir seine körperliche Gesundheit wiederhergestellt hatten. Außerdem bekam er drei zu einem »Antistresspaket« zusammengestellte homöopathische Mittel, um besser mit dem Stress fertigzuwerden und sich zu erholen.

Es war ein längerer Prozess, aber die von der Borreliose verursachte Müdigkeit und der Kopfschmerz besserten sich im Laufe der Zeit allmählich unter der Antibiotikabehandlung, die auch intramuskuläres Bicillin umfasste. Bei all seinen anderen Symptome bemerkte Ryan eine deutliche Linderung, wenn er sich strikt an die hypoglykämische Diät hielt und verschiedene Nahrungsergänzungsmittel nahm. Dazu gehörten L-Glutamin, methylierte B-Vitamine, Magnesiumtaurat, Vitamin C, GABA/L-Theanin, Chrom, Biotin, Zink und meine eigenen Kombipräparate, die einige der genannten Zutaten enthalten, dazu Kräuter wie Magnolia, Phellodendron und Ashwagandha. Das alles sollte seine Nebennierenfunktion und seinen Kohlenhydratstoffwechsel stärken und ausgleichen. Ryan nahm auch die Hilfe eines Psychotherapeuten in Anspruch, der ihm Fertigkeiten vermittelte, um Panikattacken zu vermeiden.

Je strenger sich Ryan an seine Diät hielt, desto seltener stürzte er in diese Tiefs, in denen er sich zittrig, ängstlich und »daneben« fühlte. Und wenn es ihn doch mal überkam, konnte er sich selbst gut zureden und ruhig bleiben, bis er wieder etwas aß und sein Blutzuckerwert wieder die gewünschte Höhe erreichte.

Im Nachhinein glaubt Ryan, dass seine Hypoglykämie wahrscheinlich einen großen Anteil an den sozialen Ängsten hatte, die ihn in der Schule geplagt hatten. Er erinnert sich, dass er viel schwitzte, ständig Magenverstimmung hatte und sich oft »angeschlagen, mies gelaunt und ängstlich« fühlte. Das hatte zu einem geringen Selbstvertrauen geführt und den Aufbau guter Beziehungen erschwert. Heute hält sich Ryan nach eigenen Angaben streng an seine Diät und fühlt sich so gut wie nie zuvor. Er hat alle Medikamente abgesetzt und ist wieder oft auf Wandertour, nicht nur in den Adirondack Mountains, sondern in allen Nationalparks, wo er Einsamkeit, Ruhe und bergiges Gelände finden kann.

»Mono« oder nicht

Michelle war noch so eine Patientin, die enorm erleichtert war, als wir ihre Hypoglykämie und ihr Nebennierensystem wieder in den Griff bekamen. Fragt man ihre Mutter Della, was sie empfunden hat, als eine Krankheit ihrer Tochter die Freundschaften, Hobbys und Bildungschancen raubte, dann verstummt sie. Worte sind nur schwer herauszubringen, wenn man gegen das Weinen ankämpft.

Michelle war eine Cheerleaderin, Softballspielerin und Wettkampftänzerin gewesen, die fünfmal in der Woche trainierte und regelmäßig Auszeichnungen errang. Sie war eine typische, wenn auch sehr ehrgeizige 14-Jährige mit gewelltem braunem Haar und Mandelaugen. Im Januar 2015, als die Winterferien gerade zu Ende gingen, war sie mit ein paar anderen Mädchen aus der achten Klasse auf einer gemeinsamen Übernachtung. Kurz darauf erkrankten sie und ein weiteres Mädchen von der Übernachtungsparty. Bei dem anderen Mädchen wurde Mononukleose (»Mono«) diagnostiziert, und weil Michelles Symptome – extreme Müdigkeit, Migräne, Muskelschwäche und Halsschmerzen – ganz ähnlich waren, nahmen Della und ihr Mann Ben an, dass ihre Tochter die gleiche Krankheit hatte. Aber das andere Mädchen genas und Michelle nicht. Da sie jedoch kein Fieber hatte, bestanden die Eltern darauf, dass sie nach den Ferien wieder zur Schule ging.

Aber es wurde nicht besser. Zusätzlich zu den schon genannten, der Mono ähnlichen Symptomen litt Michelle an Gelenkschmerzen, Übelkeit und Schwindel, begleitet von erhöhter Reizbarkeit, Angstzuständen und so etwas wie Benebeltsein oder Gedächtnisverlust. Manchmal war sie so benommen, dass sie ohnmächtig wurde. Der Kinderarzt führte den üblichen Mononukleose-Test durch, der aber negativ ausfiel, sowie einen Borreliose-Test, ebenfalls negativ. Weder Blutbild noch Hirn-MRT verrieten irgendetwas, das ihre Symptome hätte verursachen können. Ratlos empfahl der Kinderarzt Della und Ben, sie sollten Michelle ins Children's

Hospital of Philadelphia (CHOP) bringen, das als eines der besten Kinderkrankenhäuser des Landes galt. Dort unterzog man sie einer weiteren Testreihe, unter anderem auch einer Kipptischuntersuchung, bei der man Michelles Blutdruck alle paar Minuten maß, während sie lag, stand oder auf einem Tisch lag, der sich in unterschiedlichen Winkeln neigte. Irgendwann kippte Michelle um, weil sie sich nicht mehr halten konnte.

Der Grund dafür war nach diesem Test klar. Michelle hatte das posturale orthostatische Tachykardiesyndrom (POTS), eine Fehlfunktion des autonomen Nervensystems, bei der Herzschlag und Blutdruck falsch reguliert werden, wenn die Betroffene vom Liegen oder Sitzen in den Stand wechselt. Die Symptome sind im Allgemeinen eine übermäßig schnelle Herzfrequenz, niedriger Blutdruck, Schwindel und Ohnmacht.

Außerdem hatte sie hypermobile Gelenke. Gelenkhypermobilität ist einfach ein Fachausdruck für übermäßige Gelenkbeweglichkeit. Bei den meisten Menschen ist diese erbliche Eigenschaft gutartig, in Michelles Fall war sie womöglich sogar nützlich, denn sie war wohl eines ihrer besonderen Talente als Tänzerin. Aber bei manchen Menschen führt Gelenkhypermobilität unter anderem zu Gelenk- und Muskelschmerzen, zu häufigeren Ausrenkungen und zu Schwindel und Ohnmachten.

Als Gegenmaßnahme riet man Michelle, ihre Flüssigkeits- und Salzaufnahme zu erhöhen. Sie sollte 1,8 Liter Wasser pro Tag trinken, aber es fiel ihr schwer, so viel zu trinken. Ihr wurde auch ein Steroid namens Fludrocortison verschrieben, ein synthetisches Mineralocorticoid, das dem Körper beim Einbehalten von Salz hilft, aber das machte sie nur noch kränker. Unterdessen ließ Della Michelle in einem kalifornischen Labor erneut auf Borreliose testen. Diesmal waren die Ergebnisse nicht nur positiv für Borreliose, sondern auch für mehrere durch Zecken übertragene Co-Infektionen. Niemand hatte bei Michelle je eine Zecke oder eine Hautrötung bemerkt, aber das Vorhandensein von IgM-Antikörpern deutete auf eine relativ frische Infektion hin, vielleicht aus diesem Herbst, auch wenn der IgM-Titer manchmal anhaltend erhöht sein kann. Es war durchaus möglich, dass die unbehandelte Borreliose das POTS ausgelöst hatte, aber mit Sicherheit ließ sich das nicht sagen.

Es war jetzt Mai und damit fünf Monate her, seitdem Michelle zum ersten Mal erkrankt war. Als Michelles Kinderarzt von der Borreliose-Diagnose erfuhr, verordnete er ihr sofort das Antibiotikum Doxycyclin, aber Della suchte umgehend einen Borreliose-Spezialisten auf, der das Doxycyclin aufrechterhielt, aber zusätzlich Atovaquon und noch weitere Antibiotika gab, um die Co-Infektionen zu behandeln. Michelle wurde immer noch von allerlei körperlichen Symptomen geplagt, die für POTS und Borreliose typisch sind: wiederkehrende Ohnmachten und Fast-Ohnmachten, chronische Müdigkeit, aber auch Schlaflosigkeit, Benebeltsein, Denkschwierigkeiten, Kopfschmerz, Gelenkschmerzen der Knie, Ellenbogen und Daumen, Luftnot, gelegentliche Schmerzen im Brustkorb, Übelkeit mit gelegentlichem Erbrechen, Reflux und Lärmempfindlichkeit.

Della hatte bei ihrer Tochter auch eine drastische Persönlichkeitsveränderung bemerkt. Michelle hatte schon immer an Zwangsstörungen gelitten, aber im Laufe der Monate hatten sie sich verschlimmert. Das eigentlich gesellige, selbstbewusste Mädchen wurde furchtbar launisch, trotzig und ängstlich. Da die Schule keinen Halbtagsbesuch zuließ, bekam Michelle täglich ungefähr eine Stunde Heimunterricht, viel mehr verkraftete sie nicht. Sie hatte aufgehört zu tanzen. Manchmal erbrach sie sich mehrmals am Tag und die ständige Übelkeit war lähmend. Michelles ganzes Leben war auf die eigenen vier Wände zusammengeschrumpft. Nun suchte Della nach jemandem, der eine Therapie für Michelles gesamtes Krankheitsbild koordinieren könnte. Es dauerte eine Weile, aber im März 2016 kam sie endlich zu mir.

Hätte die inzwischen 15-jährige Teenagerin auf einem Stuhl zwischen ihren Eltern gesessen, als ich mein Büro betrat, dann hätte ich den Eindruck einer Bilderbuchfamilie gehabt – aber Michelle lag auf meiner Couch. Obwohl sie untergewichtig war und dunkle Ringe unter den Augen hatte, war Michelle ein hübsches Mädchen. Della und Ben waren beide auffällig gutaussehend und äußerst freundliche, sanfte Menschen. Ich sprach lange mit den Eltern und wandte meine Aufmerksamkeit dann der Tochter zu.

Manchmal machen Teenager dicht, wenn ich mich ihnen zuwende. Nicht so Michelle. Sie wollte mir alles erzählen und bewahrte nur mit Mühe die Fassung, als sie beschrieb, wie ihre Freundinnen sie zurückgewiesen hatten, auch ihre beste Freundin aus Kindertagen, weil Michelle immer wieder auf sie losging und es nicht viel Spaß machte, mit ihr abzuhängen. Ihr Tanzlehrer glaube nicht, dass sie so krank sei, wie sie behauptete, erzählte sie mir, und die Schule habe sie beschuldigt, die Krankheit vorzutäuschen. Sie konnte keine ihrer Lieblingsbeschäftigungen mehr ausüben. Ihre Mutter, die für die Schulbehörde arbeitete, war in die schreckliche Lage geraten, einerseits ihren Job so gut es ging ausüben zu müssen und andererseits für das Recht ihrer Tochter auf Schulbildung zu kämpfen. Während sie sprach, geriet sie ins Weinen, riss sich zusammen und weinte dann noch mehr. Ich fühlte mit ihr, mit der ganzen Familie. Das Leid solcher Familien besteht auch darin, dass ihnen viele Menschen nicht glauben, was sie durchmachen. Dürfen sie dann endlich darüber sprechen, was ihnen passiert ist, dann kann dies eine Flut von Emotionen lostreten, die kaum zu beherrschen ist. Das Beste, was ich tun kann, ist zuzuhören und Vertrauen aufzubauen.

Sobald Michelle bereit dazu war, führte ich an ihr eine Untersuchung durch, und wie so oft bei den Fällen, die zu mir finden, offenbarten die Untersuchungs- und Laborergebnisse eine ganze Reihe von Problemen, wie sie sich bei Borreliose-Patienten oft auftürmen. Auf beiden Seiten ihres Körpers erstreckten sich von den Hüften bis zum Gesäß violette Streifen, die man bei einem schwereren Mädchen für Dehnungsstreifen hätte halten können, bei ihr aber auf Bartonella hindeuteten. Dann war da natürlich das POTS, das oft mit durch Zecken übertragenen Krankheiten in Verbindung gebracht wird. Außerdem war Michelles Schilddrüse ein wenig prall. Nachfolgende Tests ergaben Hashimoto, was ebenfalls häufig mit durch Zecken übertragenen Krankheiten einhergeht. All dies und die Tatsache, dass es ihr trotz Borreliose- und POTS-Behandlung nicht besser ging, warf die Frage auf: War es möglich, dass die mononukleoseartige Erkrankung, die fast ein Jahr zurücklag, eine Virusinfektion gewesen war – dass sie eine Autoimmunreaktion ausgelöst und weiteren Erkrankungen den Weg geebnet hatte? Michelles Bluttests zeigten IgM- und IgG-Antikörper gegen das Coxsackie-Virus, was darauf hindeutete, dass das Virus immer noch einigermaßen persistent und aktiv war.

Zwischen den Symptomen von POTS und denen einer Nebennierenfehlfunktion gibt es Überschneidungen. Neben Adrenalin und Cortisol schütten die Nebennieren auch Aldosteron aus, ein Hormon, das die Nieren zur Regulierung des Wasser- und Salzhaushalts befähigt.[218] Ein Mangel an Aldosteron erschwert den Nieren die Arbeit, zu der auch die Speicherung von Natrium gehört. Das führt zu niedrigem Blutdruck, was wiederum Schwindel und Ohnmachtsanfälle nach sich zieht. Als ich etwa eine Woche nach ihrem ersten Termin den Nebennieren-speicheltest durchführte, stellte sich heraus, dass es Michelle morgens an Cortisol mangelte, abends aber reichlich davon vorhanden war – genau andersherum als erwünscht.

Und dann machte ich noch einen Test. Das Weinen, der Trotz, die Reizbarkeit und die Angstgefühle ließen sich allesamt durch den Umstand erklären, dass sich dieses Mädchen tagein, tagaus und ohne Aussicht auf Besserung krank fühlte. Sie hatte alles verloren, was ihr wichtig war, außer der Liebe und der Unterstützung ihrer Familie. Da würde jeder weinen. Aber etwas, das Della erwähnt hatte, warf bei mir dennoch die Frage auf, ob nicht doch mehr hinter den abrupten Persönlichkeitsveränderungen steckte, die sie an ihrer Tochter wahrgenommen hatte. Sie hatte nämlich erwähnt, dass sich Michelles Übellaunigkeit und Wankelmut tendenziell dann steigerten, wenn sie tagsüber nicht viel aß. Auch das ist verständlich. Die meisten von uns werden launisch, wenn sie nicht essen. Aber Della hatte auch gesagt, dass Michelle nach Zucker gierte. Tatsächlich bestand Michelles Ernährung fast ganz aus Kohlenhydraten. Als sie zu mir kam, war ihr Speiseplan reich an Pasta, Pizza und Brot, süßen Frühstücksflocken und gesüßtem Joghurt. Sie trank Milch und Apfelsaft und aß jeden Tag Himbeereis. Dank eines Protonenpumpenhemmers namens Lansoprazol, den sie wegen ihres Refluxes einnahm, aß sie zudem mehr als zuvor, aber fast nichts außer Zucker und raffinierten Kohlenhydraten. Dadurch, dass ihrem Körper ständig Zucker zugeführt wurde, schwankte er in dem Versuch, den Glukosespiegel zu regulieren, ständig zwischen Höhen- und Tiefflug.

Um es zusammenzufassen: Michelle hatte zur Behandlung der Borreliose zwei Monate lang Antibiotika erhalten. Ihre vorherigen Ärzte hatten gegen das POTS mehr Flüssigkeit und Salz und Fludrocortison verordnet, aber das Trinken hatte sie nicht geschafft und das Mineralocorticoid hatte sie nicht bei sich behalten. Außerdem ernährte sie sich fast ausschließlich von raffinierten Kohlenhydraten und Zucker. Und obendrein war ihr ständig übel und sie stand unter massivem mentalem und emotionalem Stress, weil sie ihre Freundinnen und ihren Platz im Softball- und Tanzteam verloren hatte und nicht wusste, ob sie ihr Gleichgewicht jemals wiedererlangen würde, im buchstäblichen wie im übertragenen Sinne.

Behandlung

Michelles POTS konnte alle möglichen Hintergründe haben, aber bevor wir das angingen, mussten wir ihr System neu austarieren. Gleich bei Michelles erstem Termin setzten wir gegen das POTS eine intravenöse Natriumchloridlösung ein, der eine Dosis Vitamin C und Magnesium hinzugefügt war, Letzteres, um das Immunsystem zu modulieren und für mehr Energie zu sorgen. Dazu kamen ein paar homöopathische Mittel, die gezielt bei Magen-Darm-Beschwerden helfen, besonders bei Übelkeit. Übelkeit kann das Einbehalten von Medikamenten und Nahrungsergänzungsmitteln extrem erschweren. Zum Glück sprach Michelle auf Homöopathie an und die Übelkeit ließ nach.

Als Nächstes mussten wir ihre Ernährung in den Griff bekommen. Mehrere Studien bringen hochglykämisches Essen mit Depressionen und anderen seelischen Erkrankungen in Verbindung.[219] Laut einem veröffentlichten Fallbericht nahmen bei einer 15-Jährigen, die an einer generalisierten Angststörung litt, Angst- und Hypoglykämiesymptome deutlich ab, nachdem ihre Ernährungsweise von überwiegend raffinierten Kohlenhydraten auf reichlich Proteine, Ballaststoffe und Fett umgestellt wurde.[220] Ich wusste, dass wir Michelles Blutzucker-Achterbahn ausbremsen mussten, um ihre emotionale Widerstandsfähigkeit zu stärken. Dann erst würde es ihr schnell besser gehen.

Reaktive Hypoglykämie lässt sich relativ einfach mit einer strengen Gesundheitskost beheben, die häufige kleine Mahlzeiten vorsieht und leere Kohlenhydrate und Zucker gegen mageres Protein, Gemüse, Nüsse und gute Fette eintauscht. Paradoxerweise kann eine reaktive Hypoglykämie auch schwer zu beheben sein – nicht, weil die Ernährungsumstellung so schwierig ist, sondern, weil Teenager oft einfach nicht mitmachen.

Ob Michelle wohl mitspielte?

Anreize helfen

Wenn es eins gibt, das einen widerspenstigen Teenager zu einer bisher abgelehnten Behandlung bewegt, dann ist es körperliches Unbehagen. Wer häufige Blähungen, matschigen, stinkenden Stuhlgang, Akne, Mundgeruch oder ähnliche Malaisen hat, wird alles tun, damit diese verschwinden, und daher sehr wahrscheinlich kooperieren. Aber bei psychiatrischen Symptomen kann sich ein Kind so sehr an seine Energielosigkeit gewöhnen, dass es gar nicht versteht, wie viel besser es sich fühlen könnte. Michelle hatte unleugbare körperliche Symptome, die einen Keil zwischen sie und ihre Freundinnen und Lehrer trieben, aber sie erkannte nicht, dass ihre durch niedrigen Blutzucker verursachten Gemütsschwankungen und die Reizbarkeit ihre Beziehungen beeinträchtigt hatten.

Unabhängig davon war dies einer der Fälle, in denen die Motivation des Kindes wichtig ist. Bei vielen der besprochenen Erkrankungen erweisen sich Medikamente und Nahrungsergänzungsmittel als äußerst hilfreich. Wenn man ein Schilddrüsenpräparat schluckt, beginnt sich die Schilddrüsenfunktion zu verbessern. Spült man ein Antibiotikum mit einem Kräutermittel herunter, dann kann man die Symptome der Borreliose loswerden. Bei der Behandlung von niedrigem Blutzucker (und Allergien, auf die wir später noch eingehen werden) zählt jedoch der langfristige Einsatz. Der Tween oder die Teenagerin muss über Ernährungs- und Lebensgewohnheiten nachdenken und sich bewusst für eine Veränderung entscheiden.

Also nehme ich meine Patienten ins Gebet und erkläre ihnen, dass sie jetzt den Punkt in ihrem Leben erreicht haben, an dem sie Verantwortung für die eigene Gesundheit übernehmen müssen. Ich kann nicht ständig bei ihnen sein, um sie bei der Stange zu halten. Auch ihre Eltern können nicht um sie herumschwirren, damit sie bloß immer die richtige Wahl treffen. Ich behandle sie also wie junge Erwachsene, denn erwachsen werden sie gerade und sie scheinen das zu schätzen. Selten ändert ein Teenie irgendetwas, nur weil ein Erwachsener es ihr oder ihm gesagt hat, aber die meisten Teenager, die ich behandle, reißen sich zusammen und übernehmen Verantwortung für ihre Gesundheit. Michelle war da nicht anders.

Glücklicherweise hielt sie ihre Diät ein, bei der es sich im Wesentlichen um eine Paleo-Diät handelte: Protein, Gemüse und gute Fette, dazu gelegentlich Vollkornprodukte. Mindestens ein paar Monate kein Gluten und keine Milchprodukte. Und auf gar keinen Fall zuckrige Frühstücksflocken.

Um das Coxsackie-Virus zu bekämpfen, habe ich ihr natürliche antimikrobielle Mittel verschrieben, darunter das aus Kokosöl gewonnene Lauricidin, Olivenblattextrakt sowie die Vitamine D und C zur Stärkung des Immunsystems. Außerdem gab ich noch Transferfaktoren, die dem Körper bei der Abwehr helfen, indem sie eine gewisse Immunität gegen bestimmte Krankheitserreger verleihen.

Jetzt war es an der Zeit, Michelles Nebennieren wieder in Form zu bringen. Wir begannen mit einer niedrigen Dosis Hydrocortison, die sie während des morgendlichen Cortisoltiefs nehmen sollte, und fügten als Nahrungsergänzungsmittel Glutamin, Zink und Magnesium sowie mein eigenes Kombipräparat aus hochdosiertem Chrom und Biotin hinzu, um ihre Lust auf Zucker zu verringern und ihren Kohlenhydratstoffwechsel zu verbessern (Näheres siehe Anhang). Wir entdeckten auch, dass sie eine eingeschränkte Methylierungskapazität hatte (eine Fehlfunktion, die wir noch in Kapitel 9 besprechen), weshalb ich ihr zur Korrektur Methylcobalamin (Vitamin B_{12}) und Methylfolat verabreichte. Ob dies wohl zum POTS, zur Nebenniereninsuffizienz oder zur reaktiven Hypoglykämie beitrug? Schwer zu sagen. Aber bei chronischen Krankheiten ohne bekannte Ursache erreicht man am meisten, wenn man das System so gut wie möglich ausbalanciert. Man findet die Mängel und Unzulänglichkeiten, man findet die Ungleichgewichte, und man korrigiert sie. Methylcobalamin ist wichtig für den Stoffwechsel und die Entschlackung und wirkt oft gut gegen Müdigkeit.

Einige Monate später bemerkte ich, dass sich die lila Bartonella-Streifen an Michelles Hüften vertieften. Sie wurde negativ auf Bartonella getestet, sodass mir zwei Möglichkeiten blieben: Daumen drücken, dass es nicht schlimmer würde, oder eine mögliche Infektion zu killen, bevor sie mehr als nur einen kleinen kosmetischen Schaden an Michelles Haut anrichtete. Ich beschloss, den Erreger außer Gefecht zu setzen. Nach drei Monaten Antibiotikabehandlung ging es Michelle deutlich besser und die dunkelvioletten Bartonella-Spuren verblassten.

Besserung

Es ist unglaublich, wie sehr ein Behandlungsplan, der größtenteils aus einer Ernährungsumstellung, ein paar Kräutern und Nahrungsergänzungsmitteln besteht, das Leben eines Menschen verändern kann. Vermutlich ist das einer der Hauptgründe, warum Patienten meinem Rat folgen: Wenn sie es tun, fühlen sie sich oft besser und wollen dann wissen, wie viel besser sie sich noch fühlen können.

Als ich mit Michelles Behandlung begann, war sie schon seit über 14 Monaten krank. Daher dauerte es eine Weile, bis sie sich vollständig erholt hatte, aber Della berichtete, dass Michelles Müdigkeit fast sofort nachließ, ebenso wie die Übelkeit. Allein das trug sehr zu ihrer Motivation bei und machte es ihr leichter, die restliche Therapie mitzumachen. Ihr Gelenkschmerz und ihre Muskelschwäche ließen nach. In der Zeit von Mittel- und Oberstufe an der High School stabilisierte sich ihr Gesundheitszustand und sie konnte zunehmend an normalen Teenageraktivitäten teilnehmen.

MDS-Momentaufnahme: **Dysfunktion der Nebenniere**

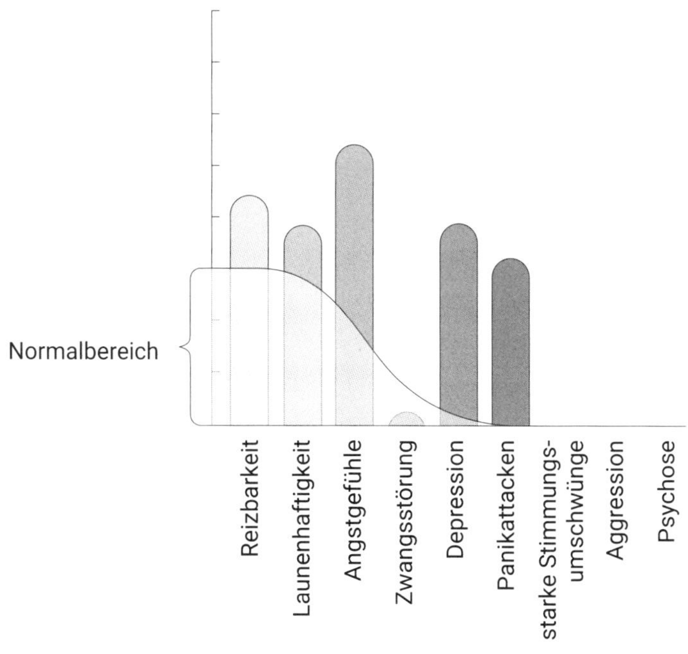

Inzwischen ist Michelle Studienanfängerin und besucht ein College, das etwa eine Stunde nördlich ihres Elternhauses liegt. Sie isst gesund, trinkt milchfreie Getränke, nimmt sehr wenig Zucker zu sich und greift zu Bioprodukten. Sie meidet rotes Fleisch, nicht weil ich ihr dazu geraten habe, sondern weil sie einen Unterschied bemerkt, wenn sie welches isst. Das Gleiche gilt für Gluten, wobei sie nicht strikt glutenfrei lebt. Sie nimmt weiterhin ein Probiotikum und mehrere Nahrungsergänzungsmittel ein, um ihr Immunsystem fit zu halten. POTS lässt sich nicht auskurieren, aber ihre Symptome sind jetzt beherrschbar. Und das Mädchen, das einst kaum sitzen, geschweige denn stehen konnte, hat einen Platz im Cheerleader-Team ihres Colleges ergattert.

Michelle, Charles und Ryan ging es irgendwann besser, weil wir Detektivarbeit geleistet haben, um die physiologischen Ursachen ihrer Symptome zu finden und zu beheben – anstatt nur die Symptome selbst zu behandeln. Bedauerlicherweise streiten viele Ärzte immer noch ab, dass diese Krankheitsbilder überhaupt existieren. Ich hoffe, dass sich dies ändern wird, sobald sich herumspricht, dass man schwierige Patienten wie diese durchaus erfolgreich behandeln und heilen kann.

MDS-Momentaufnahme: **Reaktive Hypoglykämie**

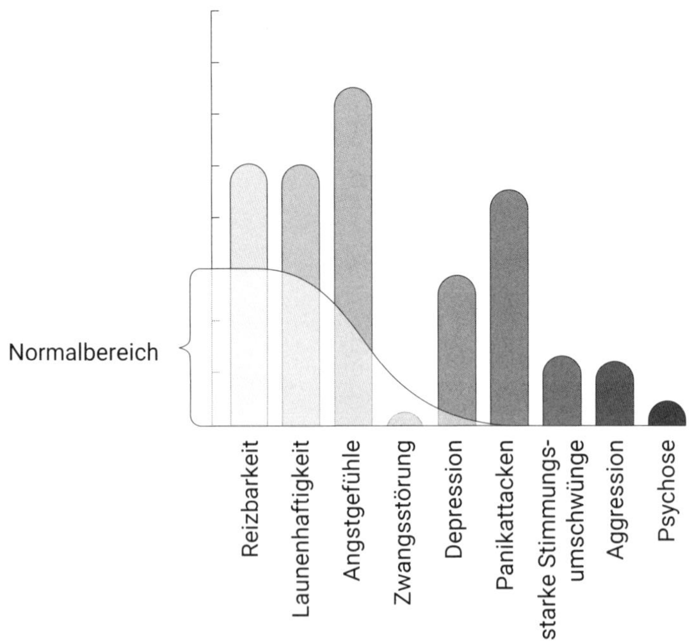

Hat Ihr Kind eine Nebennierenfunktionsstörung?

- Hat Ihr Kind Symptome wie Reizbarkeit, Zittern, Müdigkeit oder Benommenheit, die sich verschlimmern, wenn es eine Weile nichts isst?
- Bessern sich diese Symptome nach den Mahlzeiten?
- Giert Ihr Kind nach Zucker und Süßigkeiten?
- Hängt die Stimmung oder das Angstgefühl Ihres Kindes davon ab, was es isst, beispielsweise von Zucker, raffinierten Kohlenhydraten und Süßigkeiten?
- Ist Ihr Kind chronisch energiearm? Klagt es über Schwächegefühl?
- Leidet Ihr Kind unter Benebeltsein?
- Klagt Ihr Kind beim Aufstehen über Schwindel oder Benommenheit?
- Hat Ihr Kind Schlafprobleme?

8

ÜBERREAKTION AUF DAS LEBEN: ALLERGIEN UND EMPFINDLICHKEITEN

Wie eine allergische Reaktion aussieht, wissen wir alle: rote, juckende Augen; eine Nase, die 20 Minuten nach dem Betreten eines Hauses, in dem eine Katze wohnt, zu laufen beginnt; ein Kratzen in Mund und Rachen nach dem Verzehr von rohen Karotten; Nesselsucht nach Einnahme eines Medikaments. Jedes Jahr leiden mehr als 50 Millionen Menschen in den USA an saisonalen Allergien im Innen- und Außenbereich, an Nahrungsmittel-, Haut- und Arzneimittelallergien, ausgelöst durch alles Mögliche, von Birkenpollen über Tierhaare und Erdnüsse bis hin zu Penicillin.[221] Eine allergische Reaktion ist bekanntlich eine Immunantwort, bei der das Immunsystem ein eigentlich harmloses Antigen, beispielsweise einen Staubpartikel, für eine Bedrohung hält und eine große Anzahl von IgE-Antikörpern produziert, um es zu bekämpfen. Wenn das Immunsystem erneut mit diesem Antigen in Kontakt kommt, sind die IgE-Antikörper angriffsbereit und setzen Histamine und andere entzündliche Moleküle frei, die zu juckenden oder geschwollenen Augen, tropfender Nase, Asthma, Hautausschlägen und allerlei anderen körperlichen Symptomen führen.

Besonders häufig sind Nahrungsmittelallergien – in Amerika leiden darunter schätzungsweise 5,6 Millionen Kinder.[222] Das sind etwa acht Prozent oder eines von dreizehn Kindern. Nur acht Nahrungsmittel lösen etwa 90 Prozent aller Lebensmittelallergien aus: Milch, Eier, Weizen, Soja, Nüsse, Erdnüsse, Fisch und Schalentiere – wobei Milch, Ei und Erdnuss am häufigsten vorkommen.[223] Allerdings kann fast jedes Nahrungsmittel eine allergische Reaktion auslösen.

Und tatsächlich wissen gar nicht alle von uns, wie eine allergische Reaktion aussieht. Manche Allergien manifestieren sich nämlich überhaupt nicht mit körperlichen Symptomen.

Die schlechte gute Schülerin

Ich mag alle meine Patientinnen und Patienten, aber Eden, ein lebhaftes Mädchen mit braunem Lockenschopf, ist besonders liebenswert. Für ihre elf Jahre ist sie frühreif, aber doch sympathisch. Sie gehört zu den Kindern, die keinen falschen Respekt vor Erwachsenen haben und sich ebenso für einen interessieren, wie man sich für sie interessiert. Sie war schon so, als ich sie vor drei Jahren im Alter von acht Jahren kennengelernt hatte. Ihre Eltern brachten sie zu mir, weil sie Schwierigkeiten in der Schule hatte, obwohl sie beim Intelligenztest brilliert hatte. Im Kindergarten und in der ersten Klasse hatte niemand etwas Ungewöhnliches an ihrem Verhalten bemerkt, aber jetzt, in der zweiten Klasse, wo sie stillsitzen und Schulaufgaben erledigen sollte, statt sich ins freie Spiel zu versenken, machten sich die Lehrer Sorgen. Sie wurde mit einfachen Arbeitsblättern nicht fertig. Sie wirkte verloren, solange man sich nicht mit ihr befasste und sie daran erinnerte, was sie tun oder wo sie hin sollte. Die Lehrer merkten auch, dass sie nicht still auf ihrem Platz sitzen konnte.

Edens Eltern Lily und Ben bekamen die Unruhe auch zu Hause mit, besonders beim Essen, aber sie dachten, das wäre normal für ein so kleines Kind. Und die Macken ihrer Tochter störten auch nicht. Dann war sie eben ein verträumtes Kind, das immer wieder beim Kritzeln erwischt wurde, das mit seinen Stofftieren redete und

Türme aus Schuhen baute, statt sich morgens anzuziehen. War das frustrierend? Gewiss, aber es gab Schlimmeres.

Im Laufe des Schuljahres wurden Edens Noten jedoch immer schlechter und ihre Unaufmerksamkeit brachte sie in Schwierigkeiten, da sie ständig neu angeleitet und ermahnt werden musste. Als ein Neuropsychologe bei Eden ADHS diagnostizierte, waren Lily und Ben nicht überrascht, aber dessen Rat, Medikamente zu nehmen, wollten sie nur ungern folgen.

Ich hatte Edens Eltern ein paar Jahre zuvor kennengelernt, als sie mir Edens kleine Schwester Dahlia gebracht hatten, bei der eine autistische Störung diagnostiziert worden war. Unter meiner Obhut hatte Dahlia sehr gute Fortschritte gemacht. Sie stand kurz davor, ihre Sonderschulklasse zu verlassen und zum ersten Mal in eine allgemeinbildende Schule zu gehen. Lily und Ben hofften, dass ich vielleicht um eine naturheilkundliche Therapie wüsste, die ohne Rückgriff auf Stimulanzien Edens schulische Leistungen verbessern könnte.

Aus dem Gespräch mit Eden und ihren Eltern erfuhr ich, dass das Mädchen die landläufigen Allergien hatte, die im Frühjahr und Herbst emporkamen. Außerdem hatte sie allergisches Asthma, für das sie nach Bedarf einen Albuterol-Inhalator, ein Nasenspray und ein Antihistaminikum verwendete. Zum Feststellen von Allergien setze ich allerdings im Allgemeinen zwei verschiedene Testverfahren ein. Das eine ist ein Radioallergosorbent-Test oder RAST-Test, der eine Blutabnahme erfordert, um darin die Menge an IgE-Antikörpern bei Hinzufügung eines Allergens zu messen. Das andere ist ein Intrakutantest. Im Gegensatz zum üblicheren Prick- oder Kratztest, bei dem die Haut an der Oberarmaußenseite oder am Rücken mit feinen Nadeln (Lanzetten genannt) leicht angestochen oder -geritzt und eine winzige Menge Allergen auf die Stelle aufgetragen wird, wird beim Intrakutantest eine sehr kleine Menge Allergen in die Dermis der Haut injiziert, woraufhin eine Quaddel (ein kleiner erhabener Bereich) entsteht.

Schwillt die Quaddel an und wird rot, so ist dies ein positiver Allergietest. Je stärker die Reaktion, desto stärker die Allergie. Intrakutantests haben den Vorteil, dass sie relativ schmerzfrei sind (nur ein kleiner Pieks ist erforderlich) und gleich vor Ort schnelle Ergebnisse liefern. Sie sind auch genauer als Prick-Tests. Ich habe viele Fälle erlebt, bei denen ein Prick-Test auf Nahrungsmittelallergien negativ war, der Bluttest oder der Intrakutantest jedoch positiv ausfiel. Bluttests sind eine großartige Ergänzung, da man mit nur einem Teststreifen auf viele Lebensmittel testen kann.

Bei Eden machte ich einen Intrakutantest auf Mich, Weizen und Mais – drei Allergien, die meiner Erfahrung nach oft mit Verhaltensproblemen bei Kindern einhergehen. Edens Test brachte ein positives Ergebnis bei Mais. Mais ist ehrlich gesagt ein echtes Problem, denn er ist schwieriger aus dem Speiseplan zu verbannen als Weizen oder Gluten. Mais steckt zumindest in den USA in *allem* (in Michael Pollans bahnbrechendem Buch *The Omnivore's Dilemma* kann man nachlesen, warum und wie das passiert ist). Lily und Ben würden ihrer Tochter nur mit viel Hingabe eine maisfreie Ernährung ermöglichen können. Aber Lily und Ben waren selbst sehr kluge, begabte Überflieger. Wenn jemand der Herausforderung gewachsen war, dann sie.

Es war penibelste Forschungsarbeit nötig, um jeglichen Mais aus Edens Ernährung zu eliminieren, denn die in den USA behördlich durchgesetzten Deklarationsvorschriften (ein Gesetz namens *Food Allergen Labelling and Consumer Protection Act* oder FALCP) verlangen nur, »dass auf Lebensmitteletiketten alle Zutaten eindeutig aufgeführt sein müssen, die eines der [acht] wichtigsten Nahrungsmittelallergene oder daraus gewonnene Proteine enthalten«.[224] Mais gehört nicht zu den acht wichtigsten Nahrungsmittelallergenen, muss also in den USA nicht auf Lebensmitteletiketten aufgeführt werden und verbirgt sich an den überraschendsten Orten. Man mag sicherheitshalber davon ausgehen, dass alle Fertiglebensmittel Mais enthalten, aber würde man beispielsweise Vanille auf ihre Zutaten überprüfen? Dabei kann »reiner« Vanilleextrakt Maissirup enthalten (der normalerweise aufgeführt ist).[225] Zudem wird er mit 35 Prozent Ethylalkohol hergestellt,[226] der eventuell aus Mais gewonnen wurde (was womöglich nicht aufgeführt ist).[227] Mais findet sich in Zahnpasta, Make-up und dem Kleber im Verschluss von Briefumschlägen.[228] Wie Lily es ausdrückt: »Er ist heimtückisch.«

Sogar einige der von mir verwendeten Nahrungsergänzungsmittel, die im Allgemeinen hypoallergen und frei von Gluten, Milchprodukten, Soja und Eiern sind, kämen für Eden nicht infrage, da die Kapseln Spuren von Mais enthalten. In Edens Lunchbox kam nur noch Hausgemachtes. Sämtliches Brot, das die Familie aß, war jetzt selbst gebacken. Halloween war eine besondere Hürde, aber Lily und Ben meisterten sie, indem sie eigens maisfreie Süßigkeiten und Leckereien herstellten und diese an Eden und all ihre Freundinnen verteilten. Lily hatte das Gefühl, ihre ganze Zeit in der Küche zu verbringen, dabei hatte sie einen Vollzeitjob und zwei weitere kleine Kinder zu erziehen!

Aber die Mühe lohnte sich. Als ich ungefähr vier bis sechs Wochen später das nächste Mal mit Lily sprach, berichtete sie von einem schnellen »Umschwung« bei Eden, von deutlichen Verbesserungen bei Aufmerksamkeit, Zappeligkeit, Ablenkbarkeit, ja sogar bei Edens Laune. Das Mädchen schien auch mehr Energie zu haben und klagte weniger über Müdigkeit und Nackenschmerzen. Alle ihre Lehrer sahen eine positive Veränderung und ihre Noten begannen sich zu verbessern. Seither ist sie extrem gut in der Schule und braucht auch in Mathe keine Nachhilfe mehr. Als einzige Hilfe bekommt sie noch Unterricht von einem »Executive Function Coach«, der ihr Ordnungs- und Planungspraktiken beibringt.

Es bricht mir das Herz, wenn ich an all die Kinder denke, die voller Enthusiasmus und Freude in die Schule gehen, nur um zu merken, dass dieser Ort scheinbar das Schlimmste in ihnen hervorholt und ihnen nur Kritik einbringt. Bei all den Schülern, die als »schwierig« gebrandmarkt werden, wird oft Unaufmerksamkeit mit mangelnder Intelligenz verwechselt. Solche Etiketten bleiben dann haften, senken die Erwartungen der Erwachsenen und beschränken das Selbstwertgefühl und den Ehrgeiz der Kinder. Mit der Zeit lernt ein Kind, das ständig korrigiert und diszipliniert wird, dass sein Verhalten inakzeptabel ist, und hält sich selbst für ein schlechtes Kind, einen Taugenichts, einen Versager.

Was wäre, wenn wir nun herausfinden würden, dass das schwierige Verhalten oder die Unaufmerksamkeit solcher Kinder einfach eine Reaktion auf ein Glas Milch, ein Stück Brot oder eine Banane ist? Was, wenn wir ihre Schulerfahrungen und sogar ihr Leben verändern könnten, indem wir nur ein paar entscheidende Nahrungsmittel von ihrem Speiseplan streichen?

Noch mal zur Verbindung von Hirn und Darm

Wir wissen, dass hinter neuropsychiatrischen Symptomen wie Depressionen manchmal eine Entzündung steckt.[229] Da allergische Reaktionen eigentlich Entzündungsreaktionen sind, dürfte es uns nicht wundern, dass mehrere Studien einen Zusammenhang zwischen Allergien und psychiatrischen Erkrankungen festgestellt haben. Eine Bevölkerungsstudie hat ergeben, dass Menschen mit Allergien statistisch eher an Depressionen, Angstzuständen oder bipolaren Störungen erkranken als Menschen ohne Allergien.[230] Bei Mäusen, die gegen Milchprodukte allergisch sind, löst Kuhmilch nachweislich verstärkte Verhaltens- und emotionale Störungen aus.[231] Zudem haben Ärzte bei Patienten mit therapieresistenter Depression durch Ernährungsumstellungen positive Ergebnisse erzielt, was darauf hindeutet, dass eine verdeckte Reaktion auf bestimmte Lebensmittel zu einer Resistenz gegen die Antidepressiva beigetragen haben könnte.[232] Dazu passt, dass man bei Menschen mit schweren Depressionen[233] und Angstzuständen[234] erhöhte IL-6-Spiegel misst. Interleukin 6 (IL-6) ist eines der entzündlichen Zytokine, das zur Lockerung der *Tight Junctions* in der Darmwand beiträgt, wodurch entzündliche Moleküle in den Kreislauf vordringen und zum Gehirn wandern können (siehe Darm-Hirn-Immunsystem-Achse in Kapitel 2). Es kann als Reaktion auf Medikamente, Stress, Infektionen und Allergien produziert werden.[235]

Laut der US-amerikanischen Seuchenbehörde CDC ist die Zahl der Kinder mit Nahrungsmittelallergien zwischen 1997 und 2011 um 50 Prozent gestiegen und sie steigt weiter.[236] Niemand weiß genau, warum, und die Forschung muss noch klären, wie man Allergien am besten vorbeugt.[237] Eine Zeitlang schien die beste Strategie darin zu bestehen, dass Eltern Allergene in Säuglingsnahrung möglichst vermeiden, aber neuere Studien deuten darauf hin, dass das Gegenteil der Fall ist und dass das Anbieten allergener Nahrungsmittel bei gesunden Säuglingen eine schützende Wirkung haben kann.[238]

Andere Wissenschaftler sehen die Gründe für die Zunahme von Allergien bei Kindern darin, dass wir zu stark auf antibakterielle Hygieneprodukte setzen, die einen ausreichenden Kontakt des Körpers mit Mikroben oder Parasiten vereiteln;[239] dass zu viele Antibiotika verwendet werden; dass Kaiserschnitte das Mikrobiom verändern; dass Fettleibigkeit,[240] Vitamin-D-Mangel[241] oder Chemikalien, Schwermetalle und andere Schadstoffe das Immunsystem beeinträchtigen.

Aber die Theorie, die zurzeit die meisten Unterstützer findet, besagt, dass die Zunahme bei Allergien mit der steigenden Inzidenz von Darmwanddurchlässigkeit oder Leaky-Gut-Syndrom zusammenhängt. Diese Grundursache kann durch viele der bereits genannten inneren und äußeren Einflüsse verstärkt werden, auch durch Stress. Es bleibt unklar, ob der undichte Darm, durch den große Proteine in den Kreislauf gelangen können, die allergische Immunantwort auslöst, oder ob es die allergische Reaktion selbst ist, die die *Tight Junctions* der Darmschleimhaut löst. Auf jeden Fall weiß ich aus der Forschung wie aus eigener Anschauung, dass die Beschädigung der Darmschleimhaut eine wichtige Rolle bei der Anfälligkeit für Nahrungsmittelallergien spielt.[242]

Lebensmittelempfindlichkeit

Wenn der Nahrungsmittelallergietest eines Kindes negativ ausfällt, beobachten die Eltern dennoch weiterhin das Muster, dass jedes Mal, wenn ihr Sohn oder ihre Tochter Kontakt mit einem bestimmten Nahrungsmittel hat, scheinbar allergische Symptome oder Beschwerden auftreten. In solchen Fällen reagiert das Kind zwar nicht allergisch auf das Nahrungsmittel, aber empfindlich. Während eine allergische Reaktion eine fast unmittelbare Immunantwort auf ein bedrohliches Antigen ist, manifestiert sich eine Nahrungsmittelempfindlichkeit anders, nämlich oft lange nach dem Kontakt mit der bedrohlichen Substanz, manchmal erst mehrere Stunden oder sogar Tage später. Es ist wichtig, dass Lebensmittelempfindlichkeit nicht mit Lebensmittelunverträglichkeit verwechselt wird. Bei Letzterer handelt es sich um eine Verdauungsstörung, bei der der Körper nicht genug von einem bestimmten Enzym (zum Beispiel Lactase) produziert, um bestimmte Nahrungsmittel (zum Beispiel Milch) im Darm aufzuspalten, was zu starkem Völlegefühl, Durchfall, Blähungen, Übelkeit, Erbrechen und Sodbrennen führen kann.

»Nahrungsmittelempfindlichkeit« ist noch keine offizielle medizinische Diagnose und mag daher Skepsis hervorrufen. Aber es gibt Kinder, die jedes Mal empfindlich reagieren, wenn sie ein bestimmtes Nahrungsmittel zu sich nehmen, obwohl sie negativ auf Allergien getestet wurden. Wenn man sie oder ihre Eltern fragt, erfährt man, dass Nahrungsmittelempfindlichkeit etwas sehr Reales ist. Und meiner Erfahrung nach können bestimmte Nahrungsmittel neben unangenehmen körperlichen Symptomen auch Verhaltens- und Nervenprobleme verursachen, auch ohne ausgewachsene allergische Reaktion.

Milchprodukte, Eier und Weizen lösen häufig Empfindlichkeiten aus. Für viele Menschen ist auch Gluten ein Auslöser. Zwar leidet nur schätzungsweise ein Prozent der Bevölkerung an Zöliakie, einer Autoimmunerkrankung, die dazu führt, dass Gluten die Dünndarmschleimhaut so beschädigt, dass es zu Schmerzen, Durchfall oder Verstopfung, Anämie, Nährstoffmangel und Unterernährung kommt, aber Millionen von Menschen, die keine Zöliakie haben, konnten durch das Weglassen von Gluten alle möglichen Beschwerden lindern, darunter Verdauungsprobleme, chronische Müdigkeit und Gelenkschwellungen.[243] Und in meiner Praxis haben mir schon vielen Eltern geschworen, dass eine glutenfreie Ernährung bei ihren von Stimmungsschwankungen geplagten Kindern praktisch Wunder gewirkt hat. Zwei davon sind Tonya und Richard O'Meara.

Die verlorenen Kinder

Tonya genoss die Zeit ihrer Schwangerschaft. Besonders glücklich war sie, als sie erfuhr, dass auch ihre Schwester schwanger war und dass deren Entbindung nur wenige Wochen vor ihrer lag. Am Ende war der Altersunterschied sogar noch geringer. Ihr Neffe Emmett kam nur sechs Tage vor ihrem eigenen Sohn Caleb auf die Welt. Als Tonya und ihr Mann Richard sich zu Hause mit ihrem neuen Baby einnisteten, träumte sie von den Geburtstagen, Ferien und Feiertagen, die die beiden

Familien zusammen begehen könnten, und hoffte, dass die Jungs enge Freunde werden würden.

Tonya und ihre Schwester durchlebten gleichzeitig das Abenteuer Mutterschaft und verbrachten viel Zeit damit, Erfahrungen und Beobachtungen auszutauschen. Die Babys schienen ähnlichen Zyklen und Wachstumsmustern zu folgen und im Großen und Ganzen konnte Tonya in den ersten sechs Monaten keine größeren Unterschiede zwischen ihrem Neffen und ihrem Sohn entdecken.

Wie viele Eltern hatte Tonya Freude daran, Caleb die Welt der Speisen entdecken zu lassen. Sie begann mit Reis und weiteren Getreidesorten, dann kamen langsam Obst und Gemüse, Fleisch und Milchprodukte. Was keinen Spaß machte, war das Wickeln. Tonya wusste, dass sich die Konsistenz des Kinderkots ändern würde, sobald man mit fester Nahrung anfing, aber der explosive Durchfall, der Caleb den Rücken hinauf- und aus den Stramplerbeinen hinablief, kam heftiger und häufiger, als sie erwartet hatte. Zu ihrer Überraschung schien dies ein besonderes Talent von Caleb zu sein. Gewiss sorgte Emmett bei Tonyas Schwester und Schwager auch für einige unangenehme Windelwechsel – sein Beitrag zu einem turbulenten Flug nach Phoenix wurde zur Familienlegende. Aber als er ein Jahr alt war, produzierte er Standardkonsistenz. Calebs Windelinhalt hingegen war so flüssig, dass Tonya ihren Sohn mehrmals am Tag umziehen musste.

Das war nicht der einzige Unterschied, den Tonya und Richard bemerkten. Emmett bekam manchmal Schnupfen, aber Caleb steckte in einem endlosen Wechsel zwischen Ohrenentzündungen und Krupp-Husten fest. Emmett sprach die ersten Wörter; Caleb blieb stumm. Emmett beschäftigte sich mit Menschen und Haustieren, während Caleb sozial etwas im Abseits zu bleiben schien.

Gewiss entwickeln sich alle Kinder in ihrem eigenen Tempo, aber Tonya hatte das Gefühl, dass etwas nicht stimmte – und sie hatte Recht. Mit 18 Monaten wurde bei Caleb PDD-NOS *(pervasive developmental disorder, not otherwise specified)* diagnostiziert – eine schwammige Krankheitsbezeichnung, die nicht mehr verwendet wird.[244] Damals sah man darin einen Untertyp von Autismus, der bei Fällen anzuwenden war, die einige Symptome von Autismus aufwiesen, jedoch nicht die strengen Kriterien für eine definitive Autismus-Diagnose erfüllten (heute würde bei Caleb eine Autismus-Spektrum-Störung diagnostiziert und unter »Neuroentwicklungsstörung« auf dem Spektrum eingeordnet werden).

Nach der Diagnose überreichte ein Kinderpsychologe Tonya und Richard eine Broschüre, die sie als Eltern darauf vorbereiten sollte, was sie von einem Kind mit Autismus zu erwarten hätten – kurz gesagt: nicht viel. Sie waren am Boden zerstört, denn das Heft nahm ihnen jede Hoffnung, dass Caleb jemals ein normales Leben mit sozialen Bindungen führen würde. Es versicherte ihnen, dass sie nichts tun konnten. Tonya und Richard hatten eine Antwort parat: Und ob wir was tun können.

Sie schlossen sich Hals über Kopf der wachsenden Gemeinschaft von Familien an, die entschlossen nach Informationen über diese wenig erforschte Störung suchten. Dass sie sich ganz in die Wissenschaft vertieften, zu Konferenzen fuhren und Experten aufsuchten, ist doppelt beeindruckend, wenn man bedenkt, dass sie sich gleichzeitig um ein Neugeborenes kümmerten. Nur drei Monate vor Calebs Diagnose hatte Tonya nämlich ihr zweites Kind zur Welt gebracht, einen kleinen Jungen namens Luke.

Zum Glück war Luke, abgesehen von häufigen Ohrenentzündungen, ein einfaches, zufriedenes Baby. Daher konnten sich Tonya und Richard darauf konzentrieren, für Caleb die Unterstützung zu finden, die er zum Gedeihen brauchte. Sie setzten große Hoffnungen darauf, mittels einer Sprachtherapie seine Persönlichkeit und seine Kommunikationsfähigkeit freizusetzen, aber trotz wöchentlicher Termine waren keine großen Fortschritte wahrzunehmen. Unterdessen hielten sein Durchfall, sein Husten und seine Ohrenentzündungen an. Tonya bat schließlich den Kinderarzt, Caleb auf Allergien zu testen, aber der lehnte mit der Begründung ab, das Kind sei zu jung für Allergien (was vor 20 Jahren ein geläufiger Irrtum war). Daraufhin haben sie und Richard mich aufgesucht. Ich führte die Tests durch und stellte fest, dass Caleb allergisch auf Milchprodukte, Eier und Erdnüsse reagierte. Zudem testete ein pädiatrischer Gastroenterologe Caleb positiv auf Antikörper gegen Gliadin, ein in Gluten vorkommendes Protein, aber negativ auf sonstige Marker, die auf Zöliakie hinweisen würden. Tonya und Richard begannen sofort damit, die Allergene aus Calebs Speiseplan zu entfernen und zur Sicherheit auch das Gluten. Dann warteten sie ab, ob und was passierte.

Calebs Durchfall verschwand fast sofort. Und ebenso sofort bemerkten Tonya und Richard weitere Verbesserungen. Die Ohrenentzündungen kehrten nicht wieder. Auch nicht der Krupp. Aber das Beste war: Nachdem die monatelange Therapie kaum Besserung gebracht hatte, fing Caleb an zu reden. Zuerst war es nur ein Wort hier und da, aber mit der Zeit sprach Caleb kurze Sätze. Er begann Kontakt aufzunehmen. Er machte so große Fortschritte, dass er im Alter von drei Jahren ein paar Stunden am Tag in den Kindergarten gehen konnte, begleitet von einer Inklusionshilfe.

Und das war ein Segen, denn zu diesem Zeitpunkt war Luke kein zufriedenes Baby mehr, und Tonya verlor fast den Verstand. Den ganzen Tag lang schrie Luke. Er schrie, wenn sie ihn hinlegte. Er schrie, wenn sie ihn anzog. Er schrie, wenn er Gras berührte. Er schrie bei jedem lauten Geräusch. Seine Ausbrüche waren gewaltig, sie waren von der Art, die ungläubige Blicke auf sich zieht. Alle Eltern haben urteilende, vernichtende Blicke ertragen müssen, wenn sich ihr Kind in der Öffentlichkeit einen Wutanfall erlaubte. Tonya ertrug diese Blicke jeden Tag, manchmal mehrmals am Tag, weil es unmöglich vorherzusagen war, was Luke reizte.

Als Caleb in die erste Klasse kam, brauchte er keinen Inklusionshelfer mehr, der ihn während des Unterrichts begleitete. Er konnte sich klar verständigen und es gab kaum noch Spuren der körperlichen Symptome, unter denen er in seinen frühen Jahren gelitten hatte. Luke dagegen war mit seinen 17 Monaten unglücklich, launisch, wütend, überempfindlich und aggressiv. In der Hoffnung, dass ich herausfinden könnte, was seine furchtbare Verstimmung verursachte, brachten Tonya und Richard ihren Jüngsten zu mir.

Als Erstes stellte ich einen Vitamin-A-Mangel und eine Darmdysbiose fest, was keine Überraschung war angesichts der vielen Antibiotika, die der Junge schon früh wegen seiner Ohrenentzündungen bekommen hatte. Ich fand auch heraus, dass er eine Immunschwäche hatte, was wahrscheinlich seine Anfälligkeit für Ohrenentzündungen erklärte. Er hatte jedoch seit einem ganzen Monat keine mehr gehabt und auch keinen Krupp-Husten mehr – seit ein anderer Arzt Tonya und Richard vorgeschlagen hatte, Luke keine Milch mehr zu geben. Das war auffällig. Zwar war Luke nicht wie sein Bruder positiv auf Allergien getestet worden, aber wenn das Weglassen von Milchprodukten seine körperlichen Beschwerden so schnell beheben konnte, waren vielleicht auch andere Probleme durch Ernährung bedingt. Caleb war autistisch und hatte explosiven Durchfall gehabt. Luke war kein Autist, hatte aber ein explosives Gemüt. Was, wenn seine Laune von bestimmten

Nahrungsmitteln beeinflusst wurde, so wie bestimmte Nahrungsmittel bei seinem Bruder Magen-Darm-Symptome verursachten?

Ein RAST-Test auf Allergien fiel negativ aus, aber ein IgG-Test zur Bestimmung der Menge an nahrungsmittelbezogenen IgG-Antikörpern im Blut offenbarte eine Empfindlichkeit gegen Casein, Milchprodukte und Erdnüsse, nicht aber gegen Gliadin. Allergologen haben IgG-Tests lange Zeit abgelehnt, weil fast jedes Nahrungsmittel eine IgG-Reaktion auslöst. Ein Test zeigt also nur, dass eine Person Kontakt mit bestimmten Nahrungsmitteln gehabt hat.[245] Manche Ärzte befürchten, dass Menschen, besonders Kinder, ihre Ernährung dann unnötig einschränken oder eine ungesunde Beziehung zum Essen entwickeln. Für mich weisen jedoch hohe Werte bei mehreren nahrungsmittelbezogenen IgGs darauf hin, dass im Darm irgendetwas schiefläuft, wahrscheinlich bedingt durch eine Darmwanddurchlässigkeit. Der Test ist noch keine Diagnose, aber er liefert mir einige gute Hinweise, denen ich folgen kann.

Die IgG-Werte in Lukes Blut und seine positive Reaktion auf das Weglassen von Milchprodukten – weniger Krupp und Ohreninfektionen – ließen mich vermuten, dass die Ernährung auch hinter seinen Verhaltensproblemen stecken könnte. Zuerst behandelte ich seine Darmdysbiose mit Antimykotika und natürlichen antimikrobiellen Mitteln, dann gab ich ihm eine Reihe von Nahrungsergänzungsmitteln zur Stärkung des Immunsystems. Außerdem strichen wir Casein und die Erdnüsse vom Speiseplan und beobachteten ihn genau. Da sein Bruder glutenfrei aß, war der Glutengehalt von Lukes Ernährung unterdurchschnittlich. Wir erwogen zwar, es vollständig wegzulassen, aber Tonya und Richard sahen keinen Grund für ein solches Durchgreifen, denn Luke hatte ja keine Gliadin-Antikörper. Aber da Calebs Autismussymptome immer weiter nachließen, fragten sie sich, was passieren würde, wenn sie Luke auf dieselbe Diät wie seinen Bruder setzten. Es war 2006. Luke war jetzt viereinhalb Jahre alt.

Und kaum war das Gluten aus seiner Ernährung verbannt, war er ein anderes Kind, einfach so. Einen »Engel« nannten ihn seine Eltern. Er hörte auf zu weinen und sich an Tonya zu klammern. Sie erhielt keine Anrufe von frustrierten Lehrern mehr. Bei Lukes nächstem Termin in meiner Praxis sah ich den Unterschied sofort. Er ließ die Untersuchung ruhig und ohne einen Funken Aggression oder Wut über sich ergehen. Zwar blieb Luke im Heranwachsen emotional etwas unbeständiger als ein durchschnittliches Kind und behielt einige Empfindlichkeiten bei, besonders gegenüber lauten oder knirschenden Geräuschen, aber diese Eigenarten beeinträchtigten nicht seine Schullaufbahn oder seine Beziehungen zu Freunden und Lehrern.

Glutenempfindlichkeit ohne Zöliakie

Warum scheint ausgerechnet eine glutenfreie Ernährung das Verhalten von Kindern so oft zu verändern? Ganz einfach: Gluten kann eine direkte Wirkung auf das Gehirn haben und neurologische und psychiatrische Symptome auslösen.[246] Über die Gründe dafür gibt es viele Theorien. Einige Studien deuten darauf hin, dass Gluten opiatähnliche Wirkungen haben könnte.[247] Andere weisen auf die bidirektionale Natur der Darm-Hirn-Immunsystem-Achse hin.[248] An verschiedenen Bevölkerungsgruppen ist bekanntlich nachgewiesen worden, dass Gluten entzündungsfördernd wirkt, dass Entzündungen zu Darmdysbiose führen können und dass eine Darmdysbiose wiederum eine Darmwanddurchlässigkeit verursachen kann, die entzündliche Moleküle die Darmwand durchdringen und einen Weg zur Blut-Hirn-Schranke finden lässt.[249] Dies erhöht dann die Durchlässigkeit der Blut-Hirn-Schranke, und anschließend infiltrieren die entzündlichen Moleküle das Gehirn und verändern die Stimmung in Richtung Angst und Depression.[250] Bereits aus den 1950er-Jahren liegen Berichte vor, wonach sich der Verzicht auf Gluten oft positiv auf das Verhalten »ungezogener« Kinder ohne Zöliakie auswirkt.[251] 1966 fanden Forscher eine Verbindung zwischen Glutenverzehr und Schizophrenie.[252] Im Jahr 2012 verschwanden die schweren psychiatrischen Symptome eines Mädchens vollständig nach Umstellung auf eine glutenfreie Ernährung.[253] Trotz dieser Berichte blieb man allgemein bei der Ansicht, nur Menschen mit diagnostizierter Zöliakie könnten negative Auswirkungen durch Gluten erfahren. Bei Fällen mit nicht-zöliakischer Glutensensitivität *(non celiac gluten sensitivity,* NCGS) – die sowohl auf Zöliakie als auch auf Weizenallergie negativ getestet werden,[254] jedoch häufig positiv auf den Antikörper gegen Gliadin (eines der Hauptproteine in Gluten),[255] und die sechsmal so häufig sind wie die diagnostizierten Zöliakiefälle – kann jedoch das Weglassen von Gluten ein ganzes Spektrum an Symptomen lindern, das haben Forschungen in den letzten zehn Jahren belegt. Die Symptome beschränken sich nicht auf Darmbeschwerden, sondern können auch das Gehirn, die Haut, die Gelenke und die Muskeln betreffen.[256] NCGS-Patienten berichten häufig von »benebeltem Denken«, womit verminderte Denk- und Erinnerungsfähigkeit, aber auch Müdigkeit, Angstzustände und Depressionen gemeint sind.[257] Was wir unseren Kindern zu essen geben, ist entscheidend, und der Einfluss der Ernährung auf das Verhalten, die Psychologie und die Kognition von Kindern ist viel größer als oft angenommen.

Teenager bleiben Teenager

Als die Jungen älter wurden und weiterhin gediehen, brauchten sie keine regelmäßige Nachsorge mehr. Aber als Luke 17 wurde, brachten ihn Tonya und Richard wieder zu mir. Zwar hatte er keine heftigen emotionalen Ausbrüche mehr, blieb aber bis in seine Teenagerjahre gefühlvoll und sensibel. In letzter Zeit wirkte er jedoch launischer als sonst und neigte zu ungewöhnlich akuten Ängsten. Ein offenes Gespräch mit Luke über seine Ernährung und seinen Lebensstil ergab, dass er mit zunehmendem Alter immer nachlässiger wurde, was Gluten und Milchprodukte anging. Von beidem aß er nicht viel, aber da die Wirkungen oft verzögert und unterschwellig auftreten, unterschätzen die meisten Menschen, wie sehr sich selbst kleine Mengen von Gluten oder Milchprodukten auf einen Körper auswirken, der darauf empfindlich reagiert.

Eine Ernährungsweise, wie sie Luke praktizierte, funktioniert anders als beispielsweise eine kalorienreduzierte Diät. Ein Ausreißertag mit Pizza, Kuchen und Eis vernichtet nicht die positiven Wirkungen von vier Monaten bewusstem, gesundem Essen. Aber schon geringe Mengen an Gluten können bei jemandem, der empfindlich darauf reagiert, Verdauungsstörungen, Benebeltsein, Gelenkschmerzen, Stimmungsschwankungen und andere Symptome auslösen, die womöglich Tage oder sogar Wochen andauern. Die drastischen mentalen und physischen Verbesserungen, die eine glutenfreie Ernährung ermöglicht, sind nur so nachhaltig wie die Disziplin des Betroffenen.[258] Das ist eine Realität, die Teenager oft auf die harte Tour lernen müssen.

Ich kann es ihnen nachfühlen. Es nervt, jeden Tag reihenweise Nahrungsergänzungsmittel zu schlucken, und es nervt, auf Etiketten zu achten und im Restaurant lästige Fragen zu stellen. Kinder mit echten Allergien haben so heftige, furchterregende Reaktionen, dass sie motiviert sind, sich von allem fernzuhalten, was möglicherweise einen Allergieschub auslösen könnte. Kinder mit Empfindlichkeiten müssen mitunter ein- oder zweimal die Herdplatte anfassen, um daran erinnert zu werden, warum sie die Finger von der Hitze lassen müssen.

Der Gründlichkeit halber und um zuvor auffälligen Laborwerten nachzuspüren, führten wir erneut einige IgG-Tests an Luke durch, die eine zuvor unentdeckte Empfindlichkeit gegen Mandeln offenbarten. Obwohl er sich nicht strikt gluten- und milchfrei ernährte, hatte er im Kaffee und Müsli weiterhin Mandelmilch anstelle von Kuhmilch verwendet. Bei der reichen Auswahl zwischen Produkten wie Reis-, Kokos- und sogar Erbsenmilch fiel es Luke leicht, auf die Mandelmilch zu verzichten.

Unmöglich zu sagen, ob es am Weglassen der Mandeln lag oder an der Bekräftigung seines Entschlusses, sich von Gluten und Milch fernzuhalten, aber kurz nach unserem Termin hörte ich von Luke und seinen Eltern, dass sich seine Stimmung stabilisiert hatte und er sich besser fühlte. Luke reagiert immer noch empfindlich auf Geräusche, aber es scheint ihm nichts auszumachen, wenn er sie selbst macht. Heute sind er und sein Bruder Caleb versierte Musiker, die schon mit verschiedenen Bands auf Tour waren – darunter eine, in der sie gemeinsam komponieren und spielen. Caleb schließt gerade ein Ingenieursstudium ab und Luke beginnt im Frühjahr mit dem College. Man würde nie erraten, welchen Weg sie zurücklegen mussten.

Raus aus dem Nebel

»Katze.«

Zum Glück saß Hannah Mansouri auf dem Wohnzimmerboden. Wenn sie gestanden hätte, wäre sie vielleicht umgefallen. Sie blickte zu dem kleinen Mädchen hinüber, das gebannt auf ein buntes Pappbilderbuch starrte.

»Was hast du gesagt, Leila?«, fragte sie und versuchte, nicht zu aufgeregt zu klingen.

Falls Leila die Aufregung ihrer Mutter gespürt hatte, ließ sie es sich nicht anmerken. »Katze, Mama.« Sie zeigte auf die großen roten Buchstaben unter dem Bild eines knuddeligen rotbraunen Kätzchens und buchstabierte das Wort: »K-A-T-Z-E.«

Hannah schossen die Tränen in die Augen und sie verließ das Zimmer auf der Suche nach einer Packung Taschentücher. Vor 48 Stunden konnte Leila noch nicht einmal sprechen. Jetzt *las* sie!

Leila ist ein ulkiges Kind, das gern Witze reißt und lacht, aber sie war nicht immer so. Als junges Mädchen war sie wütend und ängstlich und so tief in ihrer eigenen Welt gefangen, dass nicht einmal ihre Eltern sie erreichen konnten. Wie sich herausstellte, lösten sich ihre Probleme nicht durch das Aufdecken von Nahrungsmittelempfindlichkeiten, aber das Wissen um deren Existenz ermöglichte die Entdeckung und Behandlung weiterer Probleme, die Leilas Gesundheit und ihr Seelenleben beeinträchtigten.

Als Leila ein Kleinkind war, probierte Hannah alle gebräuchlichen Mittel, um die fiesen roten Ausschläge loszuwerden, die plötzlich am ganzen Oberkörper ihrer Tochter sprossen. Aber weder antiallergene Waschsubstanzen noch Lotionen noch Haferflockenbäder schienen zu helfen. Als Leila in den Kindergarten kam, wusste Hannah, dass etwas nicht stimmte. Leilas Hautfarbe wirkte nicht so gesund wie die der anderen Kinder in der Nachbarschaft, Kinder, mit denen Leila anscheinend gar nicht kommunizieren oder spielen konnte. Hannah konnte nicht sagen, ob die Ablehnung an Leilas verspäteter Sprachentwicklung lag – sie hatte Schwierigkeiten, Wörter zu bilden – oder daran, dass sie einfach nicht mithalten konnte. Sie war groß für ihr Alter, lief aber langsamer als andere Kinder und ihre Bewegungen wirkten unkoordiniert. Andererseits konnte es auch daran liegen, dass sie nicht besonders nett zu den anderen Kindern war.

Hannah und ihr Mann Omar liebten ihre Tochter, aber selbst sie erkannten, dass Leila ein zorniges und zurückgezogenes Kind war. Sie brachten ihre Bedenken immer wieder bei Leilas Kinderärztin vor, einer netten Frau mit voll ausgelasteter Praxis, aber da Leilas Rückstand bei Sprache und Bewegung für ein Kind ihres Alters noch im normalen Bereich lagen, sah die Ärztin keinen Grund zur Besorgnis. Jedes Kind nehme sich die Zeit, die es brauche, versicherte sie ihnen. Nur Geduld.

Wie alle Eltern, deren Kind leidet oder unglücklich wirkt, war Hannah nicht geneigt, sich in Geduld zu üben. Hannah glaubte, der Ausschlag sei vielleicht für die Kleine so unangenehm, dass sie sich auf nichts anderes konzentrieren könne. Also vereinbarte sie einen Termin bei einem Allergologen und hoffte, dass dort das Rätsel gelöst werden würde. Aber Leilas Testergebnisse waren negativ. Keine Allergien. Da Hannahs ganzes Umfeld die Vorteile einer glutenfreien Ernährung zu preisen schien, fragte sie den Allergologen, ob er das für eine gute Idee halte. »Dafür gibt es keinen Anlass«, erwiderte er. »Außerdem ist das zu schwierig.«

Da kam es doch überraschend, dass etwa einen Monat später eine integrative Hausärztin, die Hannah aufgesucht hatte, Leila erst etwa zehn Minuten beobachtete, mit ihr sprach und dann nachdenklich sagte: »Tja, die ist eine ganz Helle, aber einfach nicht in sich.«

Nicht in sich? Was bedeutete das?

»Sie ist außer sich. Und bei solchen Kindern stelle ich oft fest, dass es ihnen häufig viel besser geht, wenn man Gluten und Casein aus ihrer Ernährung streicht.«

Die Ärztin drängte Hannah, Leila auf eine Versuchsdiät zu setzen. Zwei Wochen lang sollte sie Leila von jeder Spur von Gluten oder Casein, einem Milchprotein, fernhalten und alle Veränderungen festhalten. Nach zwei Wochen sollte sie Gluten und Milchprodukte wieder zulassen und erneut beobachten, was passiert. Entgegen der Warnung des Allergologen war es nicht so schwer, sich glutenfrei und sogar milchfrei zu ernähren. Es war 2008 und der Markt für gluten- und milchfreie Produkte explodierte gerade. Hannah verwöhnte Leila regelrecht und kaufte jede verlockende, für Kleinkinder zugelassene Leckerei, die sie im Bioladen oder Supermarkt finden konnte – Kekse, Cracker, Eiscreme, Pralinen, Chicken Nuggets – alles gluten- und milchfrei. Leila merkte nicht einmal, dass etwas fehlte.

Am ersten Tag verhielt sich Leila so seltsam, dass Omar sie wieder zur Ärztin bringen wollte. Sie wirkte langsam und ihre ohnehin schwer zu erfassenden Äußerungen waren unverständlich. Aber spät am zweiten Tag schien Leila plötzlich doch aus ihrem Nebel hervorzukommen, nahm ein Buch in die Hand und begann mit klarer Stimme zu lesen. Ein paar Tage später kam Omars Schwester mit ihren Kindern zu Besuch und die Mütter beschlossen, mit der Bande in den Park zu gehen. Dort beobachtete Hannah verblüfft, wie Leila ihren Cousinen vorausrannte und furchtlos die Spielgeräte erklomm. Sie besaß Klarheit. Sie hatte Mut. Sie war ein anderes Kind.

Die Verwandlung war so drastisch, dass Hannah nach den zwei Wochen Gluten und Casein nicht wieder in Leilas Speiseplan aufnahm, auch wenn sie die Leckereien reduzierte. Sechs Wochen später war das Ekzem an Leilas Oberkörper verschwunden. Fortan wusste Hannah in der Regel, wann Leila etwas Glutenhaltiges gegessen hatte, denn fast sofort kam der Ausschlag wieder.

Hannah dachte, dass die Geschichte damit zu Ende sei. Leider nicht. Gluten und Milchprodukte wegzulassen hatte zu einer großen Verbesserung geführt, aber letzten Endes musste sich Hannah eingestehen, dass irgendetwas immer noch nicht stimmte.

Leila konnte sich besser verständigen, aber sie war immer noch nicht so wortgewandt wie einige ihrer Altersgenossen. Noch beunruhigender war, dass sie kaum Augenkontakt herstellen konnte. Jetzt, da sie in der Vorschule war, hatte sie es aufgrund ihrer Ängste und ihres aufbrausenden Wesens schwer, mit Freundinnen und Lehrern in Kontakt zu treten, und auch ihre Hyperaktivität wurde zum Problem. Jeder merkte, dass sie extrem schlau war, aber ganz bei sich schien sie immer noch nicht zu sein. Zudem waren ihre Stimmungsschwankungen schwindelerregend.

Ungefähr im Alter von vier Jahren wurde bei Leila ein hochfunktionales Asperger-Syndrom diagnostiziert (was ihre frühe Lesefähigkeit erklärt; Kinder im Spektrum sind mitunter hyperlexisch). Als sie fünf Jahre alt war, verschrieb ihr eine Verhaltensoptikerin eine spezielle Brille mit Prismenlinsen, wie sie oft zur Behandlung einer sogenannten »Konvergenzinsuffizienz« verwendet wird, bei der die Augen nicht richtig zusammenarbeiten[259] und keine gute Tiefenwahrnehmung ermöglichen.[260] Für Menschen mit diesem Sehfehler fühlt sich die Welt möglicherweise heikel und kippelig an, als ob jeder Schritt ein Schritt in den Abgrund sein könnte. Vielleicht war dies eine Erklärung für Leilas Ängstlichkeit, vielleicht trug dies auch zu ihrer Hypersensibilität und Hyperaktivität bei. Nach ein paar Monaten mit Prismenbrille schien sich Leila sicherer zu fühlen und interagierte besser mit ihren Mitschülern.

Die Stimmungsschwankungen und Wutanfälle hielten jedoch an. Nach einem besonders schwierigen Schultag fand Hannah in Leilas Brotdose eine halb aufgegessene Tüte Fruchtgummis. Eltern tauschen seit Jahrzehnten Anekdoten aus, in denen künstliche Farbstoffe mit Hyperaktivität und anderen Verhaltensstörungen bei Kindern in Verbindung stehen. Eine renommierte medizinische Fachzeitschrift veröffentlichte kurz nach Leilas Geburt die Ergebnisse einer randomisierten, doppelblinden, placebokontrollierten Studie mit handfesten Nachweisen für einen Zusammenhang zwischen Nahrungsmittelzusatzstoffen und Hyperaktivität in zwei Kohorten von Kindern, Dreijährigen und Acht- bis Neunjährigen.[261] Hannah wusste nichts von der Veröffentlichung, die eine plausible Erklärung für die weitverbreitete Vorstellung lieferte, dass manche Kinder empfindlich auf künstliche Farbstoffe reagieren. Hannah betrachtete die Comicfigur, die mit irrem Grinsen auf der Fruchtgummitüte prangte, und fragte sich, ob es zwischen den Tagen, an denen ihre Tochter von der Schule oder von Freundinnen Süßigkeiten bekam, und den Tagen, an denen sie sich nicht beherrschen konnte, einen Zusammenhang gab. Das müsste doch herauszufinden sein.

Hannah vereinbarte mit der Schule, dass Leila kein Essen bekommen durfte, das nicht von zu Hause mitgebracht wurde. Das war gar nicht schwer – die Schule wusste bereits, dass sie Hannah im Voraus über Geburts- oder Feiertage informieren musste, damit Leila ihren eigenen Kuchen, ihr eigenes Naschzeug dabei hatte, das sie zusammen mit ihren Klassenkameraden genießen konnte. Die Schule musste nur darauf achten, dass am Mittagstisch keine Snacks getauscht wurden. Tatsächlich fanden Hannah und Omar, dass Leila weniger Wutanfälle zu haben schien. Jedes Mal, wenn Hannah Leilas Ernährung umstellte, war eine Verbesserung zu merken.

Ein paar Jahre lang schien es Leila gut zu gehen, auch wenn es ihr immer schwerfiel, enge Freundschaften zu knüpfen. Dann kam sie in die vierte Klasse und ihre Eltern erlebten einen erheblichen Rückfall. Sie wurde hyperaggressiv und explodierte mehrmals pro Woche, verweigerte die Hausaufgaben, verbarrikadierte sich mithilfe der Möbel in ihrem Zimmer und schwor, nie wieder mit ihren Eltern zu sprechen. Das sei wirklich nicht ungewöhnlich, versicherten ihnen die Lehrer. Viele Kinder seien überfordert, wenn in der Schule der Leistungsdruck und die Verantwortung zunehme und sie merkten, dass mehr von ihnen erwartet werde. Sie würde darüber hinwegkommen.

Monate vergingen, aber Leila kam nicht darüber hinweg. Mehr als einmal lief sie weg, aber die Eltern konnten sie immer leicht bei Nachbarn aufspüren. Die ganze Familie war in Aufruhr. Im Jahr 2012 beschlossen Hannah und Omar, aufs Land zu ziehen, wo Leila hoffentlich mehr Zeit an der frischen Luft verbringen könnte. Der Umzug brachte sie in eine mit dem Auto überbrückbare Entfernung zu meinem Praxissitz. Sie beschlossen, Leila zu mir zu bringen, um zu sehen, ob womöglich irgendetwas übersehen worden war.

Phenole: Das letzte Indiz

In meinem Sprechzimmer war Leila ziemlich still. Sie war sogar eher verschlossen und konnte sich kaum dazu durchringen, meine Fragen zu beantworten. Ich fand heraus, dass sie sich vor jedem Toilettengang fürchtete, weil ihr Stuhl immer so groß und hart war. Es gab keine Anzeichen von dem Zorn und der Aggressivität, die laut Hannah fast immer zum Alltag gehörten. Dennoch schien es eine gute Idee zu sein, Leila auf Borreliose zu testen.

Ich begann mit Vitamin B_{12}, denn bei Kindern mit Asperger, einer hochfunktionalen Erkrankung im Autismus-Spektrum, bei der die Beeinträchtigungen hauptsächlich in den Kommunikations- und Sozialisationsfähigkeiten liegen, wirkt es meiner Meinung nach beruhigend und unterstützend. Gegen die Verstopfung gab ich ihr Magnesiumtaurat (das auch beruhigend wirkt), und da Leila die hochkonzentrierten Probiotika in Kapselform nicht vertrug, bat ich Hannah, im Supermarkt nach Kokoskefir zu suchen, einem fermentierten Getränk, das Joghurt ähnelt. Als dann der Borreliose-Test positiv ausfiel, begann ich bei Leila mit einer Antibiotikatherapie.

Beim Nachsorgetermin berichtete Hannah, dass die Wutanfälle deutlich seltener geworden waren, und Leila teilte mir mit, Kokoskefir sei der Hammer, ihr Stuhl sei davon weicher geworden und aufs Klo zu gehen sei jetzt ein Klacks. Aber nun fiel mir etwas Neues auf: Leilas Wangen waren gerötet. Neben Hyperaktivität, Aggression und allerlei anderen Symptomen, die sich mit anderen Krankheitsbildern wie Borreliose überschneiden, können rote Wangen oder Ohren ein Zeichen von Phenolempfindlichkeit sein. Eine weitere Versuchsdiät war angeraten, diesmal ohne Phenole.

Phenole sind eine chemische Verbindung, die von Natur aus in vielen Nahrungsmitteln vorkommt, die wir unseren Kindern eigentlich empfehlen: in Obstsorten wie Beeren, Äpfeln, Weintrauben, Rosinen und Bananen; in Gemüse wie grüner Paprika, Tomaten und Tomatenprodukten; und in Mandeln und Mandelmilch.[262] Phenole sind auch in künstlichen Farb-, Geschmacks- und Konservierungsstoffen enthalten. Zwar weisen viele bunte Gemüsesorten einen hohen Phenolgehalt auf, Karotten und Rote Bete allerdings ebenso wenig wie Birnen. Phenole sind auch in Mais, Weizen, Reis und Hülsenfrüchten enthalten, ja sogar in Gewürzen wie Kurkuma.

Hannah zufolge war der Unterschied radikal. »Das Mädchen ist total chillig«, sagte sie mir beim Folgetermin. Zwar gelangweilt, denn niemand isst gern drei Wochen lang nur Hühnchen und Birnen, aber ruhig und ausgeglichen. Kaum versuchte Hannah, wieder Phenole auf den Tisch zu bringen, kehrte die intensive Aggressivität zurück.

Neun Monate später konnten Hannah und Omar nur staunen, wie sehr sich Leila verändert hatte. Ihre Stimmung war ausgeglichen, ihr Temperament gut auszuhalten, und das Beste war, dass ihre Asperger-Symptome verschwanden. Man konnte unmöglich sagen, was die größte Wirkung gebracht hatte. War es das B_{12}? Die Antibiotika, die die Borreliose ausgemerzt hatten? Die phenolfreie Ernährung? Gewiss waren es alle Bestandteile, aber vor dem Hintergrund, dass Leilas Gemüt ihr ganzes Leben lang so sehr vom Essen beeinflusst war, vermuteten Hannah und Omar einen Großteil des Effekts in der verbesserten Ernährung. Sie wissen, dass es nur ein anekdotischer Nachweis ist, aber für sie ist klar: Milch war für Leila die

»Bestie«, die sie reizbar und feindselig machte. Von Gluten wurde sie ein wenig tranig und benommen. Und Phenole machten sie äußerst aggressiv und trotzig. Dennoch wurde Leilas Verwandlung zweifellos nur dadurch möglich, dass mehrere Schichten im Immunkessel verringert wurden.

Wachstumsschmerz

Für Kinder, besonders für Mädchen, ist es zu Beginn der Teenagerjahre oder bei Eintritt in die Mittel- oder Oberstufe nicht ungewöhnlich, sich intensiv ängstlich zu fühlen. Bei Leila war es nicht anders. Eineinhalb Jahre nach ihrem letzten Kontrolltermin brachte ihre Mutter sie wieder zu mir. Leila war jetzt zwölf Jahre alt, in der sechsten Klasse, und Hannah machte sich Sorgen über die Ängste, die sie bei ihrer Tochter aufkommen sah. Leila bekam Panikattacken und fand es fast unmöglich, Referate vor ihren Lehrern und Klassenkameraden zu halten. Es gab Nächte, in denen sie vor lauter Versagensängsten nicht schlafen konnte. Sie weigerte sich, ins Ferienlager zu gehen oder sonst etwas Neues auszuprobieren. Ihre Beziehungen zu anderen Kindern waren schwierig, weil sie dazu neigte, übertrieben auf kleinste Kränkungen zu reagieren, egal ob echte oder eingebildete. Es war, als wäre sie noch immer empfänglich für die Art von Zurückweisung, die sie als kleines Mädchen erlebt hatte, als sie so gern dazugehören wollte, aber nicht wusste, wie.

Alles, was ich hörte, klang völlig normal für einen jungen Teenager. In einem anderen Fall hätte ich der Familie vielleicht geraten, Leila mit einem Kindertherapeuten sprechen zu lassen, aber Hannah hatte die Sorge, dass ein Therapeut Psychopharmaka vorschlagen würde, und das wollte sie nicht. Außerdem wuchs Leila nun heran und kam in die Pubertät, da war es sinnvoll, ihren Fall noch einmal zu überprüfen. Da sie so gut auf Ernährungsumstellungen und Nahrungsergänzungsmittel reagiert hatte, sah ich eine gute Chance, dass sich ihr Befinden mit ein paar Anpassungen an der vor Jahren festgelegten Behandlung verbessern ließe.

Behandlung

Ich erhöhte ihre Dosis an Magnesiumtaurat, die ihr gutgetan hatte, und fügte etwas mehr Taurin hinzu, was auch beruhigend wirken kann. Außerdem begannen wir mit einer winzigen Dosis Propranolol, zweimal täglich fünf Milligramm. Propranolol ist ein altbewährter Betablocker, der normalerweise als Blutdruckmedikament verabreicht wird. Manche Erwachsene bekämpfen damit ihr Lampenfieber,[263] und bei Kindern, besonders solchen mit Asperger,[264] lindert es erwiesenermaßen effektiv Angstzustände.[265] Schließlich ergaben Tests bei Leila außerdem, dass sie einen geringfügigen Mangel an Vitamin D und Eisen hatte, also verordnete ich ihr Nahrungsergänzungsmittel dagegen.

Bei unserem letzten Termin ist Leila 13 Jahre alt und es geht ihr fantastisch. Sie hält ihre gluten-, kasein- und phenolfreie Ernährungsweise ein und ihre Ängste sind deutlich gemindert. Sie ist gut in der Schule und fühlt sich bei ihren Freundinnen jetzt selbstbewusster und sicherer. Manchmal wird sie trübsinnig, aber ihr ist aufgefallen, dass das oft dann passiert, wenn sie ihr Vitamin D vergessen hat. Ansonsten sind ihre Energie und ihre Stimmung eher optimistisch. Sie hat immer noch Asperger und braucht manchmal Hilfe, um mit ihrer Umgebung umzugehen – beispielsweise erlebt sie Supermärkte mit ihren hellen Lichtern, Menschenmengen und Musik als überwältigend und beängstigend –, aber blickt einem direkt in die Augen und führt Gespräche wie jedes andere Kind in ihrem Alter. Bemerkenswerterweise hat sie sogar entdeckt, dass sie Ziegenkäse und Ziegenmilchjoghurt ohne negative Auswirkungen essen kann.

Besser essen: Eine gern übersehene Lösung

Wir haben das Glück, in einer Zeit zu leben, in der wir Zugang zu immer wirksameren entzündungshemmenden Medikamenten haben. Dazu zählt vor allem eine neue Kategorie von Biologika, die die Mechanismen, die zu Entzündungen führen, noch vor ihrer Aktivierung blockieren. Sie sind jedoch teuer und haben oft Nebenwirkungen. Außerdem sieht eine Entzündung nicht immer wie eine Entzündung aus, wie wir aus den Fällen der vier Kinder wissen, die wir kennenlernen durften. Entzündungen können sich in Durchfall, Krämpfen oder Schmerzen äußern, aber auch wie Leilas Hyperaktivität oder Edens ADHS oder Lukes Aggressivität und Reizüberflutung aussehen. Alles das kann die Behandlung verzögern.

In jedem Fall behandelt man mit der Verschreibung von Medikamenten immer nur die Symptome, nicht die Ursachen. Je mehr wir uns mit den Allergien und

MDS-Momentaufnahme: **Nahrungsmittelallergie/-empfindlichkeit**

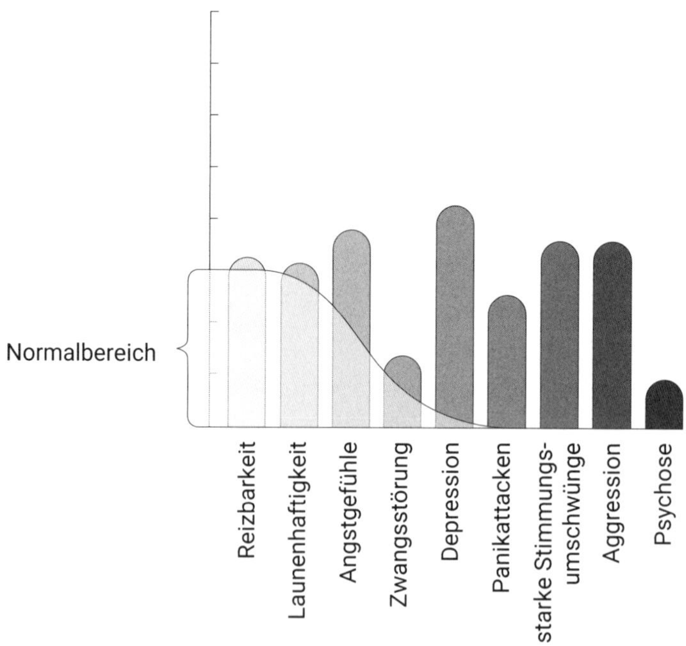

Empfindlichkeiten unserer Kinder beschäftigen, desto weniger können wir die Auswirkungen der Ernährung auf unsere Gesundheit ignorieren. Oft ermahne ich meine allergischen oder empfindlichen Patienten, dass Symptome, die sich über lange Zeit gebildet haben, mitunter sehr lange brauchen, um zu verschwinden – und muss dann meine Worte zwei Wochen später bereuen, wenn die Eltern mir berichten, dass ihr Kind so glücklich und zufrieden wie nie ist, seit es kein Gluten, keine Eier, keinen Mais oder keine Milch mehr verzehrt. Ich bin immer noch verblüfft, wie eine so simple Veränderung so drastische, wirkungsvolle und positive Ergebnisse herbeiführen kann.

Hat Ihr Kind eine Nahrungsmittelallergie oder -empfindlichkeit?

- Hatte Ihr Kind als Säugling oder Kleinkind Neurodermitis? Oder hat es das immer noch?
- War Ihr Tween oder Teenager als Baby oder Kleinkind schlecht gelaunt und schwierig?
- Hat Ihr Kind eine chronisch verstopfte Nase oder Asthma?
- Bekommt Ihr Kind nach dem Essen manchmal rote Ohren oder rote Wangen?
- Klagt Ihr Kind über Bauchschmerzen, Blähungen, Durchfall oder Verstopfung?
- Verspürt Ihr Kind nach den Mahlzeiten Müdigkeit oder Benebeltsein?
- Wird Ihr Kind hyperaktiv, nachdem es Lebensmittel mit künstlichen Farbstoffen gegessen hat?
- Wirkt Ihr Kind nach dem Essen aggressiver?

9

ENGPÄSSE: NÄHRSTOFFMANGEL, GIFTSTOFFE UND STOFFWECHSELSTÖRUNGEN

Wo sich ein Kind auf dem Spektrum der Affektregulationsstörungen befindet, kann durch subtile Veränderungen des Stoffwechsels ebenso leicht beeinflusst werden wie durch eine ausgewachsene Krankheit. Jedes Mal, wenn wir das rund um die Uhr laufende Kraftwerk unseres Körpers mit Nahrung beschicken, wandern die Makronährstoffe (Proteine, Fette oder Kohlenhydrate) als Rohstoff über das Fertigungsband, um erkannt und an die richtige Abteilung weitergeleitet zu werden, wo sie in einer chemischen Reaktion entweder in nutzbare Energie zerlegt werden oder für andere Funktionen wie Zellwachstum, Muskelkontraktion oder sogar Atmung zugerichtet werden. Die Katalysatoren, die diese chemischen Transformationen beschleunigen, werden Enzyme genannt.

Jedes Enzym ist so gebaut, dass es sich mit einem bestimmten Molekül, einem sogenannten Substrat, koppelt. Das funktioniert ähnlich wie die Klickverbindung an einem Plastikspielzeug. Aber so wie der Output einer Fabrik beeinträchtigt wird, wenn Fließbandarbeiter krank und langsam sind, wird auch die Stoffwechselproduktion behindert, wenn die diensthabenden Enzyme – buchstäblich – schlecht in Form sind. Hat ein Kind eine Genmutation, die die Form eines Enzyms verändert oder seine Fähigkeit, sich an Substrate (Input) zu binden, einschränkt, kann das Substrat nicht in ein vom Körper verwertbares Produkt verarbeitet werden.

Manchmal stockt die Fertigungsstraße, dann wird die Produktion ganz eingestellt und gleichzeitig entsteht eine starke Ansammlung an der Staustelle. In anderen Fällen kann die Maschine weiterlaufen, aber eben nicht so gut, wie sie sollte. Die Produktion verlangsamt sich; die Qualität leidet. Haut, die nicht genügend Feuchtigkeit erhält, kann einen Ausschlag hervorbringen, zu wenig Ballaststoffe im Verdauungstrakt führen zu Verstopfung. Bei manchen Kindern wirken sich ein Überschuss an Nährstoffen oder ein Nährstoffmangel (was häufiger ist) oder eine Kombination aus beidem nicht nur überaus stark auf die Effektivität der Körperfunktionen aus, sondern auch auf die Stimmung und den Geisteszustand, was zu neurologischen oder psychischen Symptomen führt.

Mangelernährung

Sie haben wahrscheinlich schon von Krankheiten gehört, die durch Mangelernährung verursacht werden. Denken Sie nur an die Seeleute, die auf Überseeschiffen weite Strecken zurücklegten und an Vitamin-C-Mangel litten. Daraus ergab sich eine Krankheit, Skorbut, die die Bildung von Kollagen verhindert, einem wichtigen Bestandteil des Bindegewebes.[266] Die Krankheit kann deshalb mehrere Körperorgane zerstören. Auf See gab es auch die Rachitis,[267] welche als Folge einer Ernährung mit zu wenig Vitamin D und/oder Kalzium die Knochen verformt.[268] Weniger bekannt ist, dass diese und andere Mangelerkrankungen auch psychische Symptome haben können. Ein niedriger Magnesiumspiegel kann zu Niedergeschlagenheit und sogar zu Depression führen.[269] Blockierte Stoffwechselprozesse, die mit einem Mangel an Zink und B-Vitaminen wie Niacin und Thiamin einhergehen, können sich neuropsychiatrisch in Angst- und Zwangsstörungen äußern.

Es wäre schön, wenn die Mangelerscheinungen meiner Patienten immer eindeutig diagnostizierbar wären und ich sie mit einem einzigen Arznei- oder Nahrungsergänzungsmittel heilen könnte. Pellagra zum Beispiel, das die »4 Ds« verursachen kann – Durchfall, Dermatitis, Demenz und sogar Dahinscheiden – kann mit oral eingenommenem oder injiziertem Vitamin B_3 (Niacin) behoben werden; perniziöse Anämie lässt sich innerhalb weniger Wochen durch Vitamin B_{12} beseitigen. Wie wir noch besprechen werden, ist es dennoch selten, dass ein einzelner Mikronährstoff (Vitamin oder Mineralstoff) die ausschlaggebende Wirkung hat. Bei den meisten meiner Patienten besteht der Weg zu einer optimalen Gesundheit darin, dass wir zuerst das Schädliche beseitigen und dann Therapiemaßnahmen so zusammenstellen, dass sich daraus das Hilfreichste ergibt. Gibt man zu viele Nahrungsergänzungsmittel zu früh oder in der falschen Reihenfolge, dann stellt man möglicherweise keine Wirkung fest. Dieselbe Behandlung kann jedoch Wunder wirken, wenn die richtigen Dosen in der richtigen Reihenfolge verabreicht werden. Damit Nahrungsergänzungsmittel – meist in Kombination mit anderen Nährstoffen oder sogar Arzneimitteln – vom Körper optimal verwertet werden können, müssen die Voraussetzungen stimmen.

Eine Mangelerscheinung, die ich mit am häufigsten beobachte, betrifft Methylfolat, besonders bei Patienten mit Gemütsstörungen. Methylfolat wird für den Aufbau von Neurotransmittern wie Serotonin, Dopamin und Noradrenalin benötigt, die Glücksgefühle fördern und für das emotionale Wohlbefinden zuständig sind. Wer nicht genügend Methylfolat hat, kann diese Neurotransmitter nicht herstellen, und dann ist das Gehirn Depressionen und Ängsten ausgeliefert.[270]

Methylfolat ist die bioaktive Form von Folsäure (also dem Vitamin, das schwangeren Frauen empfohlen wird, um eine gesunde Entwicklung des Fötus zu gewährleisten und Neuralrohrdefekte zu verhindern) und entsteht durch einen Stoffwechselprozess, der Methylierung genannt wird. Man muss wissen, dass auch bei ausreichend Folsäure im Körper möglicherweise nicht genügend Methylfolat im Gehirn vorliegt – denn Methylfolat ist die einzige Form von Folsäure, die die Blut-Hirn-Schranke durchdringen kann. Tatsächlich sind in einer Studie bis zu 70 Prozent aller depressiven Patienten positiv auf eine Genmutation getestet worden, die die Umwandlung von Folsäure in Methylfolat behindert.[271] Methylfolat als Nahrungsergänzung hat sich als so wirksames Mittel gegen Depressionen erwiesen, dass die US-amerikanische Arzneimittelbehörde FDA es für Patienten zugelassen hat, die Antidepressiva nicht vertragen oder unzureichend auf Antidepressiva ansprechen.[272]

Eine solche Patientin war Emily. Mit 14 Jahren wollte sie nicht mehr die vielen Nahrungsergänzungsmittel einnehmen, die sie brauchte, um Körper und Geist in Topform zu halten. Aber bei aller Rebellion und allem Widerwillen nahm Emily weiterhin ihr Methylfolat, denn sie erinnerte sich zu gut daran, wie düster ihr Leben ohne dieses Mittel gewesen war.

Emilys Eltern Madeline und Travis reisten oft als Missionare ihrer Kirche nach Mittelamerika. Als sie die kleine Emily in einem Waisenhaus entdeckten, war es Liebe auf den ersten Blick, und als sie acht Monate alt wurde, wurde sie zum jüngsten Mitglied der Familie und zur Schwester des sechsjährigen leiblichen Sohns TJ und der dreijährigen Tochter Corrine, die mit Zerebralparese geboren wurde. Emilys kleiner Körper wies Spuren der Vernachlässigung auf: Ihr Popo war vom andauernden Windelausschlag leicht vernarbt. Ansonsten war sie ein lächelndes, glückliches Baby. Madeline und Travis wussten jedoch, dass jedes Trauma – auch eines aus der Zeit lange bevor ein Kind Erinnerungen bildet – auch noch in höheren Altersstufen zu Bindungsschwierigkeiten führen kann. Vom ersten Tag an konsultierten sie regelmäßig einen auf Adoptionsfragen spezialisierten Familientherapeuten. Dank grenzenloser Liebe und professioneller Anleitung gedieh die Familie.

Aber im Alter von sieben Jahren begann Emily, mehrmals täglich Wutanfälle zu bekommen. Sie war ein willensstarkes Kleinkind gewesen und musste daher erst ein Loch in die Wand hauen und andere übertriebene Verhaltensweisen zeigen, bevor Madeline erkannte, dass ihr Kind etwas Ungewöhnliches durchmachte. Sie brachte Emily zum Kinderarzt. Nachdem Madeline ihm Emilys Verhalten beschrieben hatte, schlug er zu Madelines Überraschung einen Rachenabstrich vor. Einen Rachenabstrich? Wozu das, wenn Emily nicht krank war? Madeline war verblüfft, als der Test auf Streptokokken positiv ausfiel, und noch verblüffter, als nur wenige Tage nach Einnahme des verschriebenen Antibiotikums die Wutanfälle verschwanden und Emily wieder ganz die Alte war: fröhlich, wenn auch immer noch willensstark. Leider kam Emilys destruktives Verhalten zwei oder drei Wochen später wieder hoch. Erneut offenbarte ein Rachenabstrich Streptokokken, und wieder verschwanden die Wutanfälle nach einer Woche Antibiotikabehandlung. Als Emily das nächste Mal plötzlich mit Gegenständen um sich warf, sparte sich der Arzt die Mühe, einen Rachenabstrich zu machen. Er verlängerte das Antibiotikarezept um 30 Tage. Nach ein paar weiteren solchen Zyklen diagnostizierte er bei Emily PANDAS.

Das passte Madeline gar nicht, denn laut Emilys Blutwerten hatte es nie Antistreptolysin-O-Antikörper (ASO-Titer) gegeben, die einen Streptokokken-Infekt belegt hätten (obwohl ein positiver Rachenabstrich der überzeugendste Nachweis für Streptokokken ist). Dennoch wirkten die Antibiotika ohne jeden Zweifel, wenn auch nur vorübergehend, also stimmte sie der Diagnose zu. Nach zwei Jahren beschloss sie jedoch, nach einer anderen langfristigen Lösung zu suchen. Emily klagte ständig über Unterleibsbeschwerden und schmerzhafte Verstopfung. Madeline schloss daraus, dass die Antibiotika Emilys Darm zerstörten.

Außerdem hatte sie die Sorge, dass Emilys Verhalten ihre Familie zerstören würde. Aus Angst, die Nachbarn könnten Emilys Schreie hören und das Jugendamt anrufen, verkauften Travis und Madeline das Haus und zogen in eine andere Gegend mit größeren Abständen zwischen den Wohnhäusern. Sie konnten Corrine auch nicht länger zwingen, mit ihrer Schwester ein Zimmer zu teilen. Emily hatte das Fenster des Mädchenzimmers mit der Faust durchschlagen und die Wände waren mit Löchern übersät. Im neuen Haus war Corrine dazu übergegangen, sich in ihrem Zimmer zu verstecken, zusammen mit dem Hund, der zu zittern begann, sobald Emily die Stimme erhob. TJ hatte sich dem Sport und außerschulischen Aktivitäten verschrieben und blieb so oft und so lange wie möglich außer Haus.

Als sie die Verschlechterung von Emilys Verhalten bemerkte, brachte Madeline ihre Tochter sofort zu einer Therapeutin, aber deren Worte waren alles andere als beruhigend: »Machen Sie sich darauf gefasst, dass bei Emily im Erwachsenenalter eine bipolare Störung diagnostiziert wird.« (Tatsächlich treten bipolare Symptome bei Kindern auf und können schon in frühem Alter diagnostiziert werden.[273]) Ein renommierter Kinderpsychiater bestätigte diese Prognose und verschrieb einen SSRI, der Emilys Zustand zehnmal schlimmer machte. Dann wechselte er zu einem anderen SSRI, aber auch das erhöhte die Häufigkeit und Intensität ihrer Ausbrüche. Aus den Worten des Arztes konnte Madeline heraushören, dass er sie darauf vorbereitete, Antipsychotika oder sogar eine stationäre Einweisung zu erwägen. Aber zu diesem Schritt war sie nicht bereit, ehe sie alle anderen Möglichkeiten ausgeschöpft hatte. Dabei wusste sie, dass sie schnell handeln musste. Emily war jetzt zehn Jahre alt und beschrieb sich neuerdings als »innerlich schwarz«. Auf den Familienfotos wirkte Emilys Lächeln aufgesetzt.

Madeline und Travis waren beide Beamte, aber das Geld war knapp, da sie noch zwei andere Kinder hatten, eins davon mit eigenen medizinischen Bedürfnissen. Sie hatten alles getan, um Corrine eine bestmögliche Versorgung und optimale Therapie zu ermöglichen. Sie waren damit so erfolgreich, dass man der Teenagerin ihre Körperbehinderung auf den ersten Blick nicht ansah. Ihre zweite Tochter verdiente die gleiche Zuwendung. Madeline und Travis hatten von mir gelesen und wollten Emily zu mir bringen, wussten aber auch, dass ihre Versicherung viele der Tests nicht abdeckte, die ich vermutlich machen würde. Trotzdem vereinbarten sie einen Termin. Als sie mit Emily in meiner Praxis erschienen, hatten sie die Zusage von Travis' Mutter, ihnen bei allen ungedeckten medizinischen Kosten auszuhelfen.

Madeline weiß noch, dass ich, nachdem ich mir ihre Geschichte angehört hatte, sagte: »Nur Mut.«

»Nur Mut ist hoffentlich nicht alles, was wir hier bekommen«, dachte sie.

Etwas sprang mir ins Auge, als ich zum ersten Mal Emilys Krankenakte durchsah. Emily hatte eine doppelte MTHFR-Genmutation, hatte also von jedem Elternteil ein mutiertes MTHFR-Gen erhalten. Bei einer Doppelmutation dieses Gens (homozygot an C677T) erfüllt es seine Aufgabe 60 bis 70 Prozent weniger gut.[274] Und diese Aufgabe besteht darin, das Enzym zu bilden, das zur Umwandlung von Folsäure in Methylfolat gebraucht wird. Methylfolat ist deshalb so wichtig, weil es allerlei Prozesse wie Zellregeneration und DNA-Reparatur ermöglicht und, wie bereits erwähnt, die Neurotransmitter Serotonin, Dopamin und Noradrenalin sowie das Hormon Melatonin erzeugt, das wir für einen gesunden Schlaf benötigen. Es gibt mehrere Varianten der Mutation, und eine davon hatte auch Emilys Schwester Corrine. Vermutlich war die Mutation die Ursache für den Schlaganfall im Mutterleib, der zu ihrer Zerebralparese geführt hatte. Um auch wirklich nichts unversucht zu lassen, hatte Madeline den Kinderarzt gebeten, Emily auf die Mutation zu testen. Das positive Ergebnis hatte dann sie und Travis darin bestärkt, dass sie Emily zu jemandem wie mir bringen mussten.

Emily konnte sich nicht an die Monate erinnern, die sie vernachlässigt im Waisenhaus verbracht hatte. Zahlreiche Studien belegen jedoch, dass Kinder, die ein frühes Trauma erlebt haben, im späteren Leben oft zu seelischen Problemen neigen, etwa zu Depressionen.[275] Die zusätzliche MTHFR-Mutation, die bei ihr die Methylfolatbildung beeinträchtigt, machte sie wie viele Menschen mit diesem Gendefekt zu einer Spitzenkandidatin für eine Gemütsstörung,[276] denn alles, was wie eine MTHFR-Mutation den Methylierungsprozess behindert, erschwert dem Körper die Stressbewältigung.[277] Methylierung ermöglicht nicht nur die Bildung von Neurotransmittern, sondern auch die Produktion von Glutathion, das im Gehirn als Antioxidans, Entgiftungsmittel und Fänger von freien Radikalen wirkt.[278] Bei Kindern mit Emilys Gendefekt ist es so, als steckten die biologischen Reinigungsteams, die normalerweise herbeieilen, wenn der Körper mit emotionalem oder äußerem Stress konfrontiert wird, hinter verschlossenen Türen fest. Ohne sie sammeln sich Toxine und Stressoren einfach an und verursachen größeren Schaden.

Ich testete Emily auf Mykoplasmen, Borrelien und andere Infektionserreger, die eine PANS-artige Reaktion auslösen könnten (wozu ich lieber ITABI sage, wie Sie vielleicht noch aus Kapitel 4 wissen), aber sie waren alle negativ. Ihre Stoffwechsel- und Nährstoffanalyse ergab allerdings einen Vitamin-D-Mangel. Ein Vitamin-D-Mangel liegt häufig bei Patienten mit Entzündungen vor[279] und es ist auch ein häufiger Befund bei Kindern mit ITABI.[280] Darüber hinaus verbessert Vitamin D offenbar die Symptome von Kindern mit Tics.[281] Emily hatte keine Tics, aber viele ITABI-Kinder haben welche. Außerdem trägt Vitamin D zur Undurchlässigkeit der Blut-Hirn-Schranke (BHS) bei.[282] Sie werden sich erinnern, was passieren kann, wenn bestimmte Stressoren dazu führen, dass sich die *Tight Junctions* der BHS lockern: Sie wird durchlässiger und ermöglicht das Eindringen großer Entzündungsmoleküle, die verheerende Schäden anrichten können.

Passend zu ihrer MTHFR-Mutation wies Emily auch niedrige Glutathion- und Sulfatwerte auf. Glutathion wird am Ende des Methylierungsprozesses gebildet. Wenn also irgendein Fehler oder ein Defekt auftritt, beispielsweise eine MTHFR-Genmutation oder sonst etwas, das die Produktion von Methylfolat ausbremst, wird auch die Glutathionbildung beeinträchtigt. Wie das Glutathion ist auch Sulfat für die Entgiftung wichtig. Tatsächlich spielt der Sulfatierungszyklus eine Rolle bei der Bildung von Glutathion. Ist also der eine Spiegel niedrig, dann ist es oft auch der andere. Ein niedriger Glutathionspiegel bedeutet wahrscheinlich eine höhere neuronale Toxizität.

Emily wurde mit einer genetischen Anfälligkeit für die Auswirkungen von Stressoren geboren. Mein Verdacht war, dass die Streptokokken-Infekte und die Antibiotika, die Emily als kleines Kind eingenommen hatte, zusammen eine Kettenreaktion zellulärer Stressoren auslöst hatten, die alle Schutzmechanismen des Körpers beeinträchtigten und Darmschleimhaut und Blut-Hirn-Schranke schwächten. Zwar konnte ich keinen Erreger identifizieren, der normalerweise mit ITABI in Verbindung gebracht wird, aber andere Anzeichen deuteten auf eine Gehirnentzündung hin, die sich in psychotischem Verhalten und Depression manifestierte.

Behandlung

Um Emilys niedrigen Methylfolatspiegel erfolgreich zu behandeln, mussten wir ihre genetische Mutation ausgleichen. Indem wir Emily Methylfolat in Form von Nahrungsergänzungsmitteln verabreichten, bekam ihr Körper wieder, was er brauchte, um Neurotransmitter für die Stimmungsregulation und Glutathion für die Entgiftung zu produzieren.[283] Ich behandelte Emily auch mit injiziertem Methylcobalamin, der Form von Vitamin B_{12}, die am besten auf das neurologische System und das Gehirn wirkt. Vitamin B_{12} ist nicht nur ein Methylator, sondern manchmal auch ein Wundertäter. Methylatoren scheinen besser zu wirken, wenn sie in Kombination gegeben werden, und Methylfolat und Methylcobalamin scheinen besonders gut zusammenzuwirken. Sie können den Glutathionspiegel erhöhen.[284] Ich habe autistische Kinder nach Einnahme dieser Kombination zum ersten Mal sprechen sehen. Sie wird auch zur Behandlung des chronischen Müdigkeitssyndroms, der Alzheimerkrankheit und des neurologischen Alterns verwendet.[285]

Vitamin-D-Mangel wird mit Depressionen in Verbindung gebracht,[286] möglicherweise, weil er eine Zunahme von Entzündungsfaktoren verursacht, die die

Blut-Hirn-Schranke beeinträchtigen können.[287] Vitamin-D-Supplementierung mildert nachweislich mittelschwere bis schwere Depressionen bei Patienten über 60 Jahren[288] sowie bei Teenagern.[289] Ich gab Emily eine therapeutische Dosis Vitamin D, um die Integrität ihrer Blut-Hirn-Schranke wiederherzustellen, ihr Immunsystem zu modulieren und Entzündungen zu dämpfen. Außerdem verordnete ich geringe Dosen Magnesium (eine Überdosierung verursachte lockeren Stuhl), Jod und Vitamin E, Letzteres gebe ich gern zusammen mit essenziellen Omega-3-Fettsäuren, um diese vor Oxidation zu schützen und ihre entzündungshemmende Wirkung zu verstärken.[290]

Als Nächstes kümmerte ich mich um Emilys Ernährung. Zuerst riet ich ihr einfach, Nahrungsmittelzusatzstoffe und raffinierte Kohlenhydrate zu vermeiden, um den Zuckergehalt ihrer Ernährung zu mindern. Dazu sollte sie ihren Milchkonsum einschränken. Schließlich riet ich ihr dann doch noch zu einer gluten- und milchfreien Ernährung, um Nervenentzündungen zu minimieren. Um die fehlenden Milchprodukte in ihrer Ernährung auszugleichen, ließ ich sie zusätzlich Kalzium einnehmen. Außerdem verordnete ich ihr Fischöl, Curcumin und andere Nährstoffe und Kräuter mit gut dokumentierten entzündungshemmenden Eigenschaften, um die Entzündung in ihrem Gehirn einzudämmen. Und natürlich mussten wir etwas tun, um die durch jahrelange Antibiotikaeinnahme aufgezogenen Übeltäter in Emilys Darm zu töten und die Darmschleimhaut zu reparieren. Eine Behandlung mit dem Antimykotikum Nystatin würde auch die Darmdysbiose lindern, während Probiotika und Präbiotika ihren Körper wieder mit guten Bakterien bevölkern sollten.

Bei der ersten Nachuntersuchung berichteten Madeline und Travis von einer langsamen, aber allmählichen Verbesserung. Zwar hatten einige Symptome nachgelassen, aber ein Anstieg von Emilys Hyperaktivität war aufgefallen. Ich passte ihre Methylierungsnährstoffe nach unten an und injizierte zusätzlich zum Methylcobalamin noch Hydroxycobalamin, was oft bei Kindern hilft, die von allein oder mit Methylfolat verabreichtem Methylcobalamin zappelig oder übererregt sind. Die Nadeln sind winzig und verursachen fast keine Schmerzen, aber viele Kinder ertragen die Aussicht auf eine Spritze einfach nicht. Emily gehörte dazu. Nach ungefähr einem Monat verweigerte sie die Injektionen, also wechselte ich zu einem Naseninhalationsspray, das sie auch nicht mochte, aber zu tolerieren bereit war, obwohl die Methylcobalamin-Komponente rot ist und um die Nase herum Spuren hinterlassen kann, die nach Nasenbluten aussehen (also seien Sie gewarnt!).

Die Veränderung war, in Madelines Worten, krass. Ihre Tochter war weniger zänkisch und ängstlich. Verstopfung und Bauchschmerzen waren verschwunden. Sie war ausgeglichen und konnte sich beherrschen. Und als ich sie ein Jahr später sah, verkündete Madeline: »Sie ist geheilt.« Emily stimmte zu. »Ich fühle mich wie ich selbst«, sagte sie mir. Ihr breites Lächeln erreichte auch die Augen. Da war nichts Aufgesetztes.

Madeline ist die Anmerkung wichtig, was für ein Glück es für die Familie war, während der ganzen Tortur die finanzielle Unterstützung von Travis' Mutter zu haben. »Wir sind völlig auf private Krankenversicherer angewiesen, aber dann bezahlen sie nicht das, was wirklich hilft. Sie zahlen nicht für Tests, sie zahlen nicht für das B_{12} oder die Nahrungsergänzungsmittel. Aber Emilys Antipsychotika hätten sie allesamt bezahlt, wenn wir diesen Weg gegangen wären. Das ist doch verrückt.« Ungefähr ein Jahr später kam für Madeline eine weitere Überraschung: 2018 entließ Emilys Therapeutin sie und erklärte sie zu einer ausgeglichenen, glücklichen Heranwachsenden. »So etwas zu hören, das hätten wir nie zu hoffen gewagt«, sagt Madeline.

Emilys Fall ist ein drastisches Beispiel dafür, was bei schwerem Methylfolat-Mangel passieren kann, aber auch im Leben von Kindern, die nur ein bisschen Hilfe brauchen, um durch die harten Teenagerjahre zu kommen, kann Methylfolat einen großen Unterschied machen. In manchen Fällen ermöglicht es Kindern, die Antidepressiva einnehmen, ihre Dosis zu senken oder möglicherweise sogar ganz auf Medikamente zu verzichten.

Wenn Kinder groß werden

Jennifers Geschichte begann, als sie ein Kind war. Ihre Mutter Diane beschrieb mir ihre Tochter als ein quirliges kleines Mädchen, das immer wieder plötzlich wie zu einer lethargischen Pfütze zerlief. Unter ihren Augen bildeten sich lila Ringe. Sie klagte nach dem Essen über Magenschmerzen. Ihre häufigen Erkältungen wurden zu Atemwegsinfektionen und mindestens zweimal landete sie mit Lungenentzündung im Krankenhaus. Die Ärzte verschrieben ihr dann ein Antibiotikum, aber sie wurde noch kränker, bis sie noch Steroide bekam. Vom Laufen und Spielen bekam sie oft einen Asthmaanfall. Nach mehreren Jahren, als Jennifer ungefähr sieben oder acht Jahre alt war, wusste ihr Kinderarzt nicht mehr weiter und empfahl Diane, ihre Tochter zu mir zu bringen.

Ich war mir sicher, dass Jennifer nach der jahrelangen Antibiotikabehandlung eine Candidose hatte – auch bekannt als Mykose oder umgangssprachlich Darmpilz – und dass diese ihr Immunsystem schwächte. Als erste Maßnahme setzte ich sie auf eine glutenfreie, milchfreie, hefefreie, zuckerfreie Diät und verordnete dazu eine Probiotikakur. Ich verschrieb auch Transferfaktoren, die ergänzend bei der Modulation von Jennifers Immunsystem mithelfen sollten.

Im Laufe des folgenden Jahres erlebte Diane eine bemerkenswerte Verwandlung. Ihre Tochter war glücklich und gesund. Kein Inhalator mehr nötig, keine Antibiotika mehr. Allerdings war es schwierig, die strenge Diät der Tochter einzuhalten. Es war Anfang der 2000er-Jahre, als gluten- und milchfreie Lebensmittel noch als ausgefallene Hippie-Kost galten. Die Auswahl war schmal und größtenteils furchtbar. Von Fleisch und Gemüse abgesehen hätte Diane ihr Kind genauso gut mit Baumrinde und Sägemehl füttern können. Eine Menge Recherche und Küchenarbeit war nötig, um etwas Schmackhaftes zusammenzustellen, aber die Mühe lohnte. Aufgrund der strengen Diät und der Nahrungsergänzungsmittel blieb Jennifer mehrere Jahre lang praktisch erkältungsfrei.

Jennifer lernte so schon in Kindertagen, dass Ernährung und Nahrungsergänzungsmittel einen enormen Einfluss auf Energie und Lebensqualität hatten. Sie freute sich, dass sie keinen Schultag mehr verpasste, und war froh, nicht mehr zum Arzt zu müssen. Welche Ängste Jennifer die ganze Zeit mit sich herumgetragen hatte, merkte sie erst, als die Ängste weg waren und das Leben auf einmal heller war.

Jennifer war zwar froh über ihr Wohlbefinden, aber kein Kind möchte gern anders sein als die Altersgenossen. Kein Kind erklärt gern, warum es blaue Maistortillas mit einem Klecks hausgemachter Tomatensauce zur Pizzaparty mitbringt. Kein Kind möchte hören, dass es »komisch« ist, keine Pizza oder Eiscreme zu essen, auch wenn es weiß, dass das gar nicht böse gemeint ist. Die Worte tun trotzdem weh.

Der zweite Teil von Jennifers Geschichte beginnt nicht allzu lange nach Beginn ihrer Menstruation. Im Heranwachsen hatte Jennifer eine Neigung zu Depressionen entwickelt, aber Diane wusste auch, dass Mädchen in den harten Jahren, in denen der Gruppenzwang zunimmt und das Selbstwertgefühl täglich leidet, launisch und traurig werden können. Wie bei vielen jungen Teenagern stieg Jennifers Launenhaftigkeit einmal im Monat an, und zwar immer dann, wenn ihre Periode einsetzte. Wie bei vielen jungen Teenagern war ihre Blutung stark und regelmäßig mit schmerzhaften Krämpfen verbunden. Diane bekam deshalb oft Anrufe, sie möge ihre Tochter von der Schule abholen.

Als Jennifer in die High School wechselte, bemerkte Diane, dass sich ihre Tochter in sich zurückzog. Als von Natur aus lernbegierige Perfektionistin hatte Jennifer schon immer eine Vorliebe für künstlerische, solitäre Beschäftigungen wie Malen oder Lesen gehabt, aber jetzt verschwand sie in ihrer eigenen kleinen Welt. Wenn sie sich in den Familien- oder Freundeskreis begab, war der Umgang emotional und volatil mit übertriebenen Höhen und Tiefen. Auch dabei dachte sich Diane anfangs nicht viel, denn schließlich gehen Teenager und Stimmungsschwankungen Hand in Hand. Aber die Tiefs wurden immer häufiger und länger und Jennifer setzte sich selbst unter immer größeren Druck. Egal, was Jennifer erreichte – eine Auszeichnung für ihre künstlerischen Werke, ein Einserzeugnis –, sie sah nur das, was nicht gut lief und glaubte, überall zu versagen. Sie wollte Jahrgangsbeste werden, nichts Geringeres. Diane wusste, dass dies mehr war als gewöhnlicher Ehrgeiz und Teenagerangst. Sie wusste allerdings nicht, dass Jennifer bei ihren Essgewohnheiten jenseits der häuslichen Aufsicht lax geworden war.

Als Jennifers Gynäkologin ihr zur Linderung der schmerzhaften Menstruationsbeschwerden die Antibabypille verschrieb, geriet Jennifer aus den Fugen. Ihre Depression verschlimmerte sich und manifestierte sich in heftigen Stimmungsschwankungen mit anhaltendem Weinen. Diane glaubte, dass hormonelle Verhütungsmittel ein prämenstruelles Syndrom (PMS) und Krämpfe eigentlich linderten, und fragte sich, wie viel schlimmer die Symptome wären, wenn Jennifer nicht die Antibabypille nähme.

Jennifer kam immer noch regelmäßig zu Kontrolluntersuchungen. Als ich hörte, was los war, vermutete ich, dass sie eine negative Reaktion auf das Verhütungsmittel hatte, und schlug ihr daher vor, mit der Gynäkologin zu sprechen und ein anderes Mittel auszuprobieren. Eine Hormonspirale brachte keine Änderung. Jennifers intensive Menstruationsbeschwerden und Stimmungsschwankungen ließen erst nach, als sie eine extrem niedrig dosierte Antibabypille einnahm. Aber in Anbetracht ihrer Vorgeschichte, die noch vor die Pille zurückreichte, war ich mir sicher, dass Jennifer mit einer tieferliegenden Depression zu kämpfen hatte, also verordnete ich ihr als Antidepressivum Lexapro.

Jennifer spürte sofort, dass das Mittel wirkte, erlitt aber auch furchtbare Kopfschmerzen und nahm erheblich an Gewicht zu, was für ein Mädchen, das es mit der Anpassung und der Akzeptanz im Freundeskreis nicht leicht hatte, das Allerletzte war. Die Nebenwirkungen waren so schlimm, dass sie sich weigerte, das Lexapro weiter einzunehmen. Ein anderes Antidepressivum verursachte die gleichen Beschwerden und ebenfalls Gewichtszunahme. Jennifer wandte sich immer mehr gegen sich selbst. Diane war verzweifelt.

Behandlung

Ich hatte gehofft, dass die Antidepressiva Jennifer vor ihren emotionalen Tiefs bewahren könnten, während sie gleichzeitig durch Ernährung und Nahrungsergänzungsmittel ihre Stimmungsstabilität und Energie steigern würde. Jetzt mussten wir allein durch die richtigen Nährstoffe Jennifers Gleichgewicht wiederherstellen – ein schwierigeres Unterfangen, aber nicht unmöglich. Wir fügten Jennifers Ernährung nach und nach verschiedene Nahrungsergänzungsmittel hinzu, um gelenkt von Laborwerten und Jennifers Reaktionen herauszufinden, was für sie am besten funktionierte. Ich hatte meine Hoffnungen besonders auf drei Nahrungsergänzungsmittel gesetzt.

1. Methylfolat: Zwar hatte Jennifer nicht wie Emily Instabilität oder Vernachlässigung erfahren, aber Atemnot ist an sich schon ziemlich traumatisch, ebenso wie die Sorge um die nächste unerwartete Atemwegserkrankung oder einen Asthmaanfall mit den dadurch notwendigen Arztbesuchen. Möglicherweise hatte sie auch aufgrund von frühkindlichen Erfahrungen eine Veranlagung zur Depression. Darüber hinaus war Jennifers Krankengeschichte mit tiefsitzenden Depressionen und einer Neigung zu Perfektionismus auch ohne positiven Test auf eine MTHFR-Mutation das typische Bild einer Patientin, die Folsäure nicht richtig in eine brauchbare Form verarbeiten kann.[291] Ich verschrieb neben einem Methylfolatpräparat noch ein anderes Mittel namens S-Adenosylmethionin (SAMe), einen weiteren wichtigen Akteur im Methylierungsprozess, der letztendlich Neurotransmitter erzeugt. SAMe verstärkt in Kombination mit Methylfolat oder anderen antidepressiven Mitteln nachweislich die positive Wirkung und hilft, den Dopamin-, Serotonin- und Noradrenalinspiegel der Patienten im Sinne der Stimmungsregulierung auszugleichen.[292]
2. Vitamin D: Wie bei Emily offenbarten auch Jennifers Tests einen Vitamin-D-Mangel. Nun ist es so, dass die meisten Amerikaner einen zu niedrigen Vitamin-D-Spiegel haben.[293] Das hat mehrere Gründe, unter anderem unzureichende Sonnenbestrahlung (besonders bei denjenigen von uns, die in nördlichen Breiten leben, wo es monatelang bedeckt sein kann), weitere mögliche Ursachen sind der vermehrte Gebrauch von Sonnenschutzmitteln und bedeckender Kleidung und zu wenig aus der Nahrung bezogenes Vitamin D. Aber die meisten Menschen haben keine auffälligen Nebenwirkungen. Eine Patientin wie Jennifer jedoch, die bereits so viele Angriffe auf ihr Immunsystem erlitten hatte und die sehr wahrscheinlich in frühen Kindertagen auf einen Krankheitserreger gestoßen war, der ihr Immunsystem und ihre Blut-Hirn-Schranke geschwächt hatte, brauchte auch den kleinsten Vorteil, um wieder gesund zu werden. Ein optimaler Vitamin-D-Spiegel wäre eine wichtige Waffe im Kampf um Jennifers körperliche und geistige Gesundheit.[294]
3. Glutathion: Ein Urintest zur Feststellung organischer Säuren (wodurch überschüssige oder fehlende Stoffwechselprodukte besser entdeckt werden

als per Bluttest) wies darauf hin, dass Emily einen niedrigen Glutathionspiegel hatte, was ins Bild passte. Ein Körper, der nicht richtig methylierte, könnte nur schwer ausreichend Glutathion produzieren. Glutathion ist ein wichtiges Mitglied der Putzkolonne, die den Körper von freien Radikalen und Umweltgiften wie Schwermetallen befreien muss.

Diese drei brachten zusammen mit anderen Nahrungsergänzungsmitteln und einem Antimykotikum für Jennifer die Wende. Schon nach wenigen Monaten stellte Diane einen bemerkenswerten Unterschied im Verhalten ihrer Tochter fest, ja sogar in ihrer Körpersprache.

Wie die meisten Kinder kümmerte sich Jennifer, sobald sie sich nicht mehr krank fühlte, nicht mehr so gewissenhaft um ihre Ernährung – manchmal absichtlich, aber oft auch wegen der Spontaneität und Ambivalenz, die zu den Teenagerjahren gehören. Obwohl sie laxer wurde, war sich Jennifer immer noch bewusst, dass sie eher vorsichtiger sein musste als die meisten anderen. Einerseits hielt sie dieses Bewusstsein davon ab, im gleichen Maße mit Drogen und Alkohol zu experimentieren wie manche ihrer Mitschüler, andererseits fühlte sie sich dadurch von ihnen isoliert. Diane meint, dass Jennifer erst dann wirklich an sich selbst geglaubt hat, als sie einen Zulassungsbescheid von der Universität ihrer Wahl bekam. In den Jahren danach erzielte Jennifer spektakuläre Erfolge und arbeitet inzwischen als Architektin an der Westküste. Sie glaubt, dass sie immer anfällig für Depressionen sein wird, aber bisher hat sie ihre Stimmung durch eine gesunde Ernährung und die Einnahme von Nahrungsergänzungsmitteln im Griff behalten. Dass sie regelmäßig Yoga betreibt und eine Gesprächstherapie macht, hilft ihr nach eigenem Bekunden ebenfalls, ihre Geistes- und Körperkraft zu erhalten.

Ängste bekämpfen

Jennifers Angst manifestierte sich in intensivem Erfolgsdruck und perfektionistischen Tendenzen. Bei Eric dagegen sah sie etwas anders aus. Mit seinem verschmitzten Lächeln und dem weißblonden Haarschopf, der mich an ein Küken erinnerte, war er ein richtiger Hingucker. Eric war ein ausgeglichener Achtjähriger, der mit seinen Eltern auskam, Freunde hatte und gut in der Schule war. Aber in Situationen, die er nicht kontrollieren konnte, geriet er in Panik. Bei jeder Flugreise gaben ihm seine Eltern ein starkes Antihistaminikum, um ihn zu beruhigen und schläfrig zu machen. Nicht, dass Eric Flugangst gehabt hätte, er machte sich nur wegen jeglicher Unsicherheit oder Verwirrung Sorgen, sobald sie aus dem Flugzeug stiegen. Jede Unsicherheit darüber, ob man wohl den Anschlussflug erreichten, oder wo das Taxi zum Hotel abfahren würde, machte ihn zu einem angespannten, panischen Nervenbündel. Er hatte auch eine starke orale Fixierung und hielt ständig etwas im Mund, normalerweise sein T-Shirt, einen Bleistift oder seine Finger.

Der sehr gute Arzt, zu dem Eric ging, hatte herausgefunden, dass der Junge (wie Emily) die doppelte MTHFR-Genmutation hatte, und ein sublinguales Kombipräparat aus Methylcobalamin (B_{12}) und Methylfolat verschrieben. Leider schien es nicht zu helfen, also brachte Erics Mutter ihn zu mir. Gleich auf den ersten Blick vermutete ich einen Nährstoffmangel. Alle körperlichen Anzeichen waren da: niedriger Muskeltonus, kleinerer Wuchs im Vergleich zu Gleichaltrigen, klinisch untergewichtig und knapp am unteren Ende der Wachstumsskala. Und tatsächlich zeigten die Laborwerte, dass er praktisch kein Vitamin D im Leib hatte. Spätere Tests ergaben, dass er neben der MTHFR-Mutation auch eine Mutation im VDR-Gen hatte. VDR steht für Vitamin-D-Rezeptor und bezeichnet ein weiteres Gen, das es dem Körper normalerweise ermöglicht, Vitamin D zu verarbeiten.[295] Eric bekam so gut wie gar kein Vitamin D!

Behandlung

Im Allgemeinen wirkt Methylcobalamin (B_{12}) beruhigend, aber inzwischen wissen wir, dass viele Menschen, die wegen MTHFR behandelt werden, übermethyliert sein können. Das bedeutet, dass die Nahrungsergänzungsmittel mehr Methylverbindungen in den Körper pumpen, als das System verarbeiten kann. Zu den klassischen Symptomen einer Übermethylierung zählen unter anderem gesteigerte Angst und Panikattacken.[296] Aus diesem Grund gehe ich äußerst behutsam nach dem sogenannten Goldlöckchen-Prinzip vor und gebe erst wenig und dann nach und nach mehr Methylfolat und Methylcobalamin, bis wir die ideale Dosierung kennen, die bei dem jeweiligen Patienten funktioniert.

In Erics Fall war eine Dosis pro Woche zu wenig, aber alle drei Tage genau richtig. Seine Ernährung war wegen einer diagnostizierten Zöliakie bereits glutenfrei und er bekam nicht viele Milchprodukte, weil seine beiden Eltern empfindlich darauf reagierten. Also beschränkten wir uns nur darauf, seinen Zuckerkonsum etwas energischer zu senken. Zusätzlich zum Vitamin D bekam er auch Resveratrol, eine in Trauben, Beeren und Rotwein vorkommende Substanz, die gut für das Herz ist, nachweislich die Integrität der Blut-Hirn-Schranke wiederherstellt und vor Entzündungen schützt.[297]

Zwischen dem achten und zehnten Lebensjahr wuchs Eric um sieben Zentimeter und nahm neun Kilo zu. Aber das Beste war, dass er allmählich aus sich herauskam. Seine Eltern mussten ihn nicht mehr so betreuen, wenn sie ihn einer neuen Situation aussetzten. Er konnte ohne Medikamente fliegen und spielte in einer Aufführung des Schulorchesters ein Violinsolo. Irgendwie wirkte die Welt einfach nicht mehr so beängstigend.

Giftstoffe

Wenn uns Nährstoffmangel und Genmutationen den Stoffwechsel versauen, können sie, wie wir bereits gesehen haben, auch die Entgiftungsfunktion des Körpers versauen, indem sie zu wenig Glutathion liefern. Glutathion habe ich als zelluläre Putzkolonne bezeichnet. Ohne dieses Antioxidans und Entgiftungsmittel können wir Giftstoffe und Schadstoffe nicht mehr so leicht aus unseren Geweben und Organen ausschwemmen. Viele Eltern meinen, von gefährlichen Mengen an Giftstoffen seien nur solche Kinder bedroht, die Blei aus Rohren oder Farben ausgesetzt sind, die in der Nähe stark verseuchter Gebiete leben oder deren Eltern beispielsweise Abbruch- oder Klempnerarbeiten ausführen und ihren Kindern Blei »von der Arbeit mitbringen«.[298] Aber in Wirklichkeit ist der Kontakt mit Toxinen und Schadstoffen nur schwer zu vermeiden. 2016 schätzte die Weltgesundheitsorganisation, dass 24 Prozent der »globalen Krankheitslast«, wozu auch Seelen-, Verhaltens- und Nervenerkrankungen gehören, auf veränderbare Umweltfaktoren zurückzuführen sind.[299]

Zwar haben wir große Fortschritte bei der Verringerung des von Kindern eingeatmeten Passivrauchs gemacht, aber ihre Umgebung kann immer noch mit Schwermetallen gesättigt sein – von Cadmium in den Spielsachen über bleibende organische Schadstoffe wie PBDEs (Flammschutzmittel) in der Nachtwäsche, BPAs in Plastikflaschen und Geschirr, Phthalate in Seife und Shampoo bis hin zu PCBs in Häusern und Schulgebäuden. Dank besserer Umweltvorschriften und technischer Maßnahmen[300] ist der Quecksilbergehalt in der Atmosphäre in den USA seit den 1970er-Jahren gesunken,[301] allein zwischen 1995 und 2010 um satte 30 Prozent.[302] Und es wird Sie angenehm überraschen zu erfahren, dass sich Flammschutzmittel in Nachtwäsche tatsächlich leicht vermeiden lassen, da die meisten Bekleidungshersteller Nachtwäsche aus Polyester herstellen, das von Natur aus schwer entflammbar ist.[303] Bekleidungshersteller sind in den USA verpflichtet, alle Kinderschlafanzüge der Größen 74 bis 162 schwer entflammbar und »selbstlöschend« zu fertigen, was durch enge Passform und Entflammbarkeitstests erreicht wird.[304] Baumwollschlafanzüge sind leicht entflammbar, werden aber durch eine eng anliegende Passform schwer entflammbar, da sie so wenig Sauerstoff zwischen den Körper des Kindes und den Stoff lassen, dass ein Feuer nicht »atmen« kann.[305]

Und da sich Länder rasch industrialisieren und ihre Emissionen erhöhen, bleiben fast sämtliche Fischbestände mit dem Nervengift Methylquecksilber verseucht, das Mikroben aus ins Wassersystem eingetragenem anorganischem Quecksilber produzieren.[306] Die amerikanische Lebensmittelbehörde FDA fand Quecksilber in 100 Prozent aller getesteten Proben von Thunfischkonserven sowie in Dosenpilzen, Garnelen und Puffreisfrühstücksflocken.[307] Seit Jahrzehnten wird Quecksilber mit Reizbarkeit, Depression und Müdigkeit und anderen neurologischen Symptomen in Verbindung gebracht.[308]

Schon niedrige Blei- und Cadmiumkonzentrationen schädigen bekanntlich das Gehirn und spielen eine Rolle bei psychiatrischen Erkrankungen.[309] Bei Kindern mit genetischen Schwachpunkten und überfordertem Immunsystem zeigen die Blutwerte möglicherweise keine Toxizität an, aber wenn die (wie bei uns allen) im Gewebe eingelagerten Toxine irgendwie gelöst werden, ist es kein Wunder, wenn diese Kinder stark reagieren. Es gibt Hinweise darauf, dass andauernder, geringfügiger Kontakt mit Blei allein, aber besonders in synergistischer Reaktion mit anderen Schwermetallen, Chemikalien oder Stress zu kognitiven Problemen in Form von vermindertem IQ, Ängsten oder emotionaler Labilität führen kann.[310] Bleikontakt in der frühen Kindheit ist mit einem niedrigeren IQ, »Verhaltensstörungen, Jugendkriminalität, Drogenkonsum«[311] und anderen Nachteilen in Verbindung gebracht worden. Selbst eine geringfügige Exposition ist »mit schlechteren schulischen Leistungen verbunden, gekennzeichnet durch eine verkürzte Aufmerksamkeitsspanne, Leseprobleme, Aufmerksamkeitsdefizit-Hyperaktivitätsstörung und Schulversagen«.

Von Blei betroffene Kinder zeigen in der Schule oft schwierige Verhaltensweisen wie Aggression, Gewalt oder Regelbruch, aber Lehrer beschreiben sie manchmal auch als in sich gekehrt. Die Kinder mit externalisierendem Verhalten können zumindest Aufmerksamkeit und Hilfe bekommen. Die stillen dagegen, die möglicherweise unter Gemüts- oder Angststörungen leiden, werden oft komplett übersehen. In vielen älteren Häusern sind noch Spuren von Blei vorhanden. Wenn ein Baby mobil wird und gern alles und jedes in den Mund nimmt, sollten sich die Eltern bewusst machen, welche Gefahr in blätterndem Putz, bleihaltigem Staub, ja sogar in bleihaltiger Zimmerpflanzenerde lauert.[312]

Giftstoffe gibt es nicht nur in Form von Schwermetallen und Chemikalien. Die elektromagnetischen Strahlen von Computern und Mobiltelefonen, der mit sozialen Medien einhergehende Stress und die gestiegenen Anforderungen und Erwartungen gegenüber Kindern in unserer Kultur können in gewisser Weise auch als Gifte gelten.[313]

Schimmel

Da uns der Klimawandel mit seinen häufigeren, heftigeren Stürmen auch mehr Überschwemmungen und Wasserschäden beschert, bekommt auch ein Gift viel mehr Aufmerksamkeit, der Schimmel. Schimmel kann einen dramatischen Einfluss auf den Stoffwechsel, die Zellfunktion und das Gemüt haben.[314] Er kann mehrere Systeme betreffen, Entzündungen und mitochondriale Fehlfunktionen auslösen und unzählige Symptome wie Müdigkeit, Benebeltsein, Kopfschmerzen, Myalgie, Fibromyalgie und Neuropathie verursachen, um nur einige zu nennen. Der Hauptrisikofaktor für eine Schimmelpilzvergiftung ist die Armut, denn sie erhöht das Risiko, in einem Haus mit undichten Rohren oder schlechter Belüftung zu leben. Aber Schimmel kann in jeder Wohnung lauern, ohne dass man es ahnt – davon kann Barbara Tannen berichten.

Bis 2016 zogen Barbara und ihr Mann Trevor ihre beiden Kinder Katherine und Josh in einer idyllischen Vorstadtsiedlung auf und verbrachten so viel Zeit wie möglich in ihrem Zweitwohnsitz, einer großen Farm auf dem Land. Aber als sich eine passende Arbeitsstelle ergab, zogen sie in ein schönes Wohnhaus in der nahegelegenen Stadt. Die zwölfjährige Katherine freute sich mit ein bisschen Nervosität auf die Middle School. Aber innerhalb weniger Monate entwickelte sie seltsame Verhaltensweisen. So bestand sie darauf, ihre Toilettenartikel vor dem Zubettgehen perfekt aufzureihen. Anschließend äußerte sie irrationale Befürchtungen über die Sicherheit ihres Zimmers. Sie bekam einen Tic, ein schnelles Zucken im Arm, gefolgt von einem leichten Zucken des Kopfes. Sie wurde ängstlich, traurig und launisch. Barbara kam nicht dahinter, ob dies an der Scham wegen des Tics lag oder der normalen Verletzlichkeit, die viele Mädchen im ersten Jahr an der Middle School empfinden. Die Familie besorgte Katherine umgehend einen auf Zwangsstörungen spezialisierten Therapeuten.

Nach etwa einem Jahr mit kognitiver Verhaltenstherapie ließ die Zwangsstörung nach, ebenso der Tic. Aber Katherine klagte immer noch über dauerhafte Erschöpfung und wirkte immer noch deprimiert. Ihre Noten waren ausgezeichnet, aber sie brachte nie Freundinnen mit und unternahm auch nichts mit anderen

Kindern, so wie sie es auf dem Land getan hatte. Barbara hatte auch das Gefühl, dass ihre Tochter blasser war als sonst. Da sie nicht überreagieren wollte, sah sie davon ab, Katherine zum Arzt zu bringen – denn welche Siebtklässlerin ist nicht launisch und schlapp? Aber dann hörte Katherine abrupt mit der Leichtathletik auf, ihrem einstigen Lieblingssport. Sie sagte, sie könne nicht mehr mithalten. Jetzt wusste Barbara ganz sicher, dass etwas nicht stimmte.

Die Schule ging zu Ende und Katherine verbrachte sechs Wochen in einem Ferienlager auf dem Land. Barbara war erleichtert, Bilder von ihrer lachenden und mit anderen Kindern spielenden Tochter zu sehen. Vielleicht hatte sie nur eine Pause gebraucht? Katherine kam nach Hause und überraschte Barbara mit der Ankündigung, ab Herbst Fußball spielen zu wollen. Um ihrer Tochter die fürs Fußballtraining erforderlichen körperlichen Voraussetzungen attestieren zu lassen, machte Barbara einen Arzttermin aus, bekam aber erst einen Termin gegen Ende des Sommers.

Als Barbara Katherine zum Arzt brachte, klagte Katherine schon wieder über Müdigkeit, und das warme, sonnige Leuchten, das sie im Sommer ausgestrahlt hatte, war ebenso verblasst wie ihr Lächeln. Der Kinderarzt schlug vor, sie auf Borreliose und Zöliakie zu testen. Barbara wusste, dass ihr vergangenes Landleben eine Borreliose wahrscheinlicher machte, aber irgendwelche nennenswerten Verdauungsprobleme oder Bauchschmerzen hatte Katherine nie gehabt. Eine Zöliakie schien sehr unwahrscheinlich, aber Barbara stimmte dem Test einfach mal zu. Das Laborergebnis offenbarte so hohe Zöliakie-Antikörperwerte, dass der Spezialist, den sie schließlich aufsuchten, die zur Diagnose der Krankheit erforderliche Endoskopie als reine Formsache bezeichnete: Katherine habe auf jeden Fall Zöliakie. Die Biopsie bestätigte eine deutliche Atrophie der Zotten – die Innenwand von Katherines Darm, die eigentlich eine Gebirgslandschaft aus Schluchten und Gipfeln sein müsste, war stattdessen fast eine Ebene. Trotz dieser strukturellen Anomalien des Darms hatte Katherine eine Unterart der Zöliakie mit größtenteils extraintestinalen Symptomen. Das heißt, dass die Krankheit sich außerhalb des Magen-Darm-Traktes manifestierte.

Barbara und Trevor machten sich an die Arbeit und beseitigten alles aus Küche, Kühlschrank und Speisekammer, was Spuren von Gluten enthalten könnte. Sogar Töpfe und Pfannen wurden ausgetauscht und ein neuer Toaster angeschafft. Die

Eltern waren hocherfreut, endlich eine Möglichkeit der Heilung für ihre Tochter gefunden zu haben. Es war Anfang September und der Arzt versicherte ihnen, Katherine würde sich in ein paar Wochen wie ein neuer Mensch fühlen.

Im Oktober brachte Barbara Katherine wieder zum Arzt. Katherine fühlte sich nicht wie ein neuer Mensch, sondern genauso wie vorher, nur dass sie jetzt leichtes Fieber hatte. Ein erneuter Test ergab keine Spur von Gluten, also durfte es in ihrem Körper auch keine vermehrten Zöliakie-Antikörper mehr geben.

Der Arzt hatte vor Kurzem an einer Konferenz über PANS und PANDAS teilgenommen. Zwar hatte Katherine seit ihrer Kindheit keine Streptokokken mehr gehabt und auch weder massive Wutausbrüche noch psychotische Episoden, aber sie hatte plötzlich einsetzende Zwangsstörungen und drei damit verbundene PANS-Symptome: Tics, Depressionen und Angstzustände. Katherine wurde positiv auf Mykoplasmen getestet. Eine solche bakterielle Infektion kann bekanntermaßen eine Gehirnentzündung auslösen, die möglicherweise mit plötzlich einsetzenden Zwangsstörungen und Tics einhergeht.[315] Der Arzt sah darin die Wurzel aller Probleme von Katherine. Barbara recherchierte weiter und kam in Kontakt mit anderen Eltern von Kindern, die von PANS/PANDAS betroffen waren. So geriet sie an meinen Namen und kam in meine Praxis im New Yorker Hinterland.

Ich veranlasste eine Testreihe, um zu sehen, womit genau wir es zu tun hatten. Als die Ergebnisse vorlagen, sprangen mir fast die Augen aus dem Kopf. Sie waren praktisch allesamt positiv: Hashimoto, PANS, Mykoplasmen, Bartonella, aktive Borreliose, aktive Mononukleose und doppelte MTHFR-Mutation. Darüber hinaus hatte ihr Cunningham-Panel bei Markern für Autoimmunität und Entzündung der Basalganglien einige der höchsten Werte unserer Praxisgeschichte. Wie konnte dieses Mädchen noch funktionieren?

Behandlung 1

Als Erstes mussten wir die Entzündungen, Infekte und die durch Zecken übertragenen Krankheiten ausmerzen. Ich setzte Katherine auf zwei Antibiotika,

Doxycyclin und Rifampicin, aber ihre Depression vertiefte sich, bis wir das Rifampicin auf Cotrimoxazol umstellten. Ich verschrieb ihr prophylaktisch Nystatin, um die Pilzdysbiose zu verhindern, die mit einer Antibiotikabehandlung einhergehen kann, und begann mit einer Vitamin-D-Ergänzungskur, um ihren Vitamin-D-Mangel zu beheben.

Ich behandelte sie zusätzlich mit intravenösem Glutathion. Damit kompensierten wir auch in Katherines Fall ihre verminderte Fähigkeit, dieses wichtige Antioxidans und Entgiftungsmittel zu methylieren und zu produzieren. Ich begann außerdem eine intravenöse Immunglobulintherapie (IVIG), weil sie bei der Unterdrückung von Entzündungen im Gehirn Wunder wirken kann, wie wir schon gesehen haben. Schließlich verschrieb ich ihr noch Levothyroxin (T4) zur Behandlung von Hashimoto und Hypothyreose.

Einen Monat später war eine Besserung da, aber langsamer, als ich es mir gewünscht hätte. Das war jedoch nicht überraschend, wenn man die nötigen Anpassungen der Antibiotikabehandlung und die Tatsache bedachte, dass Katherine über einen so langen Zeitraum hinweg unter einer komplexen Symptomkonstellation gelitten hatte. Jedes Nachsorgegespräch gibt mir die Möglichkeit, weitere Fragen zu stellen. Um möglichst alles abzuhaken, was wir noch nicht bedacht hatten, fragte ich Barbara, ob Katherine vielleicht Schimmel ausgesetzt gewesen war. Sie erstarrte. Bei einem Rundgang durch ihr zukünftiges Zuhause hatten sie und Trevor Feuchtigkeit im Keller bemerkt. Der Vermieter wollte keinen Schimmeltest machen, aber da Wandschimmel weder zu sehen noch zu riechen war, sahen sie darin keinen Grund zur Absage. Im Jahr zuvor war außerdem auf einer Dachterrasse vor Katherines Schlafzimmerfenster ein Leck entstanden, sodass Wasser in die Decke des eine Etage tiefer gelegenen Elternbadezimmers eindringen konnte.

Eine Woche später beauftragte Barbara einen professionellen Umweltinspektionsdienst mit der Bewertung des Hauses. Sie erhielt einen 100-seitigen Bericht über Schimmel, demzufolge das Haus drei Arten beherbergte. Da alle Lüftungsanlagen im Keller begannen, hatten die Rohre den Schimmel in jede Ecke jeder Etage des Hauses geblasen, sogar in Katherines Zimmer ganz oben. Bevor er aufbrach, beschwor der Inspektor Barbara, niemanden mehr ins Haus zu lassen. Die Familie reiste noch in der Nacht ab, opferte die Kaution und die laut Mietvertrag noch zu zahlenden drei Monatsmieten und zog in ihr früheres Zuhause zurück. Barbara ließ einige gerettete Möbel gegen Geld professionell reinigen, warf aber jedes Kissen, jede Decke, jedes Kuscheltier und jeden Korb- oder Holzgegenstand weg, dessen Oberfläche auch nach gründlicher Reinigung noch Schimmelsporen beherbergen konnte. Sie packte fünf Ladungen Kleidung ein und alles, was man am nächsten Tag anziehen wollte, wurde abends mit etwas Essig in der Trommel gewaschen. Barbara war so paranoid, dass sie nach ein paar Monaten eine Schimmelinspektion im alten Haus buchte. Es war sauber bis auf zwei Schimmelsporen im Waschraum – blinde Passagiere, die mit der kontaminierten Wäsche gereist sein mussten.

Wir testeten die ganze Familie auf Anzeichen einer Schimmelpilzbelastung, aber nur Katherine und ihr kleiner Bruder Josh waren betroffen. Josh schien nicht geschädigt, ich vermute aufgrund der Genetik und anderer Faktoren im Immunsystem. Menschen reagieren unterschiedlich auf die negativen Auswirkungen von Schimmelpilzvergiftung. Wahrscheinlich wurde Katherines Immunsystem irgendwann geschwächt – vielleicht durch die MTHFR-Mutation, vielleicht durch das Mykoplasma, vielleicht durch Borrelien, Bartonellen oder Epstein-Barr-Viren, vielleicht auch durch alle fünf zusammen. Jedenfalls war es nicht in der Lage, sie vor dem Giftangriff des Schimmels zu schützen, der mit dem Einzug in das neue Zuhause der Tannens eingesetzt hatte.

Behandlung 2

Wir kamen zur nächsten Behandlungsstufe, in der zunächst Nährstoffe wie Magnesium, Vitamin C, Glutathion und Phosphatidylcholin intravenös gegeben wurden, die bei der Entgiftung von Schimmelpilzen hilfreich sein können. Dann folgte eine zweite IVIG-Behandlung, um die Gehirnentzündung zu dämpfen. Zur Unterstützung der Nebennieren verabreichte ich Nährstoffe und Kräuterpräparate oral. Wegen der unzureichenden Reaktion auf das Levothyroxin und das T3 im unteren Normalbereich gab ich Nature-Throid dazu, einen natürlichen Schilddrüsenhormonersatz. Wie in Kapitel 6 erwähnt, liefern Präparate aus getrockneter Schilddrüse sowohl T3 als auch T4. Kurz darauf verflog Katherines Benebeltsein und ihr Energielevel stieg.

Zuletzt verordnete ich ihr ein Schimmel-Entgiftungsprogramm. Ich ließ sie weiterhin das Antimykotikum Nystatin einnehmen, dazu Glutathion oral. Dazu kamen Bindemittel wie Holzkohle, Bentonit (eine Art Ton), Pektin und Cholestyramin, die alle dazu beitragen, Schimmelpilz-Nervengifte im Darm zu halten, bis sie eliminiert werden können. Alles das geschah zusätzlich zu dem bereits erwähnten intravenösen Glutathion und Phosphatidylcholin.

Katherine war im März mit der Antibiotikatherapie fertig. In der ersten Juniwoche, als sich das Schuljahr dem Ende zuneigte, verbesserten sich Verhalten und Energie ihrer Tochter zu Barbaras Erleichterung merklich. Hautfarbe, Augen und Stimmung leuchteten wieder mehr. Katherine fuhr wieder ins Ferienlager, und als sie zurückkam, war von dem einstmals traurigen, kränklichen Mädchen keine Spur mehr übrig.

Mitochondriale Fehlfunktion

Wie wir gesehen haben, kann es bei beeinträchtigtem Stoffwechsel im Körper zu Nährstoffmangel oder mangelhafter Entgiftung kommen, sodass zellulärer Abfall und Schrott nicht mehr entfernt und entsorgt werden. Diese Nährstoffmängel und Vergiftungen können zu einer anderen Art von metabolischem Ungleichgewicht führen, bei dem die Funktion der Mitochondrien beeinträchtigt wird. Das führt dann zu einem erheblichen Energieverlust und zu zellulärer Dysfunktion.

Vielleicht wissen Sie noch aus dem Biologieunterricht, dass die Mitochondrien die »Kraftwerke« in den Zellen sind. Sie sind die Hauptquelle des Adenosintriphosphats (ATP), das als wichtigster Energieträger den Stoffwechsel antreibt und reguliert. Tatsächlich produzieren die Mitochondrien 95 Prozent der Energie, die die Zellen zum Funktionieren benötigen.[316] Die primäre mitochondriale Fehlfunktion wird durch Defekte in den für die ATP-Produktion zuständigen Genen verursacht.[317] Bei einer sekundären mitochondrialen Fehlfunktion ist ebenfalls die Fähigkeit der Mitochondrien gehemmt, ATP zu produzieren, sie kann aber auf allerlei andere Stressoren zurückzuführen sein, die nicht direkt mit den Mitochondrien zu tun haben. So kann die amerikanische Standardernährung bei fast jedem Menschen Nährstoffmängel verursachen. Das ist ein großes Problem, denn die Herstellung von ATP erfordert ausreichende Mengen an B-Vitaminen, Vitamin E und Coenzym Q10, um nur einige zu nennen.[318] Andere Stressfaktoren können pränatale Infekte oder Komplikationen oder auch Schocks und Traumata im Kindesalter sein.[319] Paracetamol, Antibiotika und bestimmte Mittel gegen Anfälle können als Stressoren gelten, ebenso Wassermangel, Fasten oder Hunger, Operationen, bakterielle und virale Infektionen, ja sogar Stress selbst. Außerdem können bestimmte Chemikalien, Schwermetalle und sonstige Umweltgifte die zelluläre Maschinerie verstopfen, die zur Energiegewinnung nötig ist.

Alle Organe brauchen ATP, um zu funktionieren, aber im Gehirn ist der Energiebedarf am höchsten.[320] Deshalb ist es besonders verwundbar, wenn seine Energieressourcen gestört werden. Mehrere Studien haben ergeben, dass eine verminderte ATP-Produktion zu Nervensterben und -degeneration führt.[321] Darüber hinaus gibt es Hinweise darauf, dass die Mitochondrien eine Rolle bei der »Entwicklung, dem Wachstum und der Regeneration von Nerven« spielen.[322] Zahlreiche Nachweise belegen zudem den Einfluss von kombinierten Erb- und Umweltfaktoren auf den Beitrag der Mitochondrien zur »zellulären Widerstandsfähigkeit« und auf ihre Fähigkeit, das Gehirn vor oxidativem Stress zu schützen und Schäden zu verhindern.[323] Da ist es wenig überraschend, dass eine mitochondriale Fehlfunktion Wahrnehmung und Stimmung beeinflussen kann.[324] Tatsächlich nimmt man an, dass Fehlfunktionen dieses Prozesses eine Rolle bei der Entwicklung von psychischen Erkrankungen wie bipolaren Störungen, Depressionen und Schizophrenie spielen.[325]

Mitochondrien finden sich auch vermehrt in der Blut-Hirn-Schranke und liefern dort die Energie, die zur Bewahrung der Zellintegrität benötigt wird. Mitochondriale Fehlfunktion ist mit einer erhöhten Durchlässigkeit der Blut-Hirn-Schranke in Verbindung gebracht worden,[326] und Forscher haben mitochondriale Störungen mit psychischen Störungen assoziiert, beispielsweise mit kognitiven Beeinträchtigungen, Psychosen und Angstzuständen.[327]

Mitochondriale Fehlfunktion ist ein Beispiel für die Art von systemischen Problemen, nach denen ich bei Patienten suche, die eine Angststörung oder Depression (bipolar mit extremen Höhen und Tiefen oder unipolar mit getrübter Stimmung) haben, aber auch passende körperliche Symptome wie geringer Muskeltonus, Magen-Darm-Beschwerden und extreme Müdigkeit, besonders bei häufigen Erkrankungen. Es ist die Art von Erkrankung, die bei Kindern, deren Immunkessel bereits ganz hoch sprudelt, der eine Tropfen zu viel sein kann.

Um eine mitochondriale Fehlfunktion zu behandeln, verbessert man die Ernährung und steigert damit wie immer den Nährstoffgehalt und die Entgiftung, sodass die Mitochondrien besser arbeiten können. Ich verschreibe gern einen von mir als mitochondrialer Cocktail bezeichneten Mix aus erstklassigen Nährstoffen. Er enthält in der Regel die Vitamine B_2 und B_3 (am besten in Form von Nicotinamid-Ribosid), Coenzym Q10, L-Carnitin oder Acetyl-L-Carnitin, Magnesium, Arginin, Kreatin, PQQ, Vitamin C und E und Alpha-Liponsäure.

Wiederholte Neuanpassung

Mehrere der in diesem Kapitel vorgestellten Fallstudien begleiten Patienten in ihrem Heranwachsen vom Kind zum Tween oder vom Tween zum Teenager und legen dar, wie der Übergang ins Jugendalter das Gleichgewicht eines Kindes verändern und eine Neuausrichtung des Therapieplans erzwingen kann. Eine ehemals wirksame Behandlungsweise muss möglicherweise im Laufe der Zeit überarbeitet werden. Dabei sollte immer bedacht werden, dass Heranwachsende, die über Jahre hinweg bestimmte Ernährungsweisen einhalten und Nahrungsergänzungsmittel einnehmen, manchmal vergessen, wie mies sie sich früher gefühlt haben. Oft wollen sie einfach nur so sein wie die anderen. Oder sie langweilen sich. Wer weiß es schon? Das Endergebnis ist, dass Teenager manchmal weniger kooperativ sind und zurückfallen. Leider lässt es sich unmöglich sagen, wie viel Leidensdruck nötig ist, um sie wieder auf den richtigen Weg zu bringen.

Emily muss in der Schule keine Medikamente nehmen, daher haben ihre Freundinnen und Klassenkameraden gar keinen Anlass, etwas über ihren Zustand zu erfahren. Dennoch weigert sie sich oft, ihre Nahrungsergänzungsmittel einzunehmen. Als irgendwann wieder Symptome hochkamen, fand Madeline im ganzen Haus versteckte Tüten mit Nahrungsergänzungsmitteln. Emily gab schließlich zu, dass sie auch Gluten aß, wenn sie nicht in Gesellschaft ihrer Eltern war. Anstatt das Mädchen zu zwingen, ihre Pillen wie eine Gefangene vor den Augen der Eltern zu nehmen, haben Madeline und Travis ihr bewusst die Freiheit gelassen, über ihre eigene Gesundheit zu entscheiden. Sie soll schmerzhafte Lektionen lieber jetzt lernen, wo die Folgen nicht allzu schlimm sind, denn schließlich lebt sie noch zu Hause unter der Fürsorge der Eltern. Sobald sie allein lebt, haben Madeline und Travis keinen Einfluss mehr, und das Letzte, was sie wollen, ist, dass sie erst rebelliert, wenn sie aufs College geht. Natürlich lässt es sich unmöglich sagen, ob sie jemand ist, der erst ganz tief fallen muss, um wieder die Verantwortung übernehmen zu wollen. Wird sie verantwortungsbewusst mit ihrer Gesundheit umgehen oder wird sie heftig Party machen und sich den Magen ruinieren?

MDS-Momentaufnahme: **Nährstoffmangel**

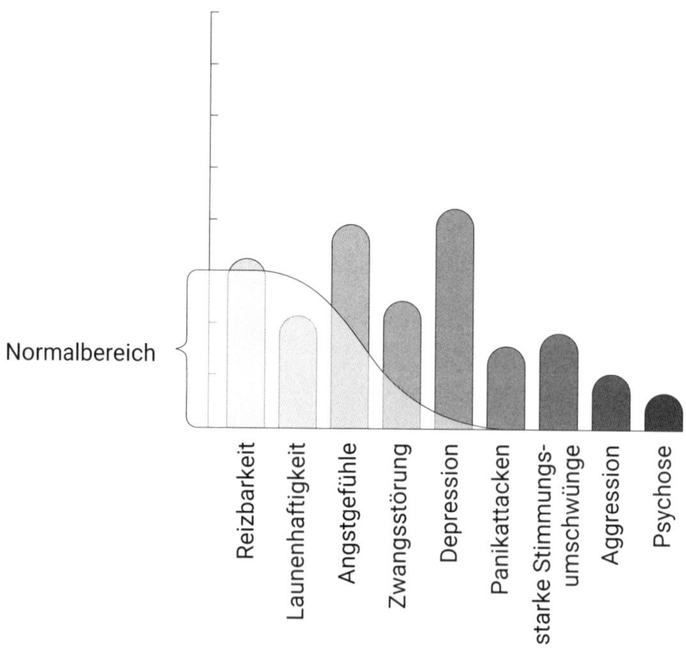

Bei näherem Hinsehen sind Madeline und Travis bei allen Unterschieden im Detail doch genau den gleichen Sorgen ausgesetzt wie alle Eltern, deren Kind sich bereit macht, das Nest zu verlassen. Haben wir das Richtige gesagt? Haben wir ihr alle verfügbaren Mittel an die Hand gegeben? Alle Eltern erwachsener Kinder können bestätigen, dass man nie aufhört, sich Sorgen zu machen, nur weil das Kleine jetzt erwachsen ist und allein lebt. Eltern eines Kindes, das einmal krank war, machen sich zusätzliche Sorgen. Diane denkt, dass die frühen Jahre der Entbehrung und des Beschütztwerdens Jennifer vielleicht zu einer Gegenreaktion veranlassten, sobald sie ihrem Zuhause und den elterlichen Fittichen entflohen war. Ihr Partyleben im College ließ sie jedoch spüren, dass sie Alkohol auf ungesunde Weise konsumierte. Sie suchte einen Therapeuten auf und kam wieder auf den richtigen Weg. Heute ist sie 27 und kichert, wenn sie über ihre Ernährung spricht. Wie bei jeder Berufseinsteigerin beruhen ihre Essgewohnheiten stark auf Bequemlichkeit, und die Planung sorgfältig zubereiteter Mahlzeiten fällt nicht leicht, wenn man lange Arbeitstage hat und trotzdem Zeit für Spaß und Spontaneität haben möchte. Aber

MDS-Momentaufnahme: **Schwermetallvergiftung**

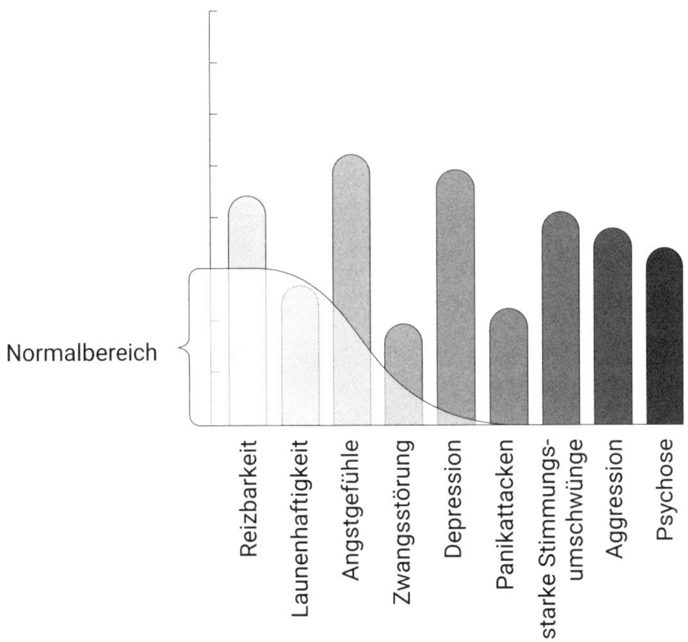

sie weiß noch zu gut, wie es war, krank zu sein, und sie weiß, dass sie sich besser fühlt, je mehr sie an einem gluten-, milch- und zuckerfreien Lebensstil festhält.

Eric ist jetzt 14 Jahre alt. Nach der Pubertät schoss er weitere zehn Zentimeter in die Höhe und wuchs genau so in die Breite, wie man es von einem jungen Teenager erwartet. Laut seiner Mutter ist er bei der Einnahme seiner Nahrungsergänzungsmittel gewissenhaft, aber er hat natürlich noch ein paar Jahre Zeit, bis er erwachsen ist. Vielleicht rebelliert er. Man findet kaum einen 18- oder 19-Jährigen, der nicht hin und wieder zu einem Bierchen greift. Unmöglich zu sagen, welche Wirkung das auf einen sensiblen Jungen wie Eric haben könnte. Seine Eltern sprechen jedoch offen mit ihm über Derartiges, weil sie ihm am besten dadurch zu helfen glauben, dass sie seine Gedanken mit ihm reflektieren und seine Fragen beantworten, solange sie noch einen gewissen Einfluss haben. Vorerst gibt es jedoch Grund zum Optimismus. Kürzlich ließ der Junge, der einst keinerlei Ungewissheit ertragen konnte, bereitwillig sein Zuhause hinter sich, um einen Monat lang durch die Karibik zu segeln.

MDS-Momentaufnahme: **Mitochondriale Fehlfunktion**

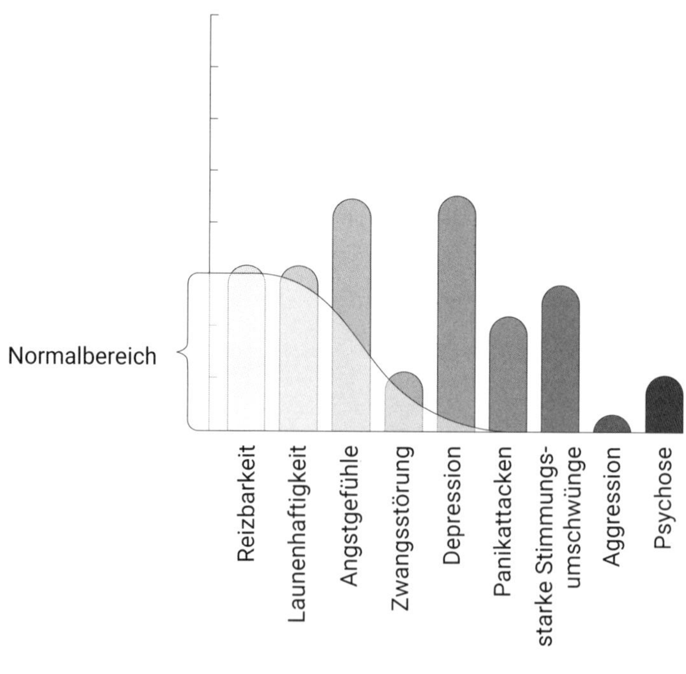

Hat Ihr Kind einen Nährstoffmangel, eine Stoffwechselstörung oder eine Vergiftung?

- Ist die Haut Ihres Kindes besonders trocken? Haben Sie Gänsehaut an der Außenseite der Arme Ihres Kindes oder an der Vorderseite der Oberschenkel oder an den Wangen bemerkt?
- Gibt es weiße Flecken auf den Nägeln?
- Fallen Ihnen wunde Stellen im Mundwinkel Ihres Kindes auf?
- Isst Ihr Kind viel Thunfisch?
- Wohnen Sie in einem sehr alten Haus mit altem Anstrich und haben Sie kürzlich renoviert?
- Gab es im Haus erhebliche Undichtigkeiten? Gibt es sichtbaren Schimmel? Liegt ein muffiger Geruch in der Luft?
- Wird Ihr Kind leicht rot, hat rote Wangen und/oder Ohren? Gibt es seltsame, wiederkehrende Hautausschläge?

Fazit

Im ersten Jahr nach meiner Assistenzzeit entdeckte mich eine Patientin, die ich gerade behandelt hatte, beim Mittagessen in einem Restaurant unweit der Praxis. Sie kam herbeigeschlendert, um zu sehen, was der »Ernährungsdoktor« wohl auf dem Teller hatte. Als sie es sah, riss sie die Augen auf. »Garnelen? Die sind doch voller Gift!«, sagte sie. So höflich wie möglich antwortete ich: »Der Stress, den Sie sich wegen dieser Garnele machen, ist schlimmer als alles, was Ihnen die Garnele selbst antun könnte.«

Diese Einstellung mag nicht zu einem Arzt passen, der auf so vielen Seiten mögliche Komplikationen von alltäglichen Kinderkrankheiten erläutert hat, der so viele mögliche Allergene aufgezählt hat, dass Sie sich jetzt fragen, ob man noch irgendetwas gefahrlos essen kann, und der das Gespenst des in jedem Winkel Ihres Hauses lauernden Schimmels heraufbeschworen hat.

Aber vergessen Sie nicht, dass jeder von uns das Produkt einer einzigartigen Kombination aus genetischen, umweltbedingten, neurologischen, metabolischen, hormonellen, ernährungsphysiologischen und infektiösen Einflüssen ist. Was den einen aus der Bahn wirft, mag den nächsten überhaupt nicht stören. Die Welt muss kein bedrohlicher Ort sein, vor allem dann nicht, wenn Sie bei sich oder Ihrem Kind den Inhalt des Immunkessels kennen und sich entsprechend einstellen können.

Ich habe dieses Buch nicht geschrieben, um Ihnen Angst einzujagen, sondern, um Ihnen bei der Informationssuche zu helfen und Ihre Aufmerksamkeit auf Faktoren zu richten, die Sie vorher vielleicht nicht bedacht haben. Und es gibt noch so viel zu lernen.

In der Medizin ist es wie in anderen Bereichen: Wir wissen, was wir wissen, wir wissen, was wir nicht wissen, und dann ist da noch all das, von dem wir nicht wissen, dass wir es nicht wissen (verstanden?). Ich hatte jahrelang einen Akupunkteur in meiner Praxis, weil ich sah, dass die Akupunktur die Schmerzen meiner Patienten linderte und manchmal sogar bei denjenigen half, die an chronischen Immunkrankheiten litten. Keine Ahnung, wie – aber es bestand kein Zweifel, dass es half.

Die Akupunkteure schworen, dass Akupunktur das Immunsystem beeinflusse, aber sie konnten nicht sagen, wie oder warum. Akupunktur wurde seit Tausenden von Jahren in der Heilkunst des Ostens angewendet, aber solange ihre Wirksamkeit nicht durch zeitgenössische Studien bewiesen war, hatten die meisten westlichen Ärzte Bedenken, sie in ihre Praxis zu integrieren. Dann entdeckten Wissenschaftler, dass Akupunktur Endorphine moduliert, die eine Art Botenstoff für das Nervensystem sind. Und T-Zellen haben Rezeptoren für Endorphine. Aha! Jetzt ergab es Sinn. Wenn Akupunktur Endorphine moduliert und T-Zellen Rezeptoren für Endorphine haben, kann Akupunktur T-Zellen beeinflussen, und das hat eine große Wirkung auf das Immunsystem.

Seit sie sich auf mehr wissenschaftliche Informationen stützen konnten, haben immer mehr westliche Ärzte Akupunktur verschrieben oder ihre Patienten dazu ermutigt, sie auszuprobieren. Über das Gehirn, das Mikrobiom, das Immunsystem und darüber, wie Entzündungen und äußere Einflüsse diese Systeme beeinflussen, wissen wir exponentiell mehr als noch vor fünf Jahren. Jedes Jahr finden wir mehr Nachweise dafür, dass so unterschiedliche wissenschaftliche Disziplinen wie Psychiatrie, Immunologie, Neurologie, Endokrinologie und Gastroenterologie tiefgreifend miteinander verbunden sind. Wir müssen nur immer weiter forschen, dann offenbart sich die Wirklichkeit schließlich.

Es ist erfreulich zu sehen, wie viele der Behandlungsmethoden und Ansätze, die integrative Ärzte in der Anfangszeit meines Berufslebens eingeführt haben, heute in die Schulmedizin einfließen – denken Sie nur an die Wirkung des Darmmikrobioms auf unsere Gesundheit und die Existenz der Darm-Gehirn-Immunsystem-Achse. Ich gehe davon aus, dass es bei vielen der in diesem Buch vorgestellten Ideen ebenso sein wird, denn diese Art des medizinischen Fortschritts ist eher die Regel als die Ausnahme.

Wissen ermächtigt. Natürlich kann es verwirrend sein, dass sich die Symptomatiken von Gehirnentzündung, Borreliose, Allergien, Schilddrüsen- und Nebennierenfunktionsstörungen, Vergiftung, mitochondrialer Dysfunktion und all den anderen besprochenen Krankheiten so sehr überschneiden, dass es kein typisches Krankheitsbild gibt, auf das man zeigen kann: »Das ist es.«

Aber vielleicht erkennen Sie ja ein Muster. Vielleicht hat das MDS-Profil Ihres Kindes ja eine starke Ähnlichkeit mit einem oder zwei der aufgeführten Standardprofile: mit ITABI, Zeckenkrankheiten, Schilddrüsen- und/oder Nebennierenfunktionsstörung, Allergie, Empfindlichkeit, Nährstoffmangel oder Vergiftung. Dabei ist jede individuelle Manifestation einzigartig und kann auch überlappende Symptome aufweisen. Vielleicht fällt Ihnen in einer meiner Patientengeschichten ein Detail auf, von dem Sie gar nicht wussten, dass es ein wichtiger Hinweis ist.

Und vielleicht fällt Ihnen auch nichts dergleichen auf. Es ist durchaus möglich, ja sogar wahrscheinlich, dass Sie nach der Lektüre dieses Buches umso mehr Gewissheit haben, dass die Schwierigkeiten Ihres Kindes kein medizinisches Problem sind, sondern ein rein psychosoziales. Auch in diesem Fall kann Ihr Kind Trost und Heilung finden – möglicherweise durch einen guten Therapeuten oder durch das Erlernen von Entspannungsmethoden, durch gute Schlafgewohnheiten oder auch durch Ihre Unterstützung bei der Bewältigung der Höhen und Tiefen von Online- und Offline-Beziehungen. In jedem Fall gibt es Ihnen hoffentlich ein besseres Gefühl zu wissen, dass Sie die Maßnahmen und Möglichkeiten kennen und befähigt sind, die beste Entscheidung für Ihr Kind zu treffen.

Das Wichtigste ist, dass wir Ihr Kind nicht durchs Raster fallen lassen. Es gibt Ärzte, die mit einigen meiner Ansätze nicht einverstanden sind. Manche werden Ihnen sagen, dass die Erkrankungen, die ich behandle, nicht wirklich existieren. Oder sie werden sich weigern zu glauben, dass Ihr Kind ein solches Leiden hat, ohne dass ein definitives Laborergebnis vorliegt. Aber ich weiß, welche positiven Ergebnisse die Detektivarbeit bringt, das Graben nach Spuren, das Vergleichen von Symptomen, Anzeichen, Vorgeschichten, Auslösern und Zeitachsen, das Betrachten des ganzen Bildes. Manches Mal bin ich in eine Sackgasse geraten. Meistens gelingt mir jedoch ein Durchbruch. Manchmal ist dieser Durchbruch medizinischer Natur; manchmal besteht er darin, dass das Problem eindeutig psychosozial ist und meine Fachkenntnis übersteigt. Beide Szenarien sind ein Gewinn, denn beide Schlussfolgerungen weisen meine Patienten und ihre Familien auf einen neuen Weg hin, der sie hoffentlich der Gesundheit und dem Seelenfrieden ein wenig näherbringt.

Manchmal ist der Zugang zu diesem neuen Weg lang und beschwerlich. Es ist zwingend erforderlich, dass Sie unterwegs auf sich selbst achten, körperlich und geistig. Sie können Ihrem Kind nicht helfen, wenn Sie sich von Sorgen zerfressen lassen, an jeder Biegung Bedrohungen wittern, schlecht schlafen oder die

Beziehungen vernachlässigen, die Ihnen Kraft geben. Liebevolle, hilfsbereite, aufmerksame Eltern sind eine wunderbare Gesundheitsvorsorge. Wir haben viel über die Stärkung des Mikrobioms, des Immunsystems und der kognitiven und emotionalen Entwicklung unserer Kinder gesprochen, aber es geht nicht nur darum, was wir ihnen zu essen geben. Ebenso wichtig ist die Unterstützung durch Familie, Freunde und Gemeinschaft.

Wir müssen flexibel sein und Veränderungen in unserer Lebensweise und unserem Einkaufsverhalten zulassen. Gleichzeitig müssen wir uns verzeihen, wenn unsere Möglichkeiten begrenzt sind. Niemand von uns kann in einer sterilen Kiste leben, aber das wäre natürlich sowieso nicht ratsam (oder angenehm). Am besten stellen wir den Immunkessel unserer Kinder so niedrig wie möglich ein und bringen ihnen dann bei, wie sie optimal für Geist und Körper sorgen, damit sie lieben, lachen und in vollen Zügen leben können, damit sie die Welt so erleben und genießen, wie sie ist – nicht so, wie wir es uns wünschen. Denken Sie daran, dass die beiden wirkungsvollsten Nährstoffe für Ihr Immunsystem und für das Ihres Kindes das Lachen und die Liebe sind.

Wenn Sie sich entscheiden, mit vertrauensvoller ärztlicher Unterstützung einige der auf diesen Seiten vorgestellten Ansätze zu verfolgen, dann versuchen Sie nicht, alles perfekt zu machen. In einer idealen Welt könnte man sämtliche Ratschläge dieses Buchs bis ins letzte Detail befolgen. Die meisten werden das aber nicht können, und das ist in Ordnung, denn dies ist keine ideale Welt, sondern die wirkliche.

Es ist ganz natürlich, dass es Sie überwältigt, wenn Ihr Kind leidet, und auch, wenn Ihr Kind gesund wird. Manche dieser Gefühle sind schwierig. Wenn Eltern auf einmal den Funken in den Augen ihrer Kinder wieder sehen und wieder ihr Lachen hören, geschieht es leicht, dass sie all das Verlorene betrauern. Die Zeit. Die Unschuld. Lieb gewonnene Traditionen. Das Gefühl von Sicherheit und Geborgenheit. Es ist wichtig, sich die Zeit zum Trauern zu nehmen. Erlauben Sie sich das Eingeständnis, dass Sie sich manchmal hilflos und hoffnungslos gefühlt haben, dass Sie die Geduld verloren und Fehler gemacht haben. Und dann verzeihen Sie sich. Ich finde, Sie sollten sich selbst das gleiche Mitgefühl zugestehen, das ich Ihnen entgegenbringen würde, wenn Sie mit Ihrem Kind in meinem Sprechzimmer säßen. Ich würde Ihnen sagen, dass ich eines ganz sicher weiß: Egal, was Sie glauben – Sie haben es nicht verbockt. Was auch immer Ihr Kind quält, es ist nicht Ihre Schuld. Seien Sie nett zu sich selbst. Wenn Sie mit solchen Gefühlen zu kämpfen haben, können Sie vielleicht mit einer einfachen Übung zu mehr Selbstwertgefühl gelangen: Legen Sie die Hand aufs Herz, atmen Sie tief ein und leiten Sie etwas von der immensen, strahlenden Liebe, die Sie für Ihr Kind empfinden, zu sich selbst um.

Dieses Buch ist voller Geschichten von Kindern und Eltern, die dort waren, wo Sie jetzt sind. Ihre Erfahrungen mitzubekommen gibt Ihnen hoffentlich neue Energie und Motivation, weiter nach der Hilfe zu suchen, die Ihr Kind braucht. Und nicht vergessen: Halten Sie die Kommunikationswege zwischen Ihnen und Ihrem Kind in jedem Fall so offen wie möglich. Mögen diese Geschichten Sie vor allem stets daran erinnern, dass Sie nicht allein sind, ganz gleich, was Sie oder Ihr Kind durchmachen – und dass es allen Grund zur Hoffnung gibt.

Empfohlene Medikamente und Nährstoffpräparate

Im Buch erwähne ich zahlreiche Medikamente, wobei ich mal generische Namen, mal Markennamen verwende. Ich erwähne auch allerlei Nährstoffe und Kräuter und die Anwendung verschiedener Kombinationspräparate. Diese Nährstoffe und Kräuter können sowohl einzeln als auch in verschiedenen Mischungen von zahlreichen Quellen bezogen werden. Ich hielt es jedoch für hilfreich, hier die Kombinationsformeln aufzunehmen, die in den Fallgeschichten im Buch zur Anwendung kommen. Im Folgenden erhalten Sie knappe Beschreibungen, aber wenn Sie mehr über die Nährstoffe und Nahrungsergänzungsmittel wissen wollen, können Sie bockintegrative.com oder bocknutritionals.com besuchen.

Sugar Companion

Hauptinhaltsstoffe: Chrom, Biotin, Zink

- Förderung eines gesunden Kohlenhydratstoffwechsels
- Dämpfung von Heißhungerattacken

Allergy Support Formula

Hauptinhaltsstoffe: Quercetin, Vitamin C, Bioflavonoide, Brennnesselextrakt

- Unterstützung von Personen mit Immunschwäche und Überempfindlichkeitsreaktionen
- Stärkung der Nasen- und Nebenhöhlen

Liver Support Formula

Hauptinhaltsstoffe: Mariendistelsamenextrakt (Silymarin), N-Acetylcystein (NAC), Alpha-Liponsäure

- Unterstützung der gesunden Leberfunktion
- Förderung der Glutathionproduktion
- Unterstützung der antioxidativen Aktivität und einer gesunden Immunfunktion

AB Companion

Hauptinhaltsstoffe: *Lactobacillus*- und *Bifidobacterium*-Arten, *Saccharomyces boulardii*

- Gesunde Darmflora
- Förderung der Immunität von Magen und Darm
- Unterstützung der Funktion und Integrität der Darmwand

Cobiotic Plus

Hauptinhaltsstoffe: *Lactobacillus*- und *Bifidobacterium*-Spezies, *Saccharomyces boulardii*, Arabinogalactan

- Förderung einer ausgewogenen Darmflora
- Unterstützung der Immungesundheit
- Schutz der Barrierefunktion und Integrität des Darms

Epi-Gen Activator

Hauptinhaltsstoffe: Curcumin, grüner Tee, Pterostilben

- Förderung der antioxidativen Aktivität
- Unterstützung der natürlichen Entgiftungsprozesse
- Ausgeglichene Zytokine

Resveratrol Pro

Hauptinhaltsstoffe: Resveratrol, Quercetin, Pterostilben

- Antioxidative Unterstützung
- Unterstützung einer gesunden Zellfunktion
- Förderung der Herz-Kreislauf- und Nervengesundheit

Immun-Up Plus

Hauptinhaltsstoffe: Beta-Glucan, Olivenblattextrakt, Vitamin C

- Unterstützung einer gesunden Immunfunktion
- Antioxidative Unterstützung

D3 5000 Plus

Hauptinhaltsstoffe: Vitamin D_3, Vitamin K_2

- Hilfe bei Modulation der Immunfunktion
- Förderung der Herz-Kreislauf- und Nervengesundheit
- Knochenstärke und Zahngesundheit

Glutamine Plus Powder

Hauptinhaltsstoffe: L-Glutamin, deglycyrrhizinierter Süßholzextrakt, Arabinogalactan-Extrakt (Lärche), Aloe-vera-Extrakt

- Förderung der Gesundheit des Magen-Darm-Trakts
- Beitrag zur Integrität und Barrierefunktion der Darmschleimhaut

Methyl Support

Hauptinhaltsstoffe: Pyridoxal-5-Phosphat (P-5-P), Methylcobalamin (B12), Methyltetrahydrofolat (Folsäure), Trimethylglycin

- Bioaktive Form von B-Vitaminen
- Unterstützung der Herz-Kreislauf- und Nervengesundheit
- Beitrag zur Aufrechterhaltung des Homocysteinspiegels
- Förderung einer gesunden Methylierung und Entgiftung

MB-12 Plus QD

Hauptinhaltsstoffe: Methylcobalamin (B12), Methyltetrahydrofolat (Folsäure)

- Bioaktive Form von B-Vitaminen
- Förderung der Methylierung
- Unterstützung einer gesunden Funktion des Nervensystems

Thyroid Support Formula

Hauptinhaltsstoffe: Schilddrüsenextrakt, L-Tyrosin, Jod, Selen

- Unterstützung einer gesunden Funktion der Schilddrüse

Cortisol Quiet Plus

Hauptinhaltsstoffe: *Magnolia officinalis*, *Phellodendron amurense* und Ashwagandha-Extrakte, L-Theanin

- Hilfe bei der Stressbewältigung
- Gesunder Cortisolspiegel
- Entspannung und erholsamer Schlaf
- Geistige Klarheit

Adrenal Relax Formula

Hauptinhaltsstoffe: *Rhodiola*, *Cordyceps*, Panax-Ginseng-Extrakte

- Adaptogene Kräuter
- Unterstützung der Nebennieren- und Immunfunktion
- Gesundes Energieniveau

AG Support

Hauptinhaltsstoffe: *Glycyrrhiza*, *Panax Ginseng*, *Eleutherococcus*, *Schisandra*, *Rhodiola*, Nebennierenextrakt

- Unterstützung einer gesunden Nebennierenfunktion
- Energieerzeugung und Ausdauer
- Unterstützt bei Stressbewältigung

Quellen

1 Child Mind Institute: »2016 Children's Mental Health Report.« *Child Mind Institute*, childmind.org/report/2016-childrens-mental-health-report/

2 »Mental Illness.« National Institute of Mental Health, abgerufen im Februar 2019, nimh.nih.gov/health/statistics/mental-illness.shtml#part_155771

3 Manoj Kumar Sahoo, Ajit Avasthi, Parampreet Singh: »Negative Symptoms Presenting as Neuropsychiatric Manifestation of Vitamin B12 Deficiency.« *Indian Journal of Psychiatry* 53, Nr. 4 (Oktober–Dezember 2011): S. 370–71, doi.org/10.4103/0019-5545.91914

4 James L. Schaller, Glenn A. Burkland, P. J. Langhoff: »Do Bartonella Infections Cause Agitation, Panic Disorder, and Treatment-Resistant Depression?«, *Medscape General Medicine* 9, Nr. 3 (September 2007): S. 54, ncbi.nlm.nih.gov/pmc/articles/PMC2100128/

5 »Mental Health.« Celiac Disease Foundation, celiac.org/about-celiac-disease/related-conditions/mental-health/

6 »Data & Statistics on Autism Spectrum Disorder.« Centers for Disease Control and Prevention, abgerufen am 25. März 2020, cdc.gov/ncbddd/autism/data.html

7 »New Data on Mental Illness among U.S. Youth.« *Monitor on Psychology* 42, Nr. 2 (2011): S. 10, apa.org/monitor/2011/02/mental-illness.asp

8 »Study: Youth Stress Exceeds Depression Era.« CBSNews.com, 11. Januar 2010, cbsnews.com/news/study-youth-stress-exceeds-depression-era/

9 Child Mind Institute: »2016 Children's Mental Health Report.« Child Mind Institute, childmind.org/report/2016-childrens-mental-health-report/

10 Benoit Denizet-Lewis: »Why Are More American Teenagers Than Ever Suffering from Severe Anxiety?« *New York Times Magazine*, 11. Oktober 2017, nytimes.com/2017/10/11/magazine/why-are-more-american-teenagers-than-ever-suffering-from-severe-anxiety.html

11 Ye Li et al.: »Dietary Patterns and Depression Risk: A Meta-analysis.« *Psychiatry Research* 253 (Juli 2017): S. 373–82, doi.org/10.1016/j.psychres.2017.04.020

12 Bill Hendrick: »Most Young Kids Don't Get Enough Exercise.« WebMD.com, 4. April, 2011, webmd.com/children/news/20110414/most-young-kids-dont-get-enough-exercise#1

13 Alice Park: »Teens Are Just as Sedentary as 60-Year-Olds.« *Time*, 16. Juni 2017, time.com/4821963/teens-sedentary-lifestyle-exercise/

14 Stacy Hodgkinson et al.: »Improving Mental Health Access for Low-Income Children and Families in the Primary Care Setting.« *Pediatrics* 139, Nr. 1 (Januar 2017): doi.org/10.1542/peds.2015-1175

15 Reed Jordan: »Poverty's Toll on Mental Health.« Urban Institute, 25. November 2013, urban.org/urban-wire/povertys-toll-mental-health

16 Suniya S. Luthar, Shawn J. Latendresse: »Children of the Affluent: Challenges to Well-Being.« *Current Directions in Psychological Science* 14, Nr. 1 (2005): S. 49–53, doi.org/10.1111/j.0963-7214.2005.00333.

17 Luthar, Latendresse: »Children of the Affluent.« 49–53

18 Suniya S. Luthar: »The Problem with Rich Kids.« *Psychology Today*, November 2013, psychologytoday.com/us/articles/201311/the-problem-rich-kids

19 American Psychological Association: »Stress in America: Generation Z.« *Stress in America Survey* (2018): S. 3, apa.org/news/press/releases/stress/2018/stress-gen-z.pdf

20 Amy Ellis Nutt: »Why Kids and Teens May Face Far More Anxiety These Days.« *Washington Post*, 10. Mai 2018, washingtonpost.com/news/to-your-health/wp/2018/05/10/why-kids-and-teens-may-face-far-more-anxiety-these-days/?noredirect=on&utm_term=.29a77a8ac9f5

21 CDC: »Coronavirus Disease 2019 (Covid-19) Cases and Deaths in the U.S.«. Centers for Disease Control and Prevention, cdc.gov/coronavirus/2019-ncov/cases-updates/us-cases-deaths.html

22 Jean M. Twenge, Brian H. Spitzberg, W. Keith Campbell: »Less In-Person Social Interaction with Peers among U.S. Adolescents in the 21st century and Links to Loneliness.« *Journal of Social and Personal Relationships* 36, Nr. 6 (März 2019), doi.org/10.1177/0265407519836170

23 Jean Twenge: Juliana Kaplan: »Because of the Pandemic, Gen Z Will Likely See Its Mental Health Deteriorate Even Further — and Social Lives Will Get Even More Insular.« *Business Insider*, 12. Mai 2020, businessinsider.com/gen-z-mental-health-will-deteriorate-social-lives-more-insular-2020-5

24 »Mental Health Issues Increased Significantly in Young Adults Over Last Decade.« *American Psychological Association*, 14. März 2019, apa.org/news/press/releases/2019/03/mental-health-adults

25 Amy Ellis Nutt: »Why Kids and Teens May Face Far More Anxiety These Days.« *Washington Post* , 10. Mai 2018, washingtonpost.com/news/to-your-health/wp/2018/05/10/why-kids-and-teens-may-face-far-more-anxiety-these-days/

26 Jean M. Twenge, PhD: »Why So Many Teens Today Have Become Depressed.« *Psychology Today*, 25. August 2017, psychologytoday.com/us/blog/our-changing-culture/201708/why-so-many-teens-today-have-become-depressed

27 Susanna Schrobsdorff: »Teen Depression and Anxiety: Why the Kids Are Not Alright.« *Time*, 27. Oktober 2016, time.com/magazine/us/4547305/november-7th-2016-vol-188-no-19-u-s/

28 Frank Muscara et al.: »Parent Distress Reactions Following a Serious Illness or Injury in Their Child: A Protocol Paper for the Take a Breath Cohort Study.« *BMC Psychiatry* 153, Nr. 15 (2015), doi.org/10.1186/s12888-015-0519-5

29 Matthew A. Ciorba: »Kynurenine Pathway Metabolites: Relevant to Vitamin B-6 Deficiency and Beyond.« *American Journal of Clinical Nutrition* 98, Nr. 4 (2013): S. 863–64, doi.org/10.3945/ajcn.113.072025

30 Sara K. Olsson et. al.: »Elevated Levels of Kynurenic Acid Change the Dopaminergic Response to Amphetamine: Implications for Schizophrenia.« *International Journal of Neuropsychopharmacology* 12, Nr. 4 (2009): S. 501–12, doi.org/10.1017/S1461145708009383; Norbert Müller, Aye-Mu Myint, Markus J. Schwarz: »Kynurenine Pathway in Schizophrenia: Pathophysiological and Therapeutic Aspects.« *Current Pharmaceutical Design* 17, Nr. 2 (2011): S. 130–36, doi.org/10.2174/138161211795049552

31 Philip J. Landrigan, Lynn R. Goldman: »Children's Vulnerability to Toxic Chemicals: A Challenge and Opportunity to Strengthen Health and Environmental Policy.« *Health Affairs* 30, Nr. 5 (2011), doi.org/10.1377/hlthaff.2011.0151

32 »TSCA Chemical Substance Inventory.« United States Environmental Protection Agency, abgerufen im Juli 2020, epa.gov/tsca-inventory/about-tsca-chemical-substance-inventory

33 Ian Urbina: »Think Those Chemicals Have Been Tested?.« *New York Times*, 13. April 2013, nytimes.com/2013/04/14/sunday-review/think-those-chemicals-have-been-tested.html; Richard Denison: »5 Ways Chemical Safety Is Eroding Under Trump.« *Environmental Defense Fund*, last updated 13. Mai 2019, edf.org/blog/2018/05/01/5-ways-chemical-safety-eroding-under-trump

34 Meghana Keshavan: »Tantalizing Clues Point to Inflammation's Role in an Array of Diseases.« *Scientific American*, 1. September, 2017, scientificamerican.com/article/tantalizing-clues-point-to-inflammations-role-in-an-array-of-diseases/

35 Andrew H. Miller, Ebrahim Haroon, Jennifer C. Felger: »Therapeutic Implications of Brain-Immune Interactions: Treatment in Translation.« *Neuropsychopharmacology* 42, Nr.1 (2017): S. 334–59, doi.org/10.1038/npp.2016.167

36 Rickinder Sethi et al.: »Neurobiology and Therapeutic Potential of Cyclooxygenase-2 (COX-2) Inhibitors for Inflammation in Neuropsychiatric Disorders.« *Frontiers in Psychiatry* 605, Nr. 10 (2019), doi.org/10.3389/fpsyt.2019.00605

37 Tori Rodriguez: »How the Immune System Influences Psychiatric Disorders.« *Psychiatry Advisor*, November 3, 2015, psychiatryadvisor.com/home/topics/mood-disorders/how-the-immune-system-influences-psychiatric-disorders/

38 Antoine Louveau, Tajie H. Harris, Jonathan Kipnis: »Revisiting the Mechanisms of CNS Immune Privilege.« *Trends in Immunology* 36, Nr. 10 (2015): S. 569–77, doi.org/10.1016/j.it.2015.08.006

39 Tori Rodriguez: »How the Immune System Influences.« *Psychiatry Advisor*, November 3, 2015, psychiatryadvisor.com/home/topics/mood-disorders/how-the-immune-system-influences-psychiatric-disorders/

40 Rita Haapakoski et al.: »Cumulative Meta-Analysis of Interleukins 6 and 1β, Tumour Necrosis Factor α and C-reactive Protein in Patients with Major Depressive

Disorder.« *Brain*, Behavior, and Immunity 49 (2015): S. 206–15, doi.org/10.1016/j.bbi.2015.06.001

41 Narayanan Parameswaran, Sonika Patial: »Tumor Necrosis Factor-α Signaling in Macrophages.« *Critical Reviews in Eukaryotic Gene Expression* 20, Nr. 2 (2010): S. 87–103. doi.org/10.1615/critreveukargeneexpr.v20.i2.10

42 Sofia de Oliveira, Emily E. Rosowski, Anna Huttenlocher: »Neutrophil Migration in Infection and Wound Repair: Going Forward in Reverse.« *Nature Reviews Immunology* 16, Nr. 6 (2016): S. 378–91, doi.org/10.1038/nri.2016.49

43 Kensuke Miyake, Hajime Karasuyama: »Emerging Roles of Basophils in Allergic Inflammation.« *Allergology International* 66, Nr. 3 (2017): S. 382–91, doi.org/10.1016/j.alit.2017.04.007

44 Maria Rescigno, Antonio Di Sabatino: »Dendritic Cells in Intestinal Homeostasis and Disease.« *Journal of Clinical Investigation* 1, Nr. 9 (2009): S. 2441–50, doi.org/10.1172/JCI39134

45 Richard Watson et al.: »An Introduction to Immunology and Immunopathology.« *Allergy*, Asthma & Clinical Immunology 7, Nr. 1 (2011): S. 51–58, doi.org/10.1186/1710-1492-7-S1-S1

46 Sourav Paul, Girdhari Lal: »The Molecular 31 32 35 36 36 36 36 Mechanism of Natural Killer Cells Function and Its Importance in Cancer Immunotherapy.« *Frontiers in Immunology* 1124, Nr. 8 (2017), doi.org/10.3389/fimmu.2017.01124

47 Jonas Schluter, Kevin R. Foster: »The Evolution of Mutualism in Gut Microbiota via Host Epithelial Selection.« *PLOS Biology* 10, Nr. 11 (2012): doi.org/10.1371/journal.pbio.1001424

48 Holger W. Auner et al.: »The Life Span of Short-Lived Plasma Cells Is Partly Determined by a Block on Activation of Apoptotic Caspases Acting in Combination with Endoplasmic Reticulum Stress.« *Blood* 116, Nr. 18 (2010): S. 3445–55, doi.org/10.1182/blood-2009-10-250423

49 Matthew S. Kayser, Josep Dalmau: »The Emerging Link Between Autoimmune Disorders and Neuropsychiatric Disease.« *Journal of Neuropsychiatry and Clinical Neurosciences* 23, Nr. 1 (2011): S. 90–97, doi.org/10.1176/appi.neuropsych.23.1.90; Frank Leypoldt, Thaís Armangue, Josep Dalmau: »Autoimmune Encephalopathies.« *Annals of the New York Academy of Sciences*, 1338, Nr. 1 (2015): S. 94–114, doi.org/10.1111/nyas.12553

50 Huimin Yan, Masaya Takamoto, Kazuo Sugane: »Exposure to Bisphenol A Prenatally or in Adulthood Promotes TH2 Cytokine Production Associated with Reduction of CD4+CD25+ Regulatory T Cells.« *Environmental Health Perspectives* 116, Nr. 4 (2008): S. 514–19, ehp.niehs.nih.gov/doi/pdf/10.1289/ehp.10829

51 J. Rodrigo Mora, Makoto Iwata, Ulrich H. von Andrian: »Vitamin Effects on the Immune System: Vitamins A and D Take Centre Stage.« *Nature Reviews Immunology* 8, Nr. 9 (2008): S. 685–98, doi.org/10.1038/nri2378

52 Chen-Yen Yang et al.: »The Implication of Vitamin D and Autoimmunity: A Comprehensive Review.« *Clinical Reviews in Allergy* & Immunology 45, Nr. 2 (2013): S. 217–26, doi.org/10.1007/s12016-013-8361-3

53 Michael E. Benros et al.: »Autoimmune Diseases and Severe Infections as Risk Factors for Mood Disorders: A Nationwide Study.« *JAMA Psychiatry* 70, Nr. 8 (2013): S. 812–20, doi.org/10.1001/jamapsychiatry.2013.1111; Rosalie Greenberg: »The Role of Infection and Immune Responsiveness in a Case of Treatment-Resistant Pediatric Bipolar Disorder.« *Frontiers in Psychiatry* 8, Nr. 78 (2017): doi.org/10.3389/fpsyt.2017.00078; Martin F. Bachmann, Manfred Kopf: »On the Role of the Innate Immunity in Autoimmune Disease.« *Journal of Experimental Medicine* 193, Nr. 12 (2001): S. 147–50, doi.org/10.1084/jem.193.12.f47; Crystal Phend: »Depression Tied to Infections, Autoimmune Disease.« *MedPage Today*, last updated 13. Juni 2013, medpagetoday.com/psychiatry/depression/39794

54 Adina Ziemba-Goldfarb: »Possible Mechanisms That Protect the Fetus from Maternal Rejection.« *Science Journal of the Lander College of Arts and Sciences* 10, Nr. 2 (Spring 2017): S. 56–61, http://touroscholar.touro.edu/cgi/viewcontent.cgi?article=1008&context=sjlcas

55 Sid Baker, interview with Dave Asprey, Bulletproof Radio, Mai 2016, blog.daveasprey.com/wp-content/uploads/2016/05/Transcript-Sid-Baker.pdf

56 Thiago Cardoso Vale, Francisco Cardoso: »Chorea: A Journey Through History.« *Tremor and Other Hyperkinetic Movements* 5 (2015):1–6, doi.org/10.7916/D8WM1C98

57 John Waller: »A Forgotten Plague: Making Sense of Dancing Mania.« *The Lancet* 373, Nr. 9664 (Februar 2009): S. 624–25, doi.org/10.1016/S0140-6736(09)60386-

58 Vale and Cardoso: »Chorea«

59 Patricia Bauer: »Dancing Plague of 1518.« Britannica.com, 18. Mai 2017, britannica.com/event/dancing-plague-of-1518

60 Linnda R. Caporael: »Ergotism: The Satan Loosed in Salem?«, *Science* 192 (April 1976), http://www.physics.smu.edu/scalise/P3333sp08/Ulcers/ergotism.html; Torbjørn Alm and Brita Elvevåg: »Ergotism in Norway. Part 1: The Symptoms and Their Interpretation from the Late Iron Age to the Seventeenth Century.« *History of Psychiatry* 24, Nr. 1 (2012): S. 19, doi.org/10.1177/0957154X11433960

61 Stacy Schiff, The Witches (Boston: Little, Brown and Co., 2015), 22, 130–39, 386–93, 397–99

62 »Ilya Mechnikov.« *Nobel Lectures, Physiology or Medicine 1901–1921* (Amsterdam: Elsevier Publishing Co., 1967), nobelprize.org/prizes/medicine/1908/mechnikov/biographical/

63 Luba Vikhanski: »A Science Lecture Accidentally Sparked a Global Craze for Yogurt.« *Smithsonian Magazine*, 11. April 2016, smithsonianmag.com/science-nature/science-lecture-accidentally-sparked-global-craze-yogurt-180958700/

64 »Ilya Mechnikov.« *Nobel Lectures, Physiology or Medicine 1901–1921*

65 Alison Abbott: »Scientists Bust Myth That Our Bodies Have More Bacteria Than Human Cells.« *Nature*, Januar 2016, doi.org/10.1038/nature.2016.19136

66 Maayan Levy, Christoph A. Thaiss, Eran Elinav: »Metabolites: Messengers Between the Microbiota and the Immune System.« *Genes and Development* 30 (2016): S. 1589–97, doi.org/10.1101/gad.284091.116

67 Paul Forsyth, Wolfgang A. Kunze: »Voices from Within: Gut Microbes and the CNS?.« *Cellular and Molecular Life Sciences*, 70, Nr. 1 (2013): S. 55–69, doi.org/10.1007/s00018-012-1028-z

68 R. Sender, R. Milo, S. Fuchs: »Revised Estimates for the Number of Human and Bacteria Cells in the Body.« *PLOS Biology*, 19. August 2016, doi.org/10.1371/journal.pbio.1002533

69 Michael C. Toh, Emma Allen-Verco: »The Human Gut Microbiota with Reference to Autism Spectrum Disorder: Considering the Whole as More Than a Sum of Its Parts.« *Microbial Ecology in Health and Disease* 26 (2015), tandfonline.com/doi/full/10.3402/mehd.v26.26309

70 Jesse D. Aitken, Andrew T. Gewirtz: »Toward Understanding and Manipulating the Gut Microbiota.« *Nature Reviews Gastroenterology* & Hepatology 10 (2013): S. 7274, doi.org/10.1038/nrgastro.2012.252

71 Forsyth, Kunze: »Voices from Within«

72 Michael D. Gershon: »The Enteric Nervous System: A Second Brain.« *Hospital Practice* 34, Nr. 7 (1999): S. 31–52, doi.org/10.3810/hp.1999.07.153

73 Marilia Carabotti et al.: »The Gut-Brain Axis: Interactions Between Enteric Microbiota, Central and Enteric Nervous Systems.« *Annals of Gastroenterology* 28, Nr. 2 (2015): S. 203–9, ncbi.nlm.nih.gov/pmc/articles/PMC4367209/

74 Sigrid Breit et al.: »Vagus Nerve as Modulator of the Brain-Gut Axis in Psychiatric and Inflammatory Disorders.« *Frontiers in Psychiatry* 9 Nr. 44 (2018), 10.3389/fpsyt.2018.00044

75 Carabotti et al.: »The Gut-Brain Axis«

76 K. A. Floyd et al.: »Adhesion of Bacteria to Surfaces and Biofilm Formation on Medical Devices.« *in Biofilms and Implantable Medical Devices*, Hrsg. Ying Deng, Wei Lv. Sawston, UK: Woodhead Publishing (2017), S. 47–95, sciencedirect.com/topics/engineering/biofilm-community

77 Daniel Erny et al.: »Host Microbiota Constantly Control Maturation and Function of Microglia in the CNS.« *Nature Neuroscience* 18 Nr. 7 (2015): S. 965–77, doi.org/10.1038/nn.4030

78 Carabotti et al.: »The Gut-Brain Axis«

79 Jessica Stoller-Conrad: »Microbes Help Produce Serotonin in Gut.« *CalTech*.edu, April 9, 2015, caltech.edu/about/news/microbes-help-produce-serotonin-gut-46495

80 K. K. Jain: »Blood-Brain Barrier.« *Medlink Neurology*, updated Juli 2019, medlink.com/article/blood-brain_barrier

81 Jay P. Patel, Benicio N. Frey: »Disruption in the Blood-Brain Barrier: The Missing Link Between Brain and Body Inflammation in Bipolar Disorder?«, *Neural Plasticity*, Article ID 708306 (2015), doi.org/10.1155/2015/708306; Birgit Obermeier, Richard Daneman, Richard M. Ransohoff: »Development, Maintenance and Disruption of the Blood-Brain Barrier.« *Nature Medicine* 19, Nr. 12 (2013): S. 1584–96, doi.org/10.1038/nm.3407

82 Robert A. Nordal, C. Shun Wong: »Molecular Targets in Radiation-Induced Blood-Brain Barrier Disruption.« *International Journal of Radiation Oncology* 62, Nr. 1 (2005): S. 279–87, doi.org/10.1016/j.ijrobp.2005.01.039

83 Himakarnika Alluri et al.: »Blood-Brain Barrier Dysfunction Following Traumatic Brain Injury.« *Metabolic Brain Disease* 30, Nr. 5 (2015): S. 1093–1104, doi.org/10.1007/s11011-015-9651-7

84 C. C. de Aquino et al.: »Effect of Hypoproteic and High-Fat Diets on Hippocampal Blood-Brain Barrier Permeability and Oxidative Stress.« *Frontiers in Nutrition* 5, Nr. 131 (Januar 2019), doi.org/10.3389/fnut.2018.00131

85 »Glymphatic System.« University of Rochester Medical Center, Nedergaard Lab, Lab Focuses, urmc.rochester.edu/labs/nedergaard/projects/glymphatic-system.aspx; Natalie L. Hauglund, Chiara Pavan, Maiken Nedergaard: »Cleaning the Sleeping Brain: The Potential Restorative Function of the Glymphatic System.« *Current Opinion in Physiology* 15 (Juni 2020): S. 1–6, doi.org/10.1016/j.cophys.2019.10.020

86 Shalini Paruthi et al.: »Consensus Statement of the American Academy of Sleep Medicine on the Recommended Amount of Sleep for Healthy Children: Methodology and Discussion.« *Journal of Clinical Sleep Medicine* 12, Nr. 11 (November 2016): S. 1549–61, doi.org/10.5664/jcsm.6288

87 »Sleep in Adolescents.« *Nationwide Children*'s Hospital, Sleep Disorder Center, nationwidechildrens.org/specialties/sleep-disorder-center/sleep-in-adolescents

88 Antoine Louveau, Tajie H. Harris, Jonathan Kipnis: »Revisiting the Mechanics of CNS Immune Privilege.« *Trends in Immunology* 36, Nr. 10 (2015): doi.org/10.1016/j.it.2015.08.006

89 M. L. Wong et al.: »Inflammasome Signaling Affects Anxiety-and Depressive-Like Behavior and Gut Microbiome Composition.« *Molecular Psychiatry* 2, Nr. 6 (2016): S. 797–805, doi.org/10.1038/mp.2016.46

90 Emeran A. Mayer et al.: »Gut/Brain Axis and the Microbiota.« *Journal of Clinical Investigation* 125 Nr. 3 (2015), 926–38, doi.org/10.1172/JCI76304; Francesca Mangiola et al.: »Gut Microbiota in Autism and Mood Disorders.« *World Journal of Gastroenterology* 22, Nr. 1 (2016): S. 361–68, doi.org/10.3748/wjg.v22.i1.361

91 G. B. Rogers et al.: »From Gut Dysbiosis to Altered Brain Function and Mental Illness: Mechanisms and Pathways.« *Molecular Psychiatry* 21 (April 2016): S. 738–48, doi.org/10.1038/mp.2016.50

92 Ger Bongaerts, René Severijnen, Harro Timmerman: »Effect of Antibiotics, Prebiotics and Probiotics in Treatment for Hepatic Encephalopathy.« *Medical Hypotheses* 64, Nr. 1 (2005): S. 64–68, doi.org/10.1016/j.mehy.2004.07.029

93 »Pediatric Autoimmune Neuropsychiatric Disorders Associated with Streptococcus Infections.« *National Institutes of Health*, abgerufen am 1. Juli 2020, rarediseases.info.nih.gov/diseases/7312/pediatric-autoimmune-neuropsychiatric-disorders-associated-with-streptococcus-infections

94 NIH Autoimmune Diseases Coordinating Committee: »Progress in Autoimmune Diseases Research.« *National Institutes of Health* (März 2005), abegerufen am 19. Juli 2019, niaid.nih.gov/sites/default/files/adccfinal.pdf

95 »Autoimmune Disease« *American Autoimmune Related Diseases Association*, abgerufen im Juli 2019, aarda.org/news-information/statistics/

96 »Dr. Judith Rapoport Oral History 2017.« Interview mit Ramya Rajagopalan, National Institutes of Health, 28. August 2017, history.nih.gov/display/history/Rapoport%2C+Judith+2017; Susan Swedo: »Interview with Dr. Susan Swedo.« Interview mit Anna Conkey, Neuroimmune.org, Foundation for Children with Neuroimmune Disorders, März 2018, neuroimmune.org/susan-swedo-pandas-interview/

97 Susan E. Swedo, James F. Leckman, Noel R. Rose: »From Research Subgroup to Clinical Syndrome: Modifying the PANDAS Criteria to Describe PANS (Pediatric Acute-Onset Neuropsychiatric Syndrome).« *Pediatrics and Therapeutics* 2, Nr. 2 (2012): S. 113, doi.org/10.4172/2161-0665.1000113

98 Susan S. E. Swedo et al.: »Pediatric Autoimmune Neuropsychiatric Disorders Associated with Streptococcal Infections: Clinical Description of the First 50 Cases.« *American Journal of Psychiatry* 155, Nr. 2 (Februar 1998): S. 264–71

99 Swedo: »From Research Subgroup.« 113

100 Jennifer Frankovich et.al.: »Clinical Management of Pediatric Acute-Onset Neuropsychiatric Syndrome.« *Journal of Child and Adolescent Psychopharmacology* 27, Nr. 7 (September 2017): S. 574–93, http://doi.org/10.1089/cap.2016.0148

101 Shaye Kivity et al.: »Infections and Autoimmunity— Friends or Foes?«, *Trends in Immunology* (Juli 2009), doi.org/10.1016/j.it.2009.05.005

102 N. Muller et al.: »Mycoplasma Pneumoniae Infection and Tourette's Syndrome.« *Psychiatry Research* 129, Nr. 2 (Dezember 2004): S. 119–25, doi.org/10.1016/j.psychres.2004.04.009

103 R. C. Dale, A. J. Church, I. Heyman: »Striatal Encephalitis after Varicella Zoster Infection Complicated by Tourettism.« *Movement Disorders: Official Journal of the International Parkinson and Movement Disorder Society* 18, Nr. 12 (Dezember 2003): S. 1554–56, doi.org/10.1002/mds.10610

104 P. J. Hoekstra et al.: »Association of Common Cold with Exacerbations in Pediatric but Not Adult Patients with Tic Disorder: A Prospective Longitudinal Study.« *Journal of Child and Adolescent Psychopharmacology* 15, Nr. 2 (April 2005): S. 285–92, doi.org/10.1089/cap.2005.15.285

105 I. K. Aronson, K. Soltani: »The Enigma of the Pathogenesis of the Jarisch-Herxheimer Reaction.« *British Journal of Venereal Diseases* 52, Nr. 5 (Oktober 1976): S. 313–15, doi.org/10.1136/sti.52.5.313

106 Paul Ashwood et al.: »Spontaneous Mucosal Lymphocyte Cytokine Profiles in Children with Autism and Gastrointestinal Symptoms: Mucosal Immune Activation and Reduced Counter Regulatory Interleukin-10.« *Journal of Clinical Immunology* 24 (November 2004), 664–73, doi.org/10.1007/s10875-004-6241-6

107 H. Guo, J. Callaway, J. Ting: »Inflammasomes: Mechanism of Action, Role in Disease, and Therapeutics.« *Nature Medicine* 21 (2015): S. 677–87, doi.org/10.1038/nm.3893

108 E. Brietzke et al.: »Ketogenic Diet as a Metabolic Therapy for Mood Disorders: Evidence and Developments.« *Neuroscience & Biobehavioral Reviews* 94 (2018): S. 11–16, doi:10.1016/j.neubiorev.2018.07.020

109 39th Expert Committee on Drug Dependence: »Cannabidiol (CBD) Pre-Review Report.« World Health Organization, Agenda Item 5.2 (November 2017): S. 5, who.int/medicines/access/controlled-substances/5.2_CBD.eps

110 J. Komorowski, H. Stepień: »The Role of the Endocannabinoid System in the Regulation of Endocrine Function and in the Control of Energy Balance in Humans.« *Postepy Higieny I Medycyny Doswiadczalnej* 61 (2007): S. 99–105, ncbi.nlm.nih.gov/pubmed/17369778

111 A. A. Izzo, A. A. Coutts: »Cannabinoids and the Digestive Tract.« *in Cannabinoids: Handbook of Experimental Pharmacology*, Hrsg. R. G. Pertwee (New York: Springer-Verlag, 2005), 573–98, doi.org/10.1007/3-540-26573-2_19

112 Izzo and Coutts: »Cannabinoids.« 573–98

113 Maria-Teresa Samson et al.: »Differential Roles of CB1 and CB2 Cannabinoid Receptors in Mast Cells.« *Journal of Immunology* 170, Nr. 10 (Mai 2003): S. 4953–62, 10.4049/jimmunol.170.10.4953

114 Debra A. Kendall and Guillermo A. Yudowski: »Cannabinoid Receptors in the Central Nervous System: Their Signaling and Roles in Disease.« *Frontiers in Cellular Neuroscience* (Januar 2017), doi.org/10.3389/fncel.2016.00294

115 Kendall and Yudowski: »Cannabinoid«

116 Johannes Fuss et al.: »A Runner's High Depends on Cannabinoid Receptors in Mice.« *Proceedings of the National Academy of Sciences* 112, Nr. 42 (Oktober 2015): S. 13105–108, doi.org/10.1073/pnas.1514996112

117 Emmanuelle di Tomaso, Massimiliano Beltramo, Daniele Piomelli: »Brain Cannabinoids in Chocolate.« *Nature* 382 (August 1996): S. 677–78, doi.org/10.1038/382677a0

118 G. B. Stefano et al.: »Endocannabinoids as Autoregulatory Signaling Molecules: Coupling to Nitric Oxide and a Possible Association with the Relaxation Response.« *Medical Science Monitor* 9, Nr. 4, (2003): RA63–75

119 Lin Chen et al.: »Endogenous Anandamide and Cannabinoid Receptor-2 Contribute to Electroacupuncture Analgesia in Rats.« *Journal of Pain* 10, Nr. 7 (Juli 2009): S. 732–39, doi.org/10.1016/j.jpain.2008.12.012

120 James M. Nichols and Barbara L.F. Kaplan: »Immune Responses Regulated by Cannabidiol.« *Cannabis and Cannabinoid Research*, 5, Nr. 1 (März 2020): S. 12–31, doi.org/10.1089/can.2018.0073

121 Shimon Ben-Shabat et al.: »An Entourage Effect: Inactive Endogenous Fatty Acid Glycerol Esters Enhance 2-Arachidonoyl-Glycerol Canna binoid Activity.« *European Journal of Pharmacology* 353, Nr. 1 (17. Juli 1998): S. 23–31, doi.org/10.1016/s0014-2999(98)00392-6

122 S. Jolles, W. A. Sewell, S. A. Misbah: »Clinical Uses of Intravenous Immunoglobulin.« *Clinical* & Experimental Immunology 142, Nr. 1 (2005): S. 1–11, doi:10.1111/j.1365-2249.2005.02834

123 Boyce Rensberger: »A New Type of Arthritis Found in Lyme.« *New York Times*, 18. Juli 1976, nytimes.com/1976/07/18/archives/a-new-type-of-arthritis-found-in-lyme-new-form-of-arthritis-is.html

124 Jonathan A. Edlow, Bullseye: *Unraveling the Medical Mystery of Lyme Disease* (New Haven, CT.: Yale University Press, 2003): S. 1–2, books.google.com/books?hl=en&lr=&id=SokNhmzFERIC&oi=fnd &pg=PR9&ots=KsocJmc8R2&sig=mrTWhBNUazC7MKcuiXqCFijM vr0#v=onepage&q&f=false

125 Rensberger: »A New Type of Arthritis«

126 A. C. Steere, T. F. Broderick, S. E. Malawista: »Erythema Chronicum Migrans and Lyme Arthritis: Epidemiologic Evidence for a Tick Vector.« *American Journal of Epidemiology* 108 Nr. 4 (1978): S. 312–21, doi.org/10.1093/oxfordjournals.aje.a112625

127 Shana Elbaum-Garfinkle: »Close to Home: A History of Yale and Lyme Disease.« *Yale Journal of Biology Medicine* 84, Nr. 2 (2011): S. 103–8, ncbi.nlm.nih.gov/pmc/articles/PMC3117402/

128 Elbaum-Garfinkle: »Close to Home«

129 Marjorie Hecht: »13 Signs and Symptoms of Lyme Disease.« *Healthline*, 16. Mai 2018, updated on 29. März 2019, healthline.com/health/lyme-disease-symptoms#skin-outbreaks

130 Nina Bai: »Lyme Disease Is on the Rise— An Expert Explains Why.« University of California, San Francisco, 16. Mai 2018, ucsf.edu/news/2018/05/410401/lyme-disease-rise-expert-explains-why

131 »How Urbanization Affects Spread of Lyme Disease.« *Infection Control Today*, 27. Juni 2019, infectioncontroltoday.com/infectious-diseases-conditions/how-urbanization-affects-spread-lyme-disease

132 R. Rosenberg et al.: »Vital Signs: Trends in Reported Vectorborne Disease Cases—United States and Territories, 2004–2016.« *CDC, Morbidity and Mortality Weekly Report* 67 (2018): S. 496–501, abgerufen am Mai 3, 2018, cdc.gov/mmwr/volumes/67/wr/mm6717e1.htm

133 »CDC Provides Estimate of Americans Diagnosed with Lyme Disease Each Year.« CDC Newsroom, 19. August 2013, cdc.gov/media/releases/2013/p0819-lyme-disease.html

134 L. Johnson et al.: »Severity of Chronic Lyme Disease Compared to Other Chronic Conditions: A Quality of Life Survey.« *PeerJ* 2, Nr. 322 (März 2014), doi.org/10.7717/peerj.322

135 CBS News: »Lyme Disease Has Now Spread to All 50 States, Report Finds.« CBS, 7. August 2018, cbsnews.com/news/lyme-disease-has-now-spread-to-all-50-states-report-finds/

136 Michael T. Melia and Paul G. Auwaerter: »Time for a Different Approach to Lyme Disease and Long-Term Symptoms.« *New England Journal of Medicine* 374 (2016): S. 1277–78, doi.org/10.1056/NEJMe1502350

137 CDC: »Lyme Disease: Diagnosis and Testing.« Centers for Disease Control and Prevention, abgerufen am 20. November 2019, cdc.gov/lyme/diagnosistesting/index.html

138 »The Founding Physicians.« About Johns Hopkins Medicine, hopkinsmedicine.org, hopkinsmedicine.org/about/history/history5.html

139 L. L. Crozatti et al.: »Atypical Behavioral and Psychiatric Symptoms: Neurosyphilis Should Always Be Considered.« *Autopsy Case Reports* 5, Nr. 3 (September 2015): S. 43–47, doi.org/10.4322/acr.2015.021

140 W. B. Bean, *Sir William Osler: Aphorisms from His Bedside Teachings and Writings* (Springfield, IL: Charles C. Thomas, 1968), 133

141 CDC: »Symptoms of Tickborne Illness.« abgerufen am January 10, 2019, cdc.gov/ticks/symptoms.html

142 A. Stonehouse, J. S. Studdiford, C. A. Henry: »An Update on the Diagnosis and Treatment of Early Lyme Disease: 'Focusing on the Bull's Eye, You May Miss the Mark'.« *Journal of Emergency Medicine* 39, Nr. 5 (2010): e147–51, doi.org/10.1016/j.jemermed.2007.06.007; Lorraine Johnson: »How Many of Those With Lyme Disease Have the Rash? Estimates Range From 27–80%.« Lyme Policy Wonk, 10. April 2014, lymedisease.org/lymepolicywonk-how-many-of-those-with-lyme-disease-have-the-rash-estimates-range-from-27-80-2/

143 John O. Meyerhoff, Russell W. Steele, and Gerald W. Zaidman: »Lyme Disease Clinical Presentation.« *Medscape*, abgerufen am August 1, 2019, emedicine.medscape.com/article/330178-clinical

144 Medical Knowledge Team, Ada Health: »Late Lyme Disease.« abgerufen am18. Februar 2020, ada.com/conditions/late-lyme-disease/#symptoms

145 Lynn Margulis et al.: »Spirochete Round Bodies Syphilis, Lyme Disease & AIDS: Resurgence of 'The Great Imitator'?.« *Symbiosis* 47 (2009): S. 51–58, doi.org/10.1007/BF03179970

146 L. Meriläinen et al.: »Morphological and Biochemical Features of Borrelia burgdorferi Pleomorphic Forms.« *Microbiology* 161, Nr. 3 (2015): S. 516–27, doi.org/10.1099/mic.0.000027

147 Eva Sapi et al.: »The Long-Term Persistence of Borrelia burgdorferi Antigens and DNA in the Tissues of a Patient with Lyme Disease.« *Antibiotics* 8, Nr. 4 (Oktober 2019): S. 183, doi.org.10.3390/antibiotics8040183

148 Margulis et al.: »Spirochete Round Bodies.« 51–58

149 Robert C. Bransfield: »Aggressiveness, Violence, Homicidality, Homicide, and Lyme Disease.« *Neuropsychiatric Disease and Treatment* 14, Nr. 9 (März 2018): S. 693–713, doi:10.2147/NDT.S155143

150 Johnson et al.: »Severity of Chronic Lyme Disease«

151 Robert C. Bransfield: »Suicide and Lyme and Associated Diseases.« *Neuropsychiatric Disease and Treatment* 13 (2017): S. 1575–87, 108 109 109 110 113 116 http://doi.org/10.2147/NDT.S136137; Edward B. Breitschwerdt et al.: »Bartonella henselae Bloodstream Infection in a Boy with Pediatric Acute-Onset Neuropsychiatric Syndrome.« *Journal of Central Nervous System Disease* 11 (März 2019): S. 1–8, doi.org/10.1177/1179573519832014

152 S. K. Singh, H. J. Girschick: »Toll-like Receptors in Borrelia burgdorferi-Induced Inflammation.« *Clinical Microbiology and Infection* 12, Nr. 8 (August 2006): S. 705–17, doi.org/10.1111/j.1469-0691.2006.01440

153 Abhishek Chandra et al.: »Anti-Neural Antibody Reactivity in Patients with a History of Lyme Borreliosis and Persistent Symptoms.« *Brain, Behavior, and Immunity* 24, Nr. 6 (August 2010): S. 1018–24, doi.org/10.1016/j.bbi.2010.03.002

154 Matthew S. Kayser and Josep Dalmau: »The Emerging Link Between Autoimmune Disorders and Neuropsychiatric Disease.« *Journal of Neuropsychiatry and Clinical Neurosciences*, 23, Nr. a (Frühjahr 2011): S. 90–97, doi.org/10.1176/appi.neuropsych.23.1.90

155 »IGeneX Inc. Introduces New Diagnostic Tests for Lyme Disease and Tick-Borne Relapsing Fever.« IGeneX Inc. Presseerklärung, igenex.com/press-release/igenex-inc-introduces-new-diagnostic-tests-for-lyme-disease-and-tick-borne-relapsing-fever/

156 F. di Michele et al.: »N-Acetyl Cysteine and Vitamin D Supplementation in Treatment Resistant Obsessive-Compulsive Disorder Patients: A General Review.« *Current Pharmaceutical Design* 24, Nr. 17 (2018):1832–38, doi.org/10.2174/1381612824666180417124919; G. Oliver et al.: »N-Acetyl Cysteine in the Treatment of Obsessive Compulsive and Related Disorders: A Systematic Review.« *Clinical Psychopharmacology and Neuroscience* 13, Nr. 1 (2015): S. 12–24, doi.org/10.9758/cpn.2015.13.1.12

157 National Notifiable Diseases Surveillance System (NNDSS): »Lyme Disease (Borrelia burgdorferi) 2017 Case Definition.« Centers for Disease Control, wwwn.cdc.gov/nndss/conditions/lyme-disease/case-definition/2017/

158 Robert M. Sargis: »How Your Thyroid Works.« Endocrineweb, abgerufen am 21. Oktober 2019, endocrineweb.com/conditions/thyroid/how-your-thyroid-works

159 Healthwise Staff: »Thyroid Hormone Production and Function.« University of Michigan, Michigan Medicine Health Library, Stand vom 28. Juli 2019, uofmhealth.org/health-library/ug1836

160 L. Bartalena, J. Robbins: »Thyroid Hormone Transport Proteins.« *Clinics in Laboratory Medicine* 13, Nr. 3 (September 1993): S. 583–598, ncbi.nlm.nih.gov/pubmed/8222576

161 Healthbeat: »Could It Be My Thyroid?« Harvard Health Publishing, health.harvard.edu/healthbeat/could-it-be-my-thyroid

162 Stefano Mariotti, Paolo Beck-Peccoz: »Physiology of the Hypothalamic-Pituitary-Thyroid Axis.« *Endotext*, Stand vom 14. August 2016, ncbi.nlm.nih.gov/books/NBK278958/

163 American Thyroid Association: »Prevalence and Impact of Thyroid Disease.« General Information/Press Room, thyroid.org/media-main/press-room/

164 American Thyroid Association: »Prevalence and Impact«

165 J. M. Kuyl: »The Evolution of Thyroid Function Tests.« *Journal of Endocrinology, Metabolism and Diabetes of South Africa* 20, Nr. 2 (2015), http://www.jemdsa.co.za/index.php/JEMDSA/article/view/490

166 Elizabeth A. McAninch, Antonio C. Bianco: »The History and Future of Treatment of Hypothyroidism.« *Annals of Internal Medicine* 164, Nr. 1 (2016): S. 50–56. doi.org/10.7326/M15-1799

167 Luigi Massimino Sena: »The Thyroid in Art.« dn3g20un7g odm.cloudfront.net/2011/AM11SA/161.pdf

168 Thomas W. Heinrich, Garth Grahm: »Hypothyroidism Presenting as Psychosis: Myxedema Madness Revisited.« *Primary Care Companion to the Journal of Clinical Psychiatry* 5, Nr. 6 (2003): S. 260–66, doi.org/10.4088/pcc.v05n0603

169 N. Zorkin et al.: »Severe Hypothyroidism Presenting with Acute Mania and Psychosis: A Case Report and Literature Review.« *Bipolar Disorder* 3, Nr. 1 (2017), doi.org/10.4172/2472-1077.1000116

170 Anna Z. Feldman, Rupendra T. Shrestha, James V. Hennessey: »Neuropsychiatric Manifestations of Thyroid Disease.« *Endocrinology and Metabolism Clinics of North America* 42 (2013): S. 453–76, doi.org/10.1016/j.ecl.2013.05.005

171 Zorkin et al.: »Severe Hypothyroidism«

172 R. Asher: »Myxoedematous Madness.« *British Medical Journal* (10. September 1949): S. 555–62, ncbi.nlm.nih.gov/pmc/articles/PMC2051123/pdf/brmedj03641-0005.pdf

173 American Thyroid Association: »Prevalence and Impact«

174 Heinrich, Grahm: »Hypothyroidism Presenting as Psychosis.« 260–66

175 Sari Harrar: »5 Surprising Facts about 'Low Thyroid' in Children and Teens.« *Endocrineweb*, updated on 19. Januar 2017, endocrineweb.com/conditions/hypothyroidism/5-surprising-facts-about-low-thyroid-children-teens

176 American Thyroid Association: »Prevalence and Impact«

177 Kresimira Milas: »Hashimoto's Thyroiditis Facts and Tips.« *Endocrineweb*, Stand vom 29. Mai 2014, endocrineweb.com/conditions/hashimotos-thyroiditis/hashimotos-thyroiditis-facts-tips

178 Yhojan Rodríguez et al.: »Tick-Borne Diseases and Autoimmunity: A Comprehensive Review.« *Journal of Autoimmunity* 88 (März 2018): S. 21–42, doi.org/10.1016/j.jaut.2017.11.007

179 Heinrich, Grahm: »Hypothyroidism Presenting as Psychosis.« 260–66

180 Amy Myers: »3 Reasons Your Doctor Missed Your Hashimoto's Diagnosis.« Amy Myers MD, Juli 1, 2020, amymyersmd.com/2018/02/3-reasons-doctor-missed-hashimotos-diagnosis/

181 Shan Juan: »Thyroid Diseases on the Rise in China: Expert.« *ChinaDaily.com*, last updated Juni 3, 2016, http://www.chinadaily.com.cn/china/2016-06/03/content_25607805.htm

182 Valeria Calsolaro et al.: »Thyroid Disrupting Chemicals.« *International Journal of Molecular Sciences* 18, Nr. 12 (Dezember 2017): S. 2583, doi.org/10.3390/ijms18122583

183 R. Thomas Zoeller et al.: »Endocrine-Disrupting Chemicals and Public Health Protection: A Statement of Principles from the Endocrine Society.« *Endocrinology* 153, Nr. 9 (2012): S. 4097–110, doi.org/10.1210/en.2012-1422

184 »Dioxins and Their Effects on Human Health.« Weltgesundheitsorganisation, who.int, Oktober 4, 2016, who.int/news-room/fact-sheets/detail/dioxins-and-their-effects-on-human-health

185 M. M. Leijs et al.: »Thyroid Hormone Metabolism and Environmental Chemical Exposure.« *Environmental Health* 11, Nr. 1 (2012), doi.org/10.1186/1476-069X-11-S1-S10

186 Leijs et al.: »Thyroid Hormone«

187 Roddy Scheer, Doug Moss: »Perchlorate in Drinking Water Raises Health Concerns.« *E-The Environmental Magazine,* Scientific American, 21. Dezember 2012, scientificamerican.com/article/perchlorate-in-drinking-water/

188 Erik Stokstad: »Perchlorate Impacts Thyroid at Low Doses.« *Science*, Oktober 6, 2006, sciencemag.org/news/2006/10/perchlorate-impacts-thyroid-low-doses; Giuseppe Lisco et al.: »Interference on Iodine Uptake and Human Thyroid Function by Perchlorate-Contaminated Water and Food.« *Nutrients* 12, Nr. 6 (2020): S. 1669, doi.org/10.3390/nu 12061669

189 Scheer and Moss: »Perchlorate in Drinking Water«; Rebecca Renner: »Perchlorate in Food.« *Environmental Science and Technology*, 15. März 2008, 1817, pubs.acs.org/doi/pdf/10.1021/es0870552

190 Navneet Singh et al.: »A Comparative Study of Fluoride Ingestion Levels, Serum Thyroid Hormone & TSH Level Derangements, Dental Fluorosis Status among

School Children from Endemic and Non-Endemic Fluorosis Areas.« *SpringerPlus* 3, Nr. 7 (Januar 3, 2014), doi:10.1186/2193-1801-3-7

191 M. A. Iddah, B. N. Macharia: »Autoimmune Thyroid Disorders.« *International Scholarly Research Notices Endocrinology* 2013, article 509764 (Juni 2013), doi.org/10.1155/2013/509764; Rui Lin et al.: »Abnormal Intestinal Permeability and Microbiota in Patients with Auto immune Hepatitis.« *International Journal of Clinical And Experimental Pathology* 8, Nr. 5 (Mai 2015): S. 5153–60

192 Increased intestinal permeability: Qinghui Mu et al.: »Leaky Gut as a Danger Signal for Autoimmune Diseases.« *Frontiers In Immunology* 8, Nr. 23 (Mai 2017), doi:10.3389/fimmu.2017.00598

193 Patrick Hanley, Katherine Lord, Andrew J. Bauer: »Thyroid Disorders in Children and Adolescents: A Review.« *JAMA Pediatrics* 170, Nr. 10 (Oktober 2016): S. 1014, sfedp.org/wp-content/uploads/2017/06/Review-sur-la-pathologie-thyroidienne-p%C3%A9diatrique-JAMA-Ped-2016.pdf

194 Physical symptoms: Hanley et al.: »Thyroid Disorders in Children.« 1013

195 »Hyperthyroidism (Overactive Thyroid).« *Mayo Clinic*, Diseases and Conditions, Mayoclinic.org, updated Januar 7, 2020, mayoclinic.org/diseases-conditions/hyperthyroidism/diagnosis-treatment/drc-20373665

196 Healthbeat: »Could It Be My Thyroid?«

197 Hanley et al.: »Thyroid Disorders in Children.« 1012

198 Hanley et al.: »Thyroid Disorders in Children.« 1014

199 Harrar: »5 Surprising Facts«

200 Sarah Kotchen Rock, Eugene H. Makela: »Hypothyroidism and Depression: A Therapeutic Challenge.« *Annals of Pharmacotherapy* 34, Nr. 10, (Oktober 2000), doi.org/10.1345/aph.10022

201 Robert Krysiak, Witold Szkróbka, Boguslaw Okopień: »The Effect of Vitamin D and Selenomethionine on Thyroid Antibody Titers, Hypothalamic-Pituitary-Thyroid Axis Activity and Thyroid Function Tests in Men with Hashimoto's Thyroiditis: A Pilot Study.« *Pharmacological Reports* 71, Nr. 2 (Oktober 2018): S. 243–47, doi.org/10.1016/j.pharep.2018.10.012

202 Michael I. Liontiris, Elias E. Mazokopakis: »A Concise Review of Hashimoto Thyroiditis (HT) and the Importance of Iodine, Selenium, Vitamin D and Gluten on the Autoimmunity and Dietary Management of HT Patients. Points That Need More Investigation.« *Hellenic Journal of Nuclear Medicine* 20, Nr. 1 (2017): S. 51–56, http://shayahealth.com/resources/Hashimotos%20gluten%20review%20article.pdf; George J. Kahaly, Lara Frommer, Detlef Schuppan: »Celiac Disease and Glandular Autoimmunity.« *Nutrients* 814, Nr. 10 (2018): doi: 10.3390/nu10070814

203 Robert Krysiak, Witold Szkróbka, Boguslaw Okopień: »The Effect of Gluten-Free Diet on Thyroid Autoimmunity in Drug-Naïve Women with Hashimoto's Thyroiditis: A Pilot Study.« *Experimental and Clinical Endocrinology & Diabetes* 127, Nr. 7 (Juli 2019): S. 417–22, doi.org/10.1055/a-0653-7108

204 Lisa Rapaport: »Healthy Kids with Sick Sibling May Hide Emotions.« Reuters Health News, 26. Juli 2018, reuters.com/article/us-health-kids-ill-sibling/healthy-kids-with-sick-sibling-may-hide-emotions-idUSKBN1KG31A

205 Kristin H. Lagattuta, L. Sayfan, C. Bamford: »Do You Know How I Feel? Parents Underestimate Worry and Overestimate Optimism Compared to Child Self-Report.« *Journal of Experimental Child Psychology* 113, Nr. 2 (2012): S. 211–32, sciencedirect.com/science/article/abs/pii/S0022096512000616

206 Christina S. Chao et al.: »Salivary Cortisol Levels by Tandem Mass Spectrometry During High Dose ACTH Stimulation Test for Adrenal Insufficiency in Children.« *Endocrine* 67, Nr. 1 (Januar 2019), doi.org/10.1007/s12020-019-02084-8; M. H. Laudat et al: »Salivary Cortisol Measurement: A Practical Approach to Assess Pituitary-Adrenal Function.« *Journal of Clinical Endocrinology* & Metabolism 66, Nr. 2 (Februar 1988): S. 343–48, doi.org/10.1210/jcem-66-2-343

207 John D. Guerry, Paul D. Hastings: »In Search of HPA Axis Dysregulation in Child and Adolescent Depression.« *Clinical Child and Family Psychology Review* 14, Nr. 2 (2011): S. 135–60, doi.org/10.1007/s10567-011-0084-5

208 Patrick O. McGowan: »Epigenomic Mechanisms of Early Adversity and HPA Dysfunction: Considerations for PTSD Research.« *Frontiers in Psychiatry* 4, Nr. 110 (September 2013), doi.org/10.3389/fpsyt.2013.00110

209 M. Belvederi Murri et al.: »The HPA Axis in Bipolar Disorder: Systematic Review and Meta-Analysis.« *Psychoneuroendocrinology* 63 (2016): S. 327–42, doi.org/10.1016/j.psyneuen.2015.10.014

210 McGowan: »Epigenomic Mechanisms«; Guerry and Hastings: »In Search of HPA Axis Dysregulation«

211 Amanda Brown et al.: »Bridging Basic and Clinical Research in Early Life Adversity, DNA Methylation, and Major Depressive Disorder.« *Frontiers in Genetics* 10, Nr. 229 (März 2019), doi.org/10.3389/fgene.2019.00229

212 Jayanthi Maniam et al.: »Early-Life Stress, HPA Axis Adaptation, and Mechanisms Contributing to Later Health Outcomes.« *Frontiers in Endocrinology* 5, Nr. 73 (Mai 2014): doi.org/10.3389/fendo.2014.00073

213 James E. Gangwisch et al.: »High Glycemic Index Diet as a Risk Factor for Depression: Analyses from the Women's Health Initiative.« *American Journal of Clinical Nutrition* 102, Nr. 2 (2015): S. 454–63, doi.org/10.3945/ajcn.114.103846; Liam Davenport: »Role of Nutrition in Mental Health a Public Health Matter.« *Medscape*, Juli 3, 2020, medscape.com/viewarticle/933386#vp_2; Ye Li et al.: »Dietary Patterns and Depression Risk: A Meta-Analysis.« *Psychiatry Research* 253 (Juli 2017): S. 373–82, doi.org/10.1016/j.psychres.2017.04.020

214 Gangwisch et al.: »High Glycemic 150 150 150 157 159 159 Index Diet«; Maria Cohut: »Mediterranean Diet May Protect Against Depression Symptoms.« *Medical News Today*, 22. Mai 2019, medicalnewstoday.com/articles/325240; Heather M. Francis et al.: »A Brief Diet Intervention Can Reduce Symptoms of Depression in

Young Adults— A Randomised Controlled Trial.« *PLoS ONE* 14, Nr. 10 (Oktober 2019): e0222768, doi.org/10.1371/journal.pone.0222768; Monique Aucoin and Sukriti Bhardwaj: »Generalized Anxiety Disorder and Hypoglycemia Symptoms Improved with Diet Modification.« *Case Reports in Psychiatry* 2016, Nr. 7165425 (2016), doi.org/10.1155/2016/7165425

215 Gita Shafiee et al.: »The Importance of Hypoglycemia in Diabetic Patients.« *Journal of Diabetes and Metabolic Disorders* 11, Nr. 1 (Oktober 2012), doi:10.1186/2251-6581-11-17

216 Harry M. Salzer: »Relative Hypoglycemia as a Cause of Neuropsychiatric Illness.« *Journal of the National Medical Association* 58, no.1 (Januar 1966): S. 12, PMCID: PMC2611193

217 S. Chalew et al.: »The Use of the Plasma Epinephrine Response in the Diagnosis of Idiopathic Postprandial Syndrome.« *Journal of the American Medical Association* 251 (Februar 1984): S. 612–15, doi.org/10.1001/jama.1984.03340290026014

218 Eileen K. Corrigan: »Adrenal Insufficiency (Addison's Disease).« Pituitary Network Association, pituitary.org/knowledge-base/disorders/adrenal-insuffieciency-addison-s-disease

219 A. A. Kulkarni, B. A. Swinburn, J. Utter: »Associations Between Diet Quality and Mental Health in Socially Disadvantaged New Zealand Adolescents.« *European Journal of Clinical Nutrition* 69, Nr. 1 (2015): S. 79–83, doi.org/10.1038/ejcn.2014.130; Gangwisch et al.: »High Glycemic Index Diet«; F. Haghighatdoost et al.: »Glycemic Index, Glycemic Load, and Common Psychological Disorders.« *American Journal of Clinical Nutrition* 103, Nr. 1 (2016): S. 201–9, doi.org/10.3945/ajcn.114.105445; R. A. Cheatham et al.: »Long-Term Effects of Provided Low and High Glycemic Load Low Energy Diets on Mood and Cognition.« *Physiology and Behavior* 98 Nr. 3 (2009): S. 374–79, doi.org/10.1016/j.physbeh.2009.06.015; M. Hosseinzadeh et al.: »Empirically Derived Dietary Patterns in Relation to Psychological Disorders.« *Public Health Nutrition* 19 Nr. 2 (Februar 2016): S. 204–17, doi: 10.1017/S136898001500172

220 Aucoin and Bhardwaj: »Generalized Anxiety Disorder«

221 »Allergy Facts and Figures.« Asthma and Allergy Foundation of America, aafa.org/allergy-facts/

222 »Food Allergy Facts and Statistics for the U.S.«, Food Allergy Research and Education, abgerufen am Juni 8, 2020, foodallergy.org/life-with-food-allergies/food-allergy-101/facts-and-statistics

223 »Food Allergies in Children.« Johns Hopkins Medicine, hopkinsmedicine.org/health/conditions-and-diseases/food-allergies-in-children

224 U.S. Food and Drug Administration: »What You Need to Know About Food Allergies.« FDA.gov, abgerufen am 26. September 2018, fda.gov/food/buy-store-serve-safe-food/what-you-need-know-about-food-allergies

225 »A Tweak of Sweet in Vanilla Extract.« Newsday.com, 2. März 2011, newsday.com/lifestyle/restaurants/a-tweak-of-sweet-in-vanilla-extract-1.2722815

226 Caroline Stanko: »Does Vanilla Extract Contain Alcohol?«, Taste of Home, tasteofhome.com/article/alcohol-in-extracts/

227 The Editors of Encyclopaedia Britannica: »Ethanol.« Britannica.com, Conditions and Diseases, abgerufen am 28. März 2019, britannica.com/science/ethanol

228 »12 Surprising Products That Contain Corn.« Forbes.com, forbes.com/pictures/fejg45geil/12-surprising-products-that-contain-corn/#6d2c9d215bd8

229 Joshua D. Rosenblat et al.: »Inflamed Moods: A Review of the Interactions Between Inflammation and Mood Disorders.« *Progress in Neuro-Psychopharmacology & Biological Psychiatry*, 53 (2014): S. 23–34, doi.org/10.1016/j.pnpbp.2014.01.013

230 N.-S. Tzeng et al.: »Increased Risk of Psychiatric Disorders in Allergic Diseases: A Nationwide, Population-Based, Cohort Study.« *Frontiers in Psychiatry* 9, Nr. 133 (April 2018), doi.org/10.3389/fpsyt.2018.00133

231 Nicholas A. Smith et al.: »Astrogliosis Associated with Behavioral Abnormality in a Non-anaphylactic Mouse Model of Cow's Milk Allergy.« *Frontiers in Cellular Neuroscience* 13, Nr. 320 (Juli 2019): doi.org/10.3389/fncel.2019.00320

232 Gordon Parker and Tim Watkins: »Treatment-Resistant Depression: When Antidepressant Drug Intolerance May Indicate Food Intolerance.« *Australian and New Zealand Journal of Psychiatry* 36 Nr. 2, (2002): S. 263–65, 10.1046/j.1440-1614.2002.00978.

233 Jeffrey L. Voorhees et al.: »Prolonged Restraint Stress Increases IL-6, Reduces IL-10, and Causes Persistent Depressive-Like Behavior That Is Reversed by Recombinant IL-10.« *PLOS One* (8. März 2013), doi.org/10.1371/journal.pone.0058488

234 Ana F. Trueba, Thomas Ritz, Gabriel Trueba: »The Role of the Microbiome in the Relationship of Asthma and Affective Disorders.« *Microbial Endocrinology: Interkingdom Signaling in Infectious Disease and Health. Advances in Experimental Medicine and Biology* 874 (2016): S. 263–88, doi.org/10.1007/978-3-319-20215-0_13

235 Y. Lin, S. Chen, J. Wang: »Critical Role of IL-6 in Dendritic Cell-induced Allergic Inflammation of Asthma.« *Journal of Molecular Medicine* 94 (2016): S. 51–59, doi.org/10.1007/s00109-015-1325-8; Trueba, Ritz, Trueba: »The Role of the Microbiome.« 263–288. L P. Gosset, F. Malaquin, Y. Delneste, et.al.: »Interleukin-6 and Interleukin-1 Alpha Production Is Associated with Antigen-Induced Late Nasal Response.« *Journal of Allergy and Clinical Immunology* 92, Nr. 6 (1993): S. 878–90, doi.org/10.1016/0091-6749(93)90066-o

236 Food Allergy and Anaphylaxis Connection Team: »Food Allergy Basics.« FoodAllergyAwareness.org, foodallergy awareness.org/food-allergy-and-anaphylaxis/food-allergy-basics/food-allergy-basics/

237 Alexandra Santos: »Why the World Is Becoming More Allergic to Food.« BBC News, 13. September 2019, bbc.com/news/health-46302780

238 Jane L. Holl et al.: »A Randomized Trial of the Acceptability of a Daily Multi-Allergen Food Supplement for Infants.« *Pediatric Allergy and Immunology* 31, Nr. 4 (Februar 2020), doi.org/10.1111/pai.13223

239 Santos: »Why the World«

240 Sara Benedé et al.: »The Rise of Food Allergy: Environmental Factors and Emerging Treatments.« *EBioMedicine* 7 (Mai 2016): S. 27–34. doi.org/10.1016/j.ebiom.2016.04.012

241 Santos: »Why the World«

242 Nazanin Samadi, Martina Klems, Eva Untersmayr: »The Role of Gastrointestinal Permeability in Food Allergy.« *Annals of Allergy, Asthma, and Immunology* 121, Nr. 2 (August 2018): S. 166–73, doi.org/10.1016/j.anai.2018.05.010

243 C. Perrier and B. Corthésy: »Gut Permeability and Food Allergies.« *Clinical and Experimental Allergy* 41, Nr. 1 (2011): S. 20–28, doi.org/10.1111/j.1365-2222.2010.03639.

244 »What Is PDD-NOS?«, Healthline.com, abgerufen am 29. April 2019, healthline.com/health/autism/pdd-nos#pdd-nos

245 Elana Lavine: »Blood Testing for Sensitivity, Allergy or Intolerance to Food.« *Canadian Medical Association Journal* 184, Nr. 6 (2012): S. 666–68, doi.org/10.1503/cmaj.110026

246 Eleanor Busby et al.: »Mood Disorders and Gluten: It's Not All in Your Mind! A Systematic Review with Meta-Analysis.« *Nutrients* 10, Nr. 11 (November 2018): S. 1708, doi.org/10.3390/nu10111708; Marios Hadjivassiliou et al.: »Gluten Sensitivity: From Gut to Brain.« *Lancet* 9, Nr. 3 (März 2010): S. 318–30, doi.org/10.1016/S1474-4422(09)70290-X; S. L. Peters et al.: »Randomised Clinical Trial: Gluten May Cause Depression in Subjects with Non-Coeliac Gluten Sensitivity: An Exploratory Clinical Study.« *Alimentary Pharmacology & Therapeutics* 39, Nr. 10 (2014): S. 1104–12, doi.org/10.1111/apt.12730

247 Leo Pruimboom, Karin de Punder: »The Opioid Effects of Gluten Exorphins: Asymptomatic Celiac Disease.« *Journal of Health*, Population, and Nutrition 33, Nr. 24 (November 2015), doi.org/10.1186/s41043-015-0032-y

248 Hadjivassiliou et al.: »Gluten Sensitivity«

249 Mak Adam Daulatzai: »Non-Celiac Gluten Sensitivity Triggers Gut Dysbiosis, Neuroinflammation, Gut-Brain Axis Dysfunction, and Vulnerability for Dementia.« *CNS & Neurologial Disorders: Drug Targets* 14, Nr. 1 (2015): S. 110–31, doi.org/10.2174/18 71527314666150202152436

250 Therese Borchard: »Gluten, Depression, Anxiety: The Gut-Brain Link.« Everydayhealth.com, 1. September 2016, everydayhealth.com/columns/therese-borchard-sanity-break/gluten-depression-and-anxiety-gut-brain-link/; Megan Clapp et al.: »Gut Microbiota's Effect on Mental Health: The Gut-Brain Axis.« *Clinics and Practice* 7, Nr. 4 (September 2017): S. 987, doi.org/10.4081/cp.2017.987

251 Guy Daynes: »Bread and Tears— Naughtiness, Depression, and Fits Due to Wheat Sensitivity.« *Proceedings of the Royal Society of Medicine* 49 (Februar 1956): S. 19, ncbi.nlm.nih.gov/pmc/articles/PMC1889136/pdf/procrsmed00381-0033.pdf

252 F. C. Dohan: »Wheat 'Consumption' and Hospital Admissions for Schizophrenia During World War II: A Preliminary Report.« *American Journal of Clinical Nutrition* 18, Nr. 1 (Januar 1966): S. 7–10, doi.org/10.1093/ajcn/18.1.7

253 Elena Lionetti et al.: »Gluten Psychosis: Confirmation of a New Clinical Entity.« *Nutrients* 7, Nr. 7 (Juli 2015): S. 5532–39, doi.org/10.3390/nu7075235

254 Pasquale Mansueto et al.: »Non-Celiac Gluten Sensitivity: Literature Review.« *Journal of the American College of Nutrition* 33, Nr. 1 (2014): S. 39–54, doi:10.1080/07315724.2014.869996

255 Jessica R. Jackson et al.: »Neurologic and Psychiatric Manifestations of Celiac Disease and Gluten Sensitivity.« *Psychiatric Quarterly* 83, Nr. 1 (2012): S. 91–102, doi.org/10.1007/s11126-011-9186-y

256 Maria Raffaella Barbaro et al.: »Recent Advances in Understanding Non-Celiac Gluten Sensitivity.« *F*1000Research 7 (Oktober 2018), doi.org/10.12688/f1000research.15849.1

257 Antonio Carroccio et al.: »Self-Reported Non-Celiac Wheat Sensitivity in High School Students: Demographic and Clinical Characteristics.« *Nutrients* 9, Nr. 7 (Juli 2017): S. 771, doi.org/10.3390/nu9070771

258 Busby et al.: »Mood Disorders.« 1708

259 Mayo Clinic Staff: »Convergence Insufficiency.« 15. Juli 2017, Mayoclinic.org, Diseases and Conditions, mayoclinic.org/diseases-conditions/convergence-insufficiency/symptoms-causes/syc-20352735

260 Carmen Willings: »Convergence Insufficiency.« Teaching Students with Visual Impairments, teachingvisuallyimpaired.com, teachingvisuallyimpaired.com/convergence-insufficiency-ci.html

261 Donna McCann et al.: »Food Additives and Hyperactive Behaviour in 3-Year-Old and 8/9-Year-Old Children in the Community: A Randomised, Double-Blinded, Placebo-Controlled Trial.« *Lancet* 370, Nr. 9598 (November 2007): S. 1560–67, doi.org/10.1016/S0140-6736(07)61306-3

262 Kelley Reed: »List of High Phenol Foods.« Livestrong.com, livestrong.com/article/165497-list-of-high-phenol-foods/

263 James A. Bourgeois: »The Management of Performance Anxiety with Beta-Adrenergic Blocking Agents.« *Jefferson Journal of Psychiatry* 9, Nr. 2, article 5 (Juni 1991), doi.org/10.29046/JJP.009.2.002

264 K. Sagar-Ouriaghli et al.: »Effectiveness of Propranolol for Treating Anxiety and Aggression in Children and Adolescents with Autism Spectrum Disorder.« *Annual Meeting of the International Society for Autism Research*, 12. Mai 2017

265 Richard Famularo, R. Kinscherff, T. Fenton: »Propranolol Treatment for Childhood Posttraumatic Stress Disorder, Acute Type. A Pilot Study.« *American Journal*

of Diseases of Children 142, Nr. 11 (1988): S. 1244–1247, doi.org/10.1001/archpedi.1988.02150110122036

266 Simon Worrall: »A Nightmare Disease Haunted Ships During Age of Discovery.« *National Geographic*, 15. Januar 2017, national geographic.com/news/2017/01/scurvy-disease-discovery-jonathan-lamb/

267 University of Bristol: »Study Identifies Prevalence of Rickets Among 16th Century Sailors.« Phys.org, 17. Dezember 2014, phys.org/news/2014-12-prevalence-rickets-16th-century-sailors.html

268 Kebashni Thandrayen and John M. Pettifor: »The Roles of Vitamin D and Dietary Calcium in Nutritional Rickets.« *Bone Reports* 8 (Juni 2018): S. 81–89, 10.1016/j.bonr.2018.01.005

269 Temma Ehrenfeld: »Magnesium Might Boost Mood.« *Psychology Today*, September 2107, psychologytoday.com/us/blog/open-gently/201709/magnesium-might-boost-mood

270 Lin Wan et al.: «Methylenetetrahydrofolate Reductase and Psychiatric Diseases.« *Translational Psychiatry* 8, Nr. 1 (November 2018): S. 242, doi.org/10.1038/s41398-018-0276-6

271 Richard C. Shelton et al.: »Assessing Effects of l-Methylfolate in Depression Management: Results of a Real-World Patient Experience Trial.« *Primary Care Companion for CNS Disorders* 15, Nr. 4 (2013): PCC.13m01520, doi.org/10.4088/PCC.13m01520

272 Sanjay J. Mathew: »Treatment-Resistant Depression: Recent Developments and Future Directions.« *Depression and Anxiety* 25, Nr. 12 (2008): S. 989–92, doi.org/10.1002/da.20540; »Deplin Medical Food Provides Long-Term Benefit for Major Depressive Disorder.« *MPR*, Mai 8, 2012

273 »Bipolar Disorder in Children and Teens.« National Institute of Mental Health, revised 2020, nimh.nih.gov/health/publications/bipolar-disorder-in-children-and-teens/index.shtml; »Bipolar Disorder in Children.« Harvard Mental Health Letter, Harvard Health Publishing, Mai 2007, health.harvard.edu/newsletter_article/Bipolar_disorder_in_children

274 Damali N. Martin et al.: »Association of MTHFR Gene Polymorphisms with Breast Cancer Survival.« *BMC Cancer* 6, Nr. 257 (Oktober 2006), doi.org/10.1186/1471-2407-6-257

275 Nicole R. Nugent et al.: »Gene-Environment Interactions: Early Life Stress and Risk for Depressive and Anxiety Disorders.« *Psychopharmacology* 214, no.1 (2011): S. 175–96, doi.org/10.1007/s00213-010-2151-x; Gustavo Turecki, Michael Meaney: »Effects of the Social Environment and Stress on Glucocorticoid Receptor Gene Methylation: A Systematic Review.« *Biological Psychiatry* 79, Nr. 2 (2016): S. 87–96, doi.org/10.1016/j.biopsych.2014.11.022

276 A. Lok et al.: »Interaction Between the MTHFR C677T Polymorphism and Traumatic Childhood Events Predicts Depression.« *Translational Psychiatry* 3, Nr. 7 (Juli 2013): e288, doi.org/10.1038/tp.2013.60; Torsten Klengel et al.: »The Role of DNA

Methylation in Stress-Related Psychiatric Disorders, *Neuropharmacology* 80 (Mai 2014): S. 115–32, doi.org/10.1016/j.neuropharm.2014.01.013; S. J. Lewis et al.: »The Thermolabile Variant of MTHFR Is Associated with Depression in the British Women's Heart and Health Study and a Meta-Analysis.« *Molecular Psychiatry* 11, Nr. 4 (2006): S. 352–60, doi.org/10.1038/sj.mp.4001790; Christopher B. Kelly et al.: »The MTHFR C677T Polymorphism Is Associated with Depressive Episodes in Patients from Northern Ireland.« *Journal of Psychopharmacology* 18, Nr. 4 (2004): S. 567–71, doi.org/10.1177/0269881104047285; Lin Wan et al.: »Methylenetetrahydrofolate Reductase and Psychiatric Diseases.« *Translational Psychiatry* 8, Nr. 1 (November 2018): S. 242, doi.org/10.1038/s41398-018-0276-6

277 Lok et al.: »Interaction Between the MTHFR C677T«

278 Jeremy W. Gawryluk et al.: »Decreased Levels of Glutathione, the Major Brain Antioxidant, in Post-Mortem Prefrontal Cortex from Patients with Psychiatric Disorders.« *International Journal of Neuropsychopharmacology* 14, Nr. 1 (Februar 2011): S. 123–30, doi.org/10.1017/S1461145710000805

279 Pei Li et al.: »Vitamin D Deficiency Causes Defective Resistance to Aspergillus fumigatus in Mice via Aggravated and Sustained Inflammation.« *PLOS One* 9, Nr. 6 (Juni 2014): e99805, doi.org/10.1371/journal.pone.0099805

280 Gonca Çelik et.al: »Vitamin D Deficiency in Obsessive-Compulsive Disorder Patients with Pediatric Autoimmune Neuropsychiatric Disorders Associated with Streptococcal Infections: A Case Control Study.« *N*öropsikiyatri arşivi 53, Nr. 1 (März 2016): S. 33–37, ncbi.nlm.nih.gov/pubmed/28360763

281 Hong-Hua Liet al.: »Clinical Improvement Following Vitamin D3 Supplementation in Children with Chronic Tic Disorders.« *Neuropsychiatric Disease and Treatment* 15 (August 2019): S. 2443–50, doi.org/10.2147/NDT.S212322

282 Shiori Takahashi et al.: »Active Form of Vitamin D Directly Protects the Blood-Brain Barrier in Multiple Sclerosis.« *Clinical and Experimental Neuroimmunology* 8, Nr. 3 (August 2017): S. 244–54, doi.org/10.1111/cen3.12398; Iqbal Sayeed, Nefize Turan, Donald G Stein, Bushra Wali: »Vitamin D Deficiency Increases Blood-Brain Barrier Dysfunction After Ischemic Stroke in Male Rats.« *Experimental Neurology* 312 (2019): S. 63–71, doi:10.1016/j.expneurol.2018.11.005; Soonmi Won et al.: »Vitamin D Prevents Hypoxia/Reoxygenation-Induced Blood-Brain Barrier Disruption via Vitamin D Receptor-Mediated NF-kB Signaling Pathways.« *PLoS One* 10, Nr. 3 (März 2015): e0122821, doi.org/10.1371/journal.pone.0122821; Budbazar Enkhjargal et al.: »Intranasal Administration of Vitamin D Attenuates Blood-Brain Barrier Disruption Through Endogenous Upregulation of Osteopontin and Activation of CD44/P-Gp Glycosylation Signaling After Subarachnoid Hemorrhage in Rats.« *Journal of Cerebral Blood Flow* & Metabolism 53, Nr. 1 (März 2016): S. 33–37, doi.org/10.1177/0271678X16671147

283 »Deplin Medical Food«

284 S. Jill James et al.: »Efficacy of Methylcobalamin and Folinic Acid Treatment on Glutathione Redox Status in Children with Autism.« *American Journal of Clinical Nutrition* 89, Nr. 1 (Januar 2009): S. 425–30, doi.org/10.3945/ajcn.2008.26615

285 Health Watch: »Methylcobalamin: A Potential Breakthrough in Neurological Disease.« 1. Februar 1999, prohealth.com/library/methylcobalamin-a-potential-breakthrough-in-neurological-disease-2-11594

286 G. B. Parker, H. Brotchie, R. K. Graham: »Vitamin D and Depression.« *Journal of Affective Disorders* 208 (Januar 2017): S. 56–61. doi: 10.1016/j.jad.2016.08.082

287 Brain Research Lab: »Progesterone in Stroke with Comorbid Vitamin D Deficiency.« Emory University School of Medicine, 2018, med.emory.edu/departments/emergency-medicine/innovation-discovery/brain-research/stroke-d-deficiency-progesterone.html

288 Negin Masoudi Alavi et al.: »Effect of Vitamin D Supplementation on Depression in Elderly Patients: A Randomized Clinical Trial.« *Clinical Nutrition* 38, Nr. 5 (19. September 2018): S. 2065–70, doi.org/10.1016/j.clnu.2018.09.011

289 Tara Haelle: »Vitamin D Levels Linked to Depression in Teens.« *Pediatric News*, 17. Mai 2019, mdedge.com/pediatrics/article/201186/mental-health/vitamin-d-levels-linked-depression-teens

290 S. Tidow-Kebritchi and S. Mobarhan: »Effects of Diets Containing Fish Oil and Vitamin E on Rheumatoid Arthritis.« *Nutrition Review* 59, Nr. 10 (2001): S. 335–38, doi:10.1111/j.1753-4887.2001.tb06958.

291 Judy Tsafrir: »MTHFR, Methyl ation and Histamine in Psychiatric Conditions.« *Psychology Today*, 22. November 2017, psychologytoday.com/us/blog/holistic-psychiatry/201711/mthfr-methylation-and-histamine-in-psychiatric-conditions

292 J. Craig Nelson: »S-Adenosyl Methionine (SAMe) Augmentation in Major Depressive Disorder.« *American Journal of Psychiatry* (August 2010), doi.org/10.1176/appi.ajp.2010.10040627

293 Sue Penckofer et al.: »Vitamin D and Depression: Where Is All the Sunshine?« Issues in Mental Health Nursing 31, Nr. 6 (2010): S. 385–93, doi:10.3109/01612840903437657

294 Jonathan A. Shaffer et al.: »Vitamin D Supplementation for Depressive Symptoms: A Systematic Review and Metaanalysis of Randomized Controlled Trials.« *Psychosomatic Medicine* 76, Nr. 3 (2014):190–96, doi:10.1097/PSY.0000000000000044; Vikas Menon et al.: »Vitamin D and Depression: A Critical Appraisal of the Evidence and Future Directions.« *Indian Journal of Psychological Medicine* 42, Nr. 1 (Januar 2020):11–21, doi.org/10.4103/IJPSYM.IJPSYM_160_19; Deborah Brauser: »Diet and Mental Health: The Evidence to Date.« *Medscape*, 15. Januar 2020, medscape.com/viewarticle/923817

295 Iffat Hassan et al.: »Association of Vitamin D Receptor Gene Polymorphisms and Serum 25-Hydroxy Vitamin D Levels in Vitiligo: A Case-control Study.« *Indian Dermatology Online Journal* 10, Nr. 2 (2019): S. 131–38, doi:10.4103/idoj.

IDOJ_97_18; Maryam Mukhtar et al.: »Vitamin D. Receptor Gene Polymorphism: An Important Predictor of Arthritis Development.« *BioMed Research International* 2019, article ID 8326246 (März 2019), doi.org/10.1155/2019/8326246

296 J. Tsafrir: »MTHFR«

297 »Resveratrol Appears to Restore Blood-Brain Barrier Integrity in Alzheimer's Disease.« ScienceDaily, 27. Juli 2016, sciencedaily.com/releases/2016/07/160727140041.htm

298 Occupational Safety and Health Administration: »If You Work Around Lead, Don't Take It Home!« OSHA.gov, osha.gov/Publications/OSHA3680.pdf

299 A. Prüss-Ustün et al., Preventing Disease Through Healthy Environments: A Global Assessment of the Burden of Disease From Environmental Risks (Geneva: World Health Organization, 2016), x. Aktuellere Zahlen unter who.int/quantifying_ehimpacts/publications/preventing-disease/en/

300 E. Yong: »Some Fish Are Still Full of Mercury, for a Worrying Reason.« *The Atlantic*, August 7, 2019, theatlantic.com/science/archive/2019/08/why-changing-climate-means-more-mercury-seafood/595663/; Yanxu Zhang et al.: »Observed Decrease in Atmospheric Mercury Explained by Global Decline in Anthropogenic Emissions.« *Proceedings of the National Academy of Sciences* 113, Nr. 3 (Januar 2016): S. 526–31, doi.org/10.1073/pnas.1516312113

301 D. G. Streets et al.: »Global and Regional Trends in Mercury Emissions and Concentrations, 2010–2015.« *Atmospheric Environment* 201 (März 2019): S. 417–27, doi.org/10.1016/j.atmosenv.2018.12.031

302 Yong: »Some Fish«

303 Elisabeth Leamy: »How to Find Flame-Resistant Pajamas for Kids, Without Toxic Chemicals.« *Washington Post*, 16. November 2017, washingtonpost.com/lifestyle/on-parenting/how-to-find-flame-resistant-pajamas-for-kids-without-toxic-chemicals/2017/11/08/fe587216-c32d-11e7-afe9-4f60b5a6c4a0_story.html

304 Children's Sleepwear Regulations: »What Requirements Apply to My Product.« CPSC.gov, cpsc.gov/Business--Manufacturing/Business-Education/Business-Guidance/Childrens-Sleepwear-Regulations

305 Elisabeth Leamy: »How to Find Flame-Resistant Pajamas«

306 Streets et al.: »Global and Regional Trends«

307 Walter J. Crinnion: »Environmental Medicine, Part Three: Long-Term Effects of Chronic Low-Dose Mercury Exposure.« *Alternative Medicine Review* 5, Nr. 3 (2000): S. 209–23, PMID: 10869102; U.S. Food and Drug Administration: »Mercury Levels in Commercial Fish and Shellfish (1990–2012).« FDA.gov, Oktober 2017, fda.gov/food/metals-and-your-food/mercury-levels-commercial-fish-and-shellfish-1990-2012?

308 J. Lebel, D. Mergler, M. Lucotte: »Evidence of Early Nervous System Dysfunction in Amazonian Populations Exposed to Low-Levels of Methylmercury.« *Neurotoxicology* 17, Nr. 1 (Spring 1996): S. 157–67, PMID: 8784826; Stephen Genuis: »Toxicant Exposure and Mental Health-Individual, Social, and Public Health Considera-

tions.« *Journal of Forensic Sciences* 54 (2009): S. 474–77, doi.org/10.1111/j.1556-4029.2008.00973.x; Xuebing Huang et al.: »Mercury Poisoning: A Case of a Complex Neuropsychiatric Illness.« *American Journal of Psychiatry*, 171 Nr. 12 (Dezember 2014): S. 1253–56, doi.org/10.1176/appi.ajp.2013.12101266

309 Orish Ebere Orisakwe: »The Role of Lead and Cadmium in Psychiatry.« *North American Journal Of Medical Sciences* 6, Nr. 8 (2014): S. 370–76, doi:10.4103/1947-2714.139283

310 H. Hu, J. Shine, R. O. Wright: »The Challenge Posed to Children's Health by Mixtures of Toxic Waste: The Tar Creek Superfund Site as a Case-Study.« *Pediatric Clinics of North America* 54, Nr. 1 (Februar 2007): S. 155–75, doi.org/10.1016/j.pcl.2006.11.009; Virginia A. Rauh, Amy Margolis: »Research Review: Environmental Exposures, Neurodevelopment, and Child Mental Health: New Paradigms for the Study of Brain and Behavioral Effects.« *Journal of Child Psychology and Psychiatry* 57 Nr. 7 (Juli 2016): S. 775–93, doi.org/10.1111/jcpp.12537

311 Rauh, Margolis: »Research Review«

312 National Center for Environmental Health: »Prevent Children's Exposure to Lead.« Centers for Disease Control, CDC.gov, abgerufen am 21. Oktober 2019, cdc.gov/nceh/features/leadpoisoning/index.html

313 Ju Hwan Kim et al.: »Possible Effects of Radiofrequency Electromagnetic Field Exposure on Central Nerve System.« *Biomolecules* & Therapeutics 27, Nr. 3 (2019): S. 265–75, doi.org/10.4062/biomolther.2018.152

314 L. D. Empting: »Neurologic And Neuropsychiatric Syndrome Features of Mold And Mycotoxin Exposure.« *Toxicology and Industrial Health* 25, Nr. 9–10, (October–November 2009): S. 577–581, doi.org/10.1177/0748233709348393; Judy Tsafrir: »Mold Toxicity: A Common Cause of Psychiatric Symptoms.« *Psychology Today*, August 3, 2017, psychologytoday.com/us/blog/holistic-psychiatry/201708/mold-toxicity-common-cause-psychiatric-symptoms

315 Jennifer Frankovich et al.: »Five Youth with Pediatric Acute-Onset Neuropsychiatric Syndrome of Differing Etiologies.« *Journal of Child and Adolescent Psychopharmacology* 25, Nr. 1 (2015): S. 31–37, doi.org/10.1089/cap.2014.0056

316 Gislaine T. Rezin, Graziela Amboni et al.: »Mitochondrial Dysfunction and Psychiatric Disorders.« *Neurochemical Research* 34, Nr. 1021 (2009): doi.org/10.1007/s11064-008-9865-8

317 D. A. Rossignol, R. E. Frye: »Mitochondrial Dysfunction in Autism Spectrum Disorders: A Systematic Review and Meta-Analysis.« *Molecular Psychiatry* 17, Nr. 3 (2012): S. 290–314, doi.org/10.1038/mp.2010.136; Susanne Michels et al.: »Downregulation of the Psychiatric Susceptibility Gene Cacna1c Promotes Mitochondrial Resilience to Oxidative Stress in Neuronal Cells.« *Cell Death Discovery* 4, Nr. 54 (Mai 2018), doi.org/10.1038/s41420-018-0061-6

318 E. Wesselink et al.: »Feeding Mitochondria: Potential Role of Nutritional Components to Improve Critical Illness Convalescence.« *Clinical Nutrition* 38, Nr. 3 (August 2018): S. 982–95, doi.org/10.1016/j.clnu.2018.08.032

319 Michels et al.: »Downregulation«

320 Lauren Owen, Sandra I. Sunram-Lea: »Metabolic Agents That Enhance ATP Can Improve Cognitive Functioning: A Review of the Evidence for Glucose, Oxygen, Pyruvate, Creatine, and L-Carnitine.« *Nutrients* 3, Nr. 8 (2011): S. 735–55, doi.org/10.3390/nu3080735

321 Rezin, Amboni et al.: »Mitochondrial Dysfunction«; Keiko Iwata: »Mitochondrial Involvement in Mental Disorders; Energy Metabolism, Genetic, and Environmental Factors.« *Methods in Molecular Biology* 1916 (2019): S. 41–48, doi.org/10.1007/978-1-4939-8994-2_2

322 M. E. Breuer et al.: »The Role of Mitochondrial OXPHOS Dysfunction in the Development of Neurologic Diseases.« *Neurobiology of Diseases Nr.* 51 (2013): S. 27–34, doi.org/10.1016/j.nbd.2012.03.007

323 Michels et al.: »Downregulation.« 6; Wesselink et al.: »Feeding Mitochondria«

324 Hayley Clay, Stephanie Sillivan, Christine Konradi: »Mitochondrial Dysfunction and Pathology in Bipolar Disorder and Schizophrenia.« *International Journal of Developmental Neuroscience: The Official Journal of the International Society for Developmental Neuroscience* 29, Nr. 3 (2011): S. 311–24. doi.org/10.1016/j.ijdevneu.2010.08.007

325 Rezin et al.: »Mitochondrial Dysfunction«; Iwata: »Mitochondrial Involvement«

326 Kalyan Reddy Manda et al.: »Highly Active Antiretroviral Therapy Drug Combination Induces Oxidative Stress and Mitochondrial Dysfunction in Immortalized Human Blood-Brain Barrier Endothelial Cells.« *Free Radical Biology and Medicine* 50, Nr. 7 (April 2011): S. 801–10, doi.org/10.1016/j.freeradbiomed.2010.12.029; Iwata: »Mitochondrial Involvement«

327 R. E. Anglin et al.: »The Psychiatric Manifestations of Mitochondrial Disorders: A Case and Review of the Literature.« *Journal of Clinical Psychiatry* 73, Nr. 4 (2012): S. 506–12, doi.org/10.4088/JCP.11r07237; Rezin et al.: »Mitochondrial Dysfunction«; Shaw-Hwa Jou, Nan-Yin Chiu, Chin-San Liu: »Mitochondrial Dysfunction and Psychiatric Disorders.« *Chang Gung Medical Journal* 32, Nr. 4 (2009): S. 370–79; S. Chakravarty et al.: »Chronic Unpredictable Stress (CUS)-Induced Anxiety and Related Mood Disorders in a Zebrafish Model: Altered Brain Proteome Profile Implicates Mitochondrial Dysfunction.« *PlosOne* (Mai 2013), doi.org/10.1371/journal.pone.0063302

Stichwortverzeichnis

E

F

G

H

I, J

K

T, U

V, W

Z

Dank

Die vielen Kinder, Tweens und Teens, mit denen ich in den letzten Jahrzehnten gearbeitet habe, haben mich zu diesem Buch inspiriert. Ihr Kampf hat mich dazu bewegt, mir eine Literaturagentin zu suchen, die den Wert im Weiterverbreiten ihrer Geschichten sah. Ich danke dir, Laura Nolan von Aevitas Creative Management, für deine wegweisende Leitung dieses Projekts. Du warst ein Glücksfall. Besonders dankbar bin ich dafür, dass du mir geholfen hast, Stephanie Land zu finden, eine großartige Autorin und Lektorin, die auf großartige Weise mein Wissen, meine Expertise und meine Praxiserfahrung in für Laien zugängliche Prosa übersetzt und ausgeformt hat. Außerdem hat sie Interviews geführt und die bewegenden Geschichten meiner Patienten meisterhaft in das Buch eingewoben. Ich weiß, dass sie dazu beitragen werden, die Lebenswege vieler Kinder und Jugendlicher zu verändern. Es war eine Freude, mit dir zusammenzuarbeiten, und ich weiß all deine Mühe zu schätzen. Danke, danke, danke, Stephanie.

Ich danke meiner Lektorin bei HarperCollins Publishers, Julie Will, für ihren Glauben an und ihr Engagement für die Botschaft und Bedeutung dieses Buches. Deine redigierenden Beiträge waren zusammen mit denen deiner Assistentin Haley Swanson goldrichtig und wurden sehr geschätzt.

Ich danke einem meiner ersten Mentoren, George Engel, MD, der ein bekannter Psychiater an der University of Rochester School of Medicine and Dentistry war. Schon in den Anfangstagen meines ersten Jahres begannen seine Lektionen in Mitgefühl. Er war der Vater der biomedizinischen psychosozialen Medizin und begründete den Schulterschluss zwischen Psychiatrie und Medizin an unserer Fakultät. Sein tiefes Verständnis des bidirektionalen Verhältnisses zwischen Körper und Seele, kombiniert mit seiner Könnerschaft im Zuhören, die er auch in uns zu kultivieren verstand – das waren Dinge, für die ich immer dankbar sein werde. Ich glaube, dass seine frühen Lehren über die Bedeutung des »offenen ärztlichen Gesprächs« und den Blick für Details bei der ärztlichen Untersuchung in mir das Interesse am Knacken komplizierter Probleme weckten und mich zum »Medizindetektiv« machten.

Vielen Dank an den unglaublichen Illustrator Mathew den Boer, der mir bei der visuellen Darstellung des *Mood Dysregulation Spectrum* (MDS) half und auch die anderen Abbildungen des Buches fachkundig erstellt hat. Ich möchte auch einem meiner engsten Freunde, Kenny Solomon, sowie Michael Goode für ihre anfängliche Hilfe bei einer der Illustrationen danken. Außerdem danke ich Kali Rosenblum dafür, dass dank ihrer Hilfe die Selbstmitgefühlsübung so zugänglich geworden ist.

Ich möchte auch meinen hervorragenden und engagierten Mitarbeiterinnen und Mitarbeitern danken, von denen viele seit über 20 oder 30 Jahren bei mir sind. Sie helfen mir bei der Umsetzung der in diesem Buch besprochenen Therapieansätze und haben wesentlich dazu beigetragen, dass ich den vielen betroffenen Kindern, Jugendlichen, Tweens und jungen Erwachsenen, die ich im Laufe meines Berufslebens betreut habe, überhaupt helfen konnte. Ihr Mitgefühl, ihre Liebe zum Detail und ihre Sorgfalt sind ein Glücksfall für unsere Patienten. Danke, Theresa Scraggs; Barbara Coddington; Pam McCloskey, LPN; Michele Fletcher; Debbie Truin, RN; Valerie Marchini, RN; Jan Schufelt; Pam Wyant; Megan Weiß; Tara Casey und Veronica Mercuri, RN.

Zu guter Letzt hätte ich dieses Buch ohne die Hilfe und Unterstützung meiner Familie nie schreiben können. Dass ich neben einer betriebsamen Praxis und reger Lehrtätigkeit noch ein Buch recherchierte und schrieb, hat meine Zeit zusätzlich stark beansprucht, und ich bin dankbar für das Verständnis, die Liebe und die Unterstützung, die mir meine Frau Marian und meine Kinder Alicia und Jordan immer entgegenbrachten. Ihr seid das Licht meines Lebens.

Über den Autor

Kenneth A. Bock, M. D., ist ein zertifizierter Arzt, der seinen Abschluss 1979 mit Auszeichnung an der University of Rochester School of Medicine erworben hat. Als international renommierter Pionier der integrativen Medizin hat er die Bestseller *Healing the New Childhood Epidemics*, *The Road to Immunity*, *Natural Relief for Your Child's Asthma* und *The Germ Survival Guide* verfasst. Darüber hinaus hat er an zahlreichen Fachpublikationen mitgewirkt und ist ein auf nationaler und internationaler Ebene gefragter Referent. Im Laufe seiner 35-jährigen Laufbahn hat er sich den Ruf erworben, auch hochkomplexe, multisystemische und multisymptomatische Krankheitsfälle zu durchblicken und zu entwirren. Seine weltbekannte Privatpraxis Bock Integrative Medicine befindet sich in Red Hook, New York, im wunderschönen Hudson Valley.